Ganzheitlich gesund

Judy Howard

BACHBLÜTEN FÜR
KINDER UND JUGENDLICHE

W0011789

Judy Howard

Bachblüten für
Kinder und Jugendliche

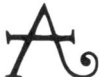

AURUM VERLAG · BRAUNSCHWEIG

Das englische Original erschien unter dem Titel «Growing Up With Bach Flower Remedies» im Verlag C.W. Daniel Company Ltd., Saffron Walden, Essex

Ins Deutsche übersetzt von Ralph Tegtmeier
Titelfoto: J.-P. Nova / Bavaria Bildagentur

Die Deutsche Bibliothek – CIP-Einheitsaufnahme
Howard, Judy:
Bach-Blüten für Kinder und Jugendliche / Judy Howard.
[Ins Dt. übers. von Ralph Tegtmeier]. – 2. Aufl. –
Braunschweig: Aurum-Verl., 1997
(Ganzheitlich gesund)
Einheitssacht.: Growing up with Bach flower remedies <dt.>
ISBN 3-591-08366-6

1. Auflage 1995
2. Auflage 1997
ISBN 3-591-08366-6
© 1994 Judy Howard
© der deutschen Ausgabe Aurum Verlag GmbH, Braunschweig
Alle Rechte vorbehalten.
Gesamtherstellung: Westermann Druck Zwickau GmbH

Für
Alexandra Ellen Ball
und
Katherine Penford Rankin
mit einem großen «Dankeschön» an
die Kinder von Ollerton
und
Mair Gande, meine Feldarbeitslehrerin und Freundin,
die mir so viel beigebracht hat

Inhalt

Einleitung

Bei den Bachblütenessenzen handelt es sich um ein anerkanntes Therapiesystem, das schon seit seiner Einführung im Jahre 1936 weltweiten Gebrauch findet. Es sind völlig naturbelassene Mittel, die keinerlei schädliche Nebenwirkungen zeitigen, und so konnten bereits Kinder in aller Herren Länder davon profitieren.

Die Blütenessenzen wurden von Dr. Edward Bach entdeckt, einem hochangesehenen Arzt mit eigener Praxis in der Harley Street. Nachdem er 1912 sein Arztexamen abgelegt hatte, machte er es sich zur Lebensaufgabe, nach einem therapeutischen System zu suchen, das sowohl sicher und frei von Nebenwirkungen als auch einfach in der Anwendung sein sollte. Im Laufe seiner Forschungen beschäftigte er sich mit Bakteriologie, Immunologie und Homöopathie, doch nachdem er im Zuge seiner beruflichen Entwicklung den Menschen gründlich studiert hatte, gelangte er immer mehr zu der Überzeugung, daß ein solches neues Heilungssystem in der Natur selbst zu finden sein müsse: ein System, das das natürliche Gleichgewicht wiederherstellen und den Konflikt zwischen Körper, Geist und Seele beheben würde. Denn dieser war seiner Auffassung nach die eigentliche Ursache aller körperlichen und geistigen Disharmonien. Er wollte das Leid lindern, indem er eher den Patienten als die Krankheit behandelte, die Ursache und nicht ihre Wirkung.

Im Jahre 1930 hängte Dr. Bach seinen Beruf vorläufig an den Nagel und machte sich auf dem Land auf die Suche nach Heilpflanzen. So entdeckte er nach und nach 38 unschädliche Blütenessenzen, die allesamt aus unterschiedlichen Pflanzen hergestellt werden – mit einer einzigen Ausnahme, dem Wasser aus einer natürlichen Heilquelle. Er brauchte mehr als sechs Jahre, um seine Forschungen abzuschließen. In dieser Zeit durchlebte er eine Vielzahl seelischer Zustände, gelegentlich auch mit körperlichen Symptomen, die sein Verständnis um die Heileigenschaften jeder dieser Pflanzen erweiterten. Das war eine bisweilen recht beschwerliche Reise, doch empfand er sie als Auszeichnung, bot sich ihm dadurch doch die Gelegenheit, der Menschheit das zu schenken, was er ihr von ganzem Herzen wünschte – seelischen Frieden, Glück und Gesundheit.

Jede Essenz ist auf eine bestimmte Emotion, Stimmung oder Persönlichkeit zugeschnitten, und weil sie zusammen, sei es individuell oder in Kombination miteinander, sämtliche Geisteszustände abdecken, bilden die Blütenessenzen ein zeitloses System, das jedem Menschen zu helfen vermag, gleich wo er lebt oder in welcher Zeit er geboren wurde. Die Gesellschaft und das allgemeine Lebenstempo verändern sich zwar mit der Zeit; doch das Wesen des Menschen bleibt immer das gleiche, und genau darum, nämlich um das Gefühlsleben des Menschen, geht es bei den Essenzen.

Dr. Bach ließ sich 1934 in dem Dorf Sotwell in der Grafschaft Oxfordshire nieder und lebte dort in einem kleinen Haus namens Mount Vernon, wo sein Werk noch heute fortgeführt wird. So wie er ganz genau wußte, wann er mit seiner Arbeit zu beginnen und was er zu tun hatte, wußte er auch, wann sie beendet war; und als die Zeit gekommen war, erklärte er sie für abgeschlossen und bat seine treuen Mitarbeiter und Freunde, Nora Weeks und Victor Bullen, dafür Sorge zu tragen, daß sein Werk als eigenständiges Behandlungssystem erhalten bliebe. Seitdem wird seinem Wunsch im Dr. Bach Centre zu Mount Vernon entsprochen und sichergestellt, daß die Bachblütenessenzen stets sachgerecht und sorgfältig zubereitet werden und daß sein Werk als Ganzes ungebrochen ein Inbegriff der Reinheit und Schlichtheit bleibt.

Die Autorin über sich selbst: Ich habe eine Ausbildung als Krankenschwester genossen und ließ mich danach zur geprüften

Hebamme ausbilden. Das war ein ganz wunderbarer Lebensabschnitt, in dem ich Gelegenheit hatte, zahlreiche neue Babys zur Welt zu bringen, und er wird mir stets in freudiger Erinnerung bleiben. Seitdem habe ich mich außerdem in Nottingham zur Privatkrankenschwester ausbilden lassen und dabei wertvolle Erfahrungen mit Säuglingen und Kleinkindern aus sämtlichen Herkunftsbereichen und von unterschiedlichster Begabung sammeln können – nämlich als ich in dem Bergbaudorf Ollerton arbeitete. Seit 1985 arbeite ich im Dr. Edward Bach Centre in Mount Vernon und genieße das Privileg, von meinem Vater John Ramsell unterrichtet und angeleitet zu werden, der schon seit vielen Jahren mit den Partnern von Dr. Bach, Nora Weeks und Victor Bullen, zusammengearbeitet hatte und von ihnen zu ihrem Nachfolger bestimmt worden war, so daß er mir einen wahren Wissensschatz aus erster Hand vermitteln konnte.

Meine berufliche Herkunft als Krankenschwester, meine Erfahrung als Hebamme und Privatkrankenschwester und meine enge Verbindung zu den Bachblütenessenzen hat es mir, wie ich hoffe, ermöglicht, hier ein Buch vorzustellen, von dem alle Menschen profitieren können, die entweder eigene Kinder haben oder mit fremden Kindern arbeiten.

Jedes Kapitel dieses Buches beschäftigt sich mit einem eigenen Abschnitt der Kindheit, angefangen beim Säuglingsalter und endend mit der Pubertät. Wir werden uns mit Wachstum und Entwicklung des Kindes befassen, aber auch mit jenen verschiedenen Wendemarken und Entwicklungsstufen, die möglicherweise – ja sogar in der Regel – die eine oder andere schmerzliche Umwälzung mit sich bringen. Es geht uns also in erster Linie um die Schwierigkeiten, die im Zusammenhang mit dem Heranwachsen auftreten, da dies der Bereich ist, in dem die Blütenessenzen am meisten gebraucht werden. Davon abgesehen gibt es natürlich auch ebenso viele schöne und glückliche Augenblicke und mit Hilfe der Essenzen sogar noch viel mehr!

«Ein kleines Mädchen hat beschlossen, rechtzeitig zum Geburtstag der Mutter ein Bild von einem Haus zu malen. In ihrem kleinen Kopf hat das Mädchen das Bild bereits fertiggestellt; sie weiß bis ins Detail genau, wie das Haus aussehen soll, sie muß diese Vorstellung nur noch zu Papier bringen.

Das Bild wird tatsächlich rechtzeitig zum Geburtstag fertig. Das Kind hat seine Idee nach besten Kräften in die Tat umgesetzt. Und tatsächlich ist dabei ein Kunstwerk herausgekommen, denn auf dem Bild stammt wirklich alles von dem Kind, jeder Pinselstrich ist Ausdruck seiner Liebe zur Mutter, jedes Fenster, jede Tür ist in der Überzeugung gemalt, genau dort hinzugehören. Und selbst wenn das ganze eher aussieht wie eine Scheune, so handelt es sich gleichwohl um das vollkommenste Haus, das je gemalt worden ist. Das Bild ist gelungen, weil die kleine Künstlerin ihr ganzes Herz und ihre ganze Seele in die Ausführung eingebracht hat.

Das ist ein Beispiel von Gesundheit, von Gelingen, von Glück und Dienstbereitschaft – eines Dienens in Liebe und völliger Freiheit gemäß den eigenen innersten Wesenskräften...

Während das Kind glücklich in seine Malerei versunken ist, kommt jemand daher und sagt: «Wenn du hier ein Fenster und dort eine Tür malst, dann wird das Bild viel schöner. Und natürlich sollte der Gartenweg so verlaufen.» Das Ergebnis wird schlicht sein, daß das kleine Mädchen jegliches Interesse an seiner Arbeit verliert. Vielleicht malt sie sogar weiter, aber sie bringt nun nicht mehr ihre eigenen Ideen zu Papier. Vielleicht reagiert sie aber auch verärgert und irritiert, oder sie hat Angst, diese Vorschläge zurückzuweisen. Vielleicht kann sie das Bild jetzt nicht mehr ausstehen, oder sie zerreißt es in tausend Stücke. Letztendlich hängt die Reaktion davon ab, welchem Typ das Kind angehört.

Möglicherweise stellt das kleine Mädchen das Bild aber auch fertig. Zwar ist das Haus deutlich als solches zu erkennen, dennoch fehlt dem Bild irgend etwas, weil darauf nämlich nicht die Ideen des Kindes, sondern fremde Gedanken dargestellt sind. Es erfüllt auch seinen Zweck als Geburtstagsgeschenk nicht mehr, vielleicht wird es nicht einmal rechtzeitig fertig, so daß die Mutter ein weiteres Jahr auf ihr Geschenk warten muß.

14

Ähnlich verhält es sich mit den Krankheiten, die man durchaus als Reaktion auf Einmischungen von außen deuten könnte. Solche Übergriffe machen uns unglücklich und führen uns geradewegs in den Mißerfolg. Und dazu kommt es, wenn wir anderen gestatten, in unseren ureigenen Lebenszweck hineinzupfuschen und in unserer Seele die Saat des Zweifels, der Furcht oder der Gleichgültigkeit zu pflanzen.»

Edward Bach.
Die nachgelassenen Originalschriften, Seite 68–70

Kapitel 1

Das System der Bachblüten und seine Anwendung auf Kinder

Dr. Bachs Philosophie beruht auf folgendem Prinzip: Wenn wir wir selbst sein und tun können, was uns glücklich macht, werden wir nicht nur die Früchte eines erfüllten und gedeihlichen Lebens ernten, sondern auch Herren über unser Schicksal werden. Das Zitat auf Seite 13 macht deutlich, wie die Unschuld eines Kindes, wenn man sie nur ungestört läßt, aufblühen und alle positiven Aspekte des Lebens verwirklichen wird; aber auch, wie diese ungehemmte Freiheit und der wahre Lebenssinn allzu leicht unterdrückt und erstickt werden, wenn man der Negativität das Feld überläßt. Glück bedeutet also, das eigene Leben getreu den eigenen Überzeugungen führen zu können. Wenn man nur tut, was andere einem sagen, oder versucht, nach den Wünschen anderer zu leben und zu arbeiten, lebt man nur *deren* Leben und nicht das eigene. Und genau wie für jenes Mädchen, welches das Interesse an seinem Bild verlor, wird das Leben dadurch möglicherweise fad und uninteressant, was wiederum schnell dazu führen kann, daß Gesundheit und Glück darunter leiden.

Die Bachblütenessenzen sind sanfte Heilmittel gegen negative Einstellungen. Und weil sie aus völlig ungiftigen Pflanzen und Bäumen hergestellt werden, stellen sie ein unschädliches, nicht abhängig machendes Heilsystem dar. Vielleicht fragt sich der eine oder andere Leser nun, wie etwas so Schlichtes derart beachtliche Wirkungen hervorbringen kann. Hier sollte man bedenken, daß alles in der Natur im großen Gesamtwerk des Lebens seine ureigene Rolle spielt. Es gibt sehr viele homöopathische und schulmedizinische Medikamente, die aus Pflanzen gewonnen werden, und so haben auch die Bachblütenessenzen ihre eigenen, ganz besonderen Heilwirkungen. Manche Medikamente bekämpfen körperliche Störungen; die Bachblüten behandeln die Persönlichkeit und emotionale Erregungen, wie beispielsweise Ungeduld, Furcht und Trauer. Dr. Bach war der Überzeugung, daß es negative Gemütszustände wie diese sind, die letztlich für jede Erkrankung verantwortlich zeichnen, und er sah es als unverzichtbar an, diese *allem zugrunde liegenden* Ursachen zu behandeln. Daher werden die Blütenessenzen in Übereinstimmung mit dem Gemütszustand und dem allgemeinen Wesen des Patienten ausgewählt, ein Ansatz, der auf sanfte Weise jenes innere Gleichgewicht wiederherstellt, das dem Körper überhaupt erst den Freiraum gewährt, den er braucht, um seine eigenen Selbstheilungskräfte zu aktivieren.

Die Indikationen der Blütenessenzen

Manche Essenzen beschreiben Persönlichkeits- oder Charaktermerkmale. Das sind die sogenannten «*Typenessenzen*». Andere dagegen beschreiben eher allgemeine Stimmungen und Emotionen. Das sind die «*Stimmungsessenzen*». Wiederum andere stellen eine Mischung aus beidem dar. Wenn Sie also eine Essenz aussuchen, sollten Sie immer die natürliche Disposition des Kindes berücksichtigen und eine Essenz wählen, die seiner Persönlichkeit am besten entspricht – also eine «*Typenessenz*». Die «*Typenessenz*» stellt den Schlüssel zum inneren Gleichgewicht dar, weil die individuelle Veranlagung des Kindes über seine Reaktion auf potentiell anstrengende Situationen entscheidet. Zusätzlich lassen sich aber auch Essenzen für die jeweils vorherrschenden Stimmungen verabreichen oder sogar getrennt davon einnehmen, je nachdem, vor welche Probleme das Kind sich gestellt sieht oder welche Temperamentveränderung sich in Reaktion auf äußeren Druck oder Unwohlsein zeigen mag.

Sie werden feststellen, daß einige der Essenzen positiven Eigenschaften und Einstellungen zugeschrieben werden. Man braucht die Essenzen nicht ständig, und es ist auch nicht erforderlich, einem glücklichen, zufriedenen Kind eine Essenz zu verabreichen, nur weil seine Persönlichkeit zu einer bestimmten Beschreibung paßt. Die Essenzen werden die Grundkonstitution des Kindes nicht verändern, sondern vielmehr das Gleichgewicht wiederherstellen, wenn ein Kind aufgewühlt, unruhig oder krank ist.

Typenessenzen

Die Essenzen in dieser Kategorie sind den jeweiligen Persönlichkeitsmerkmalen zuzuordnen. Auf der anderen Seite kann *jedes* Kind sie brauchen, wenn es sich im entsprechenden Gemütszustand befindet.

Agrimony

Das *Agrimony*-Kind hat ein sonniges und äußerlich fröhliches Wesen – ein glückliches Kind, das viel lacht und ständig guter Laune zu sein scheint. Weil dieses Kind jedoch seine Gefühle hinter einer Fassade verbirgt, wird nicht deutlich, wann es sich unwohl fühlt. Die Essenz *Agrimony* kann solchen Kindern helfen, ihre innere Aufgewühltheit zuzulassen, sie anderen mitzuteilen und sich von ihr zu lösen. So wirkt diese Essenz lindernd und tröstend und bewirkt eine Wiederherstellung des natürlichen Glücksgefühls.

Beech

Beech-Kinder haben Schwierigkeiten, anderen Kindern mit Toleranz zu begegnen. Sie hegen die tiefe Überzeugung, daß *ihr* Weg der *richtige* ist, sei es beim Spiel oder in der Schule. *Beech*-Kinder beklagen sich vielleicht bei ihren Eltern darüber, daß ein anderes Kind etwas nicht richtig macht, oder sie ärgern sich über Spielkameraden, die eine bestimmte Vorgehensweise nicht kapieren. Sie sind nicht unbedingt übellaunig, blicken aber dennoch manchmal von oben auf jene herab, die sie für dumm halten. Mit zunehmendem Alter nimmt ihre Intoleranz die Form von Sarkasmus und Rebellion an. Die Blütenessenz wird ihnen

18

dabei helfen, anderen mit mehr Sympathie und Verständnis zu begegnen.

Centaury

Das *Centaury*-Kind hat ein ruhiges und großzügiges Gemüt. Es fällt ihm schwer sich durchzusetzen, und so wird es leicht zum Opfer irgendwelcher Rabauken. Beim Spiel sind *Centaury*-Kinder gern bereit, mit anderen zu teilen, und sie gehen auch äußerst achtsam mit ihrem Spielzeug um; meist spielen sie in aller Stille und völlig unaggressiv. Es sind «brave» Kinder, die immer tun, was man ihnen sagt.

Cerato

Cerato-Kinder fragen häufig «Mache ich das richtig?», weil sie sich ihres Urteilsvermögens nicht sicher sind. Im Klassenzimmer suchen sie den Rat ihrer Kameraden, machen nach, was diese tun, und «schummeln» sogar bei Prüfungen – nicht etwa weil sie die Antworten nicht wüßten, sondern weil sie sichergehen möchten, daß sie auch tatsächlich die richtigen Antworten haben. *Cerato*-Kinder sind leicht zu beeinflussen, manchmal auch zu verführen, weil sie dazu neigen, die Menschen nachzumachen, zu denen sie aufsehen, so zu sprechen und sich zu gebärden wie diese. Dadurch laufen sie Gefahr, ihre eigene Persönlichkeit und Identität aus den Augen zu verlieren. Die Essenz hilft diesen Kindern, sich selbst kennenzulernen, ihren eigenen Überzeugungen zu vertrauen und ihrer Intuition zu folgen.

Chicory

Chicory-Kinder haben ein liebevolles und fürsorgliches Gemüt und erwarten das gleiche von ihren Eltern, Verwandten und Freunden. Sie möchten gern, daß ihre Bemühungen anerkannt werden, und lieben es nicht, wenn man sie ignoriert. Deshalb neigen sie auch zum «Klammern» oder versuchen, durch Gequengel auf sich aufmerksam zu machen, sobald Gefahr besteht, daß sie der (meistens) ungeteilten Aufmerksamkeit der Mutter verlustig gehen könnten. Ihre negative Seite zeigen sie vielleicht dadurch, daß sie ihr Spielzeug egoistisch für sich behalten und nicht bereit sind, Spielsachen mit anderen zu teilen. Im schlimmsten Fall sind sie durchtrieben und besitzergreifend, doch die positive Seite ihres Charakters verkörpert sich im Beschützer, und so sorgen sie instinktiv für jüngere Kinder, wie eine Mutter sich um ihr Baby kümmern würde.

Clematis

Clematis-Kinder sind Tagträumer, sie «verlieren» sich in Kreativität; sie haben eine lebhafte Phantasie, gehen ganz im Rollenspiel auf und spielen auch oft mit eingebildeten Freunden. Diese künstlerische Seite der *Clematis*-Natur ist ihr positiver Aspekt; doch manchmal ist diese Kreativität durch Konzentrationsmangel, Zukunftsphantasie und einem ziellosen, unsteten Geist blockiert. Die Essenz *Clematis* hilft diesen Kindern, ihre Einbildungskraft zu bündeln, damit sie sich nicht verzettelt sondern zu einem ungehindert strömenden, erfüllenden Ausdruck des im Grunde zutiefst wißbegierigen und nachdenklichen *Clematis*-Gemüts werden kann.

Crab Apple

Diese Kinder sind detailversessen und außergewöhnlich ordnungsliebend, und sie regen sich schnell auf, wenn Spielzeug oder Kleidung durcheinanderkommen oder schmutzig werden, weshalb sie auch ungern an schmutzigen Orten spielen. Sind sie dennoch einmal naßgeworden und schlammbespritzt, wollen sie sofort frische Kleider anziehen. Das ältere *Crab Apple*-Kind achtet auf Ordnung in seinem Kinderzimmer, faltet seine Kleidung sorgfältig zusammen, und so weiter. *Crab Apple*-Kinder und -Erwachsene hegen eine große Abneigung gegen Krankheiten und verabscheuen es, selbst zu erkranken oder auch nur unter einer Magenverstimmung zu leiden. Da die Essenz *Crab Apple* aber als Reinigungsmittel wirkt, ist sie für alle kranken Menschen von Bedeutung, also nicht nur für *Crab Apple*-Typen.

Elm

Elm ist die Blütenessenz für jene Menschen, die zwar normalerweise recht selbstsicher sind, aber unter ungewöhnlichem Druck oder großer Verantwortung leicht zusammenbrechen. In der Kindheit kann das geschehen, wenn das Kind oder der Jugendliche in eine höhere Klasse versetzt wird. Nachdem es in der letzten Klasse noch die besten Zeugnisnoten erzielte, versagt es jetzt vielleicht plötzlich, weil es sich dem komplizierten Lehrstoff und der damit einhergehenden gesteigerten Arbeitsbelastung nicht gewachsen fühlt. Auch zu Prüfungszeiten kann diese Verunsicherung ausbrechen, und unter entsprechendem Druck kann es zu panischen Reaktionen beim bloßen Gedanken daran kommen, den Erfordernissen nicht gewachsen zu sein. Die Blütenessenz *Elm* hilft dem Kind, auch stärkerem Druck zuversichtlich begegnen zu können.

Heather

Heather-Kinder neigen dazu, im Falle von Erkrankung oder Verletzungen geradezu besessen von ihrem Körper zu werden und sich mit seinen Störungen zu befassen, wobei sie jeden Schmerz und jedes Wehwehchen in allen Einzelheiten schildern können. *Heather*-Kinder sind, genau wie *Heather*-Erwachsene, Plappertaschen, doch bedeutet das allein noch nicht zwingend, daß *Heather* auch das geeignete Heilmittel sein muß. Es gibt noch viele andere Essenzen, die hier angezeigt sein könnten. Handelt es sich bei der Geschwätzigkeit aber um einen Ausdruck von Egoismus, so ist *Heather* in der Tat das richtige Mittel.

Impatiens

Die Charakterzüge von *Impatiens*-Kindern zeigen sich besonders beim Spiel und im gesellschaftlichen Umgang. Sie langweilen sich schnell und werden ärgerlich, wenn ihnen etwas nicht schnell genug geht. Sie regen sich über andere Kinder auf, von denen sie sich behindert fühlen, und es «juckt» sie förmlich in den Fingern, eine Sache an sich zu reißen und selbst zu erledigen. Es sind leicht erregbare und ruhelose Kinder, die mit

Höchstgeschwindigkeit umherrasen, sobald irgendein Ereignis die gewohnte Alltagsroutine durchbricht, beispielsweise wenn Besuch da ist, eine Party bevorsteht oder wenn eine Urlaubsreise vorbereitet wird. In der Schule zeichnen sie sich durch rasche Auffassungsgabe aus und sind oft die ersten, die sich im Klassenzimmer per Handzeichen melden, wobei sie voller Eifer auf ihren Stühlen auf und ab wippen, um die Frage des Lehrers zu beantworten.

Impatiens-Säuglinge sind unruhig und reizbar, schlafen nur leicht und kurz und wälzen sich in der Nacht viel herum.

Die Essenz wird häufig mit *Vervain* kombiniert, weil beide Essenzen bei aktiven, aufgekratzten, wachen Kindern angezeigt sind.

Larch

Larch-Kindern fehlt es an Selbstvertrauen. Sie sitzen ruhig im Klassenzimmer und melden sich nicht, denn selbst wenn sie die geforderte Antwort wissen, überlassen sie es lieber anderen, sich möglicherweise zu blamieren. *Larch*-Kinder fürchten das Scheitern viel zu sehr, um an einer Vorführung oder einem Sportereignis teilzunehmen, wenn dabei bestimmte Erfolge von ihnen erwartet werden. *Larch* wird häufig durch *Mimulus* ergänzt, weil beide Essenzen Furcht, Schüchternheit und Nervosität lindern und Minulus dem *Larch*-Kind den Mut geben kann, in Erscheinung zu treten.

Mimulus

Mimulus ist die Essenz, die bei Angst vor Menschen und anderen vertrauten Dingen angezeigt ist. *Mimulus*-Kinder sind schüchtern und zaghaft. Sie neigen zu schnellem Erröten und fürchten sich oft vor Lehrern und älteren Kindern. Auf der positiven Seite kann die *Mimulus*-Natur unaufdringlichen Mut verbuchen, und weil diese Menschen wissen, wie es ist, sich zu fürchten, zu erröten und nicht die richtigen Worte zu finden, entwickeln sie auch ein tiefes Verständnis für andere, die mit ähnlichen Schwierigkeiten zu kämpfen haben.

Oak

Oak-Kinder können alles auf die leichte Schulter nehmen. Wenn sie krank werden, neigen sie dazu, ihre Erkrankung möglichst zu ignorieren und kein Aufhebens darum zu machen. Sie sind es, an die andere Kinder sich wenden, und so werden sie schnell zur «Kummerkastentante» der ganzen Klasse! Wenn es erforderlich ist, übernehmen sie auch die Führung, ohne dabei jedoch so herrisch und dominant zu werden wie *Vine*-Kinder. Der *Oak*-Charakter zieht es vor, Beihilfe und Unterstützung zu geben. Die *Oak*-Persönlichkeit ist zwar sehr optimistisch, neigt aber dazu, sich zu überarbeiten und dadurch zu erschöpfen. Wenn die innere Kraft nachzulassen beginnt, ist diese Essenz angezeigt.

Pine

Pine-Kinder sind von zaghaftem Gemüt, sagen häufig «Entschuldigung» und sorgen sich, daß sie für irgendein unglückliches Ereignis verantwortlich sein könnten. *Pine*-Kinder machen sich sofort Selbstvorwürfe und fühlen sich geradezu verzweifelt schuldig, auch wenn man ihnen versichert, daß sie überhaupt keine Schuld trifft. Die Essenz kann helfen, das Schuldbewußtsein dieser Kinder zu lindern, damit sie erkennen, daß es nicht unbedingt an ihnen liegen muß, wenn mal etwas schiefgeht.

Red Chestnut

Red Chestnut ist eine Essenz für Menschen, die sich übebesorgt um das Wohlergehen anderer kümmern. Das *Red Chestnut*-Kind macht sich Sorgen um das Wohlergehen seiner Eltern, es befürchtet, daß sie einen Unfall erleiden könnten, oder bangt, daß eine harmlose Erkrankung sich zu einer lebensbedrohlichen Krankheit entwickeln könnte. Auch die Sicherheit, das Wohlergehen und das Glück von Tieren, Freunden und anderen Familienmitgliedern sind diesen Kindern eine Quelle ständiger Besorgnis. Die Essenz *Red Chestnut* hilft, diese Furcht in die richtige Perspektive zu rücken und damit zu entschärfen.

Rock Water

Rock Water ist für jene Naturen geeignet, die sich stets hohe Ziele stecken und auch hochgradig diszipliniert sind. *Rock Water*-Kinder verlangen sich selbst und ihrer Arbeit Vollkommenheit ab und wirken manchmal sehr verspannt in ihrem Bemühen, alles richtig zu machen. Schnell machen sie sich Vorwürfe, wenn ihre Hausaufgaben Fehler aufweisen, und immer streben sie danach, alles besser zu machen. Das ist zwar an sich nichts Schlechtes, aber wenn es zu geistiger Erstarrung, Verspannung, Schlafmangel, Streß und Ermüdung führt, kann die Essenz *Rock Water* helfen, den Druck zu lindern, und das Kind dahingehend unterstützen, daß es zwar nicht auf seine hochgesteckten Anforderungen verzichtet, dies aber nicht auf Kosten der eigenen Gesundheit tut.

Scleranthus

Scleranthus ist hilfreich bei jeder Art von Ungleichgewicht – ob es Dilemmata oder Unentschlossenheit sein mögen, ebenso bei Reisefieber, Schwindelgefühlen und Stimmungsumschwüngen. Die *Scleranthus*-Persönlichkeit ist unentschlossen, zögerlich und verunsichert. Diese Kinder haben es schwer, sich zu entscheiden, was sie tun oder wohin sie gehen wollen. Ständig schwirren ihnen mindestens zwei Möglichkeiten auf einmal durch den Kopf, wenn sie nicht gerade dabei sind, wegen ihrer Unentschlossenheit viele gute Gelegenheiten zu verpassen. Die Essenz hilft ihnen, diese schwankenden Gedanken zu stabilisieren, und verleiht ihrem Gemüt mehr Ausgeglichenheit und Sicherheit.

Vervain

Vervain-Charakterzüge äußern sich bei kleinen Kindern oft in Hyperaktivität. Genau wie die *Impatiens*-Kinder neigen sie zur Übererregtheit, doch gründet die *Vervain*-Erregung in Eifer und Begeisterung, weniger in Ungeduld. Diese Kinder können sich über das unfaire Benehmen anderer beschweren, doch flunkern sie dabei höchst selten, weil Ehrlichkeit und Loyalität zu den *Vervain*-Tugenden zählen. Sie verabscheuen Grausamkeit und ergreifen Partei für das Opfer, ob es sich um ein von Größeren getrieztes Kind handelt oder um ein wehrloses Tier. Bei solchen Gelegenheiten können sie auch sehr wütend werden. Die *Vervain*-Essenz beseitigt diesen Schutzinstinkt zwar nicht und beraubt diese Kinder auch nicht ihrer Begeisterungsfähigkeit, wenn diese Eigenschaften jedoch zu Verspanntheit, Enttäuschung oder Ruhelosigkeit führen, stellt die Essenz das ursprüngliche Gleichgewicht wieder her.

Vine

Vine-Kinder haben einen starken Willen, und den wollen sie auch durchsetzen! Sie geben zwar gute Anführer ab, können aber auch aggressiv werden und andere Kinder herumkommandieren. In der Schule «übernehmen sie die Leitung», und es kann schon mal vorkommen, daß sie in ihrem Verlangen, sich durchzusetzen, einen Wutanfall bekommen und sich einfach stur weigern, sich «zu benehmen». Die Blütenessenz hilft, diese negativ geladene Energie durch die positiven Qualitäten des *Vine*-Wesens zu ersetzen.

Walnut

Die Kindheit ist gezeichnet durch eine ganze Reihe von Veränderungen, die innerhalb einer kurzen Spanne schnellen Wachstums und beschleunigter Entwicklung stattfinden. Diese Blütenessenz hilft Kindern, sich an diese Phasen der Veränderung anzupassen, und sie erweist sich als besonders nützlich während der eigentlichen Wendemarken der Entwicklung – beim Zahnen, bei der Einschulung, in der Pubertät und so weiter.

Die *Walnut*-Persönlichkeit weiß genau, was sie will; sie kennt auch die richtige Antwort auf eine Frage oder versteht die Regeln eines bestimmten Spiels. Doch ihre Selbstsicherheit gerät leicht ins Wanken, sobald sie mit einer alternativen Idee oder Herangehensweise konfrontiert wird. Dann läßt sie sich auch zu Dingen überreden, die sie in Wirklichkeit gar nicht tun möchte.

Die Blütenessenz bietet den erforderlichen Schutz vor solchen Beeinflussungen, damit die davon Betroffenen innerlich gefestigt bleiben und ihren eigenen Weg gehen können.

Water Violet

Kinder vom Typ *Water Violet* sind selbstsicher und selbstgenügsam, weshalb sie nur wenige enge Freunde in ihr Herz schließen. Diese Kinder können selig ganz allein für sich spielen, und wenn sie sich unwohl fühlen, möchten sie keine allzu große Aufmerksamkeit durch andere, sondern ziehen es vor, in Ruhe gelassen zu werden. Sie neigen dazu, in aller Stille vor sich hin zu leiden, und können darüber auch leicht vereinsamen. Allerdings ist es immer sehr schwierig, die Gedankengänge eines *Water Violet*-Typs zu ergründen, weil sie nur wenig von sich preisgeben, immer eine gewisse Distanz zu anderen halten und sich sogar zurückziehen, sobald der andere droht, ihnen zu nahe zu treten. Aus diesem Grund kann man eine *Water Violet*-Persönlichkeit auch nie in allen Einzelheiten kennenlernen. Immer bleibt ein Stück Geheimnis übrig.

Wild Rose

Wild Rose-Kinder gehen am liebsten den Weg des geringsten Widerstands und nehmen die Dinge meist so, wie sie kommen, akzeptieren eben ohne zu murren, was das Schicksal für sie bereithält. Mit zunehmenden Alter zeigen *Wild Rose*-Kinder nur selten Ehrgeiz und interessieren sich auch nicht für einen anspruchsvollen Beruf. Statt dessen wollen sie lieber abwarten, was passiert, und begegnen allem mit einer gewissen Gleichgültigkeit. Ihre positive Qualität liegt in ihrer Fähigkeit, das Leben gelassen und zufrieden hinzunehmen.

Stimmungsessenzen

Die folgenden Blütenessenzen beschreiben Emotionen, wie sie *jeder* Menschentyp erfahren kann. Indem sie diese negativen Gemütszustände lindern, unterstützen sie die Wirkung der Typenessenz durch Wiederherstellung des inneren Gleichgewichts;

darüber hinaus können sie auch für sich allein vorübergehende Stimmungen positiv beeinflussen.

Alle Essenzen, sogar die Typenessenzen selbst, können bei dieser oder jener Gelegenheit für jeden Menschentyp erforderlich sein, und so darf man im Grunde auch sämtliche 38 Blütenessenzen als «Stimmungsessenzen» betrachten. Die unten aufgeführten Mittel wirken jedoch ausschließlich auf Gemütszustände und nicht auf bestimmte Konstitutionen.

Aspen

Wie viele Erwachsene kennen auch Kinder das Gefühl von «Schmetterlingen im Bauch», wenn sie beispielsweise zum Zahnarzt müssen oder vor einer Prüfung stehen. Obwohl der Grund für diese Bangigkeit bekannt sein mag, beispielsweise die Angst vor Schmerzen oder vor Versagen (was eigentlich eher *Mimulus* oder *Larch* nahelegen würde), enthält diese Furcht meistens auch noch ein weiteres, unbekanntes Element – Angst davor, was der Zahnarzt tun *könnte*, was die Prüfung für Folgen haben *könnte*. *Aspen* wird verwendet, wenn das Gefühl der Bangigkeit mit einer vagen Furcht vor dem Unbekannten und einer Empfindung des Unbehagens ohne erkennbaren Grund einhergeht.

Cherry Plum

Diese Essenz kann jenen Kindern helfen, die hysterisch werden oder ganz plötzlich etwas tun, was eigentlich gar nicht recht zu ihnen paßt. Die Essenz kann auch angezeigt sein, wenn ein Kind einen plötzlichen Wutanfall bekommt und dabei augenscheinlich gänzlich die Kontrolle verliert. Die Blütenessenz wirkt, indem sie die verängstigten und abgelenkten Gedanken beruhigt und einen mehr vernunftbetonten Gemütszustand herbeiführt.

Chestnut Bud

Chestnut Bud ist die geeignete Substanz für jene Menschen, die aus Erfahrungen nichts lernen und deshalb immer wieder dieselben Fehler begehen. Die Kindheit ist eine Periode des beständigen Lernens, und im allgemeinen lernen Kinder ja auch *tatsächlich* dazu. Manchmal müssen sie etwas erst mehrfach erleben, bis sie es begriffen haben, aber das gilt ja wohl auch für die meisten Erwachsenen. Wenn ein Kind immer wieder dieselben Fehler begeht, kann *Chestnut Bud* ihm helfen, den Sinn seiner Erfahrungen zu begreifen.

Gentian

Die Blütenessenz *Gentian* ist für Menschen geeignet, die sich nach Rückschlägen leicht entmutigt fühlen. Kinder reagieren oft enttäuscht, wenn man ihnen sagt, daß sie nicht hinaus dürfen, um zu spielen, oder daß der geplante Besuch bei Tante Paula leider ausfällt; oder sie sind niedergeschlagen, weil sie sich nicht wohlfühlen; deprimiert, weil sie vielleicht ihr Lieblingsspielzeug verloren oder Mamas beste Vase zerbrochen haben. Wenn es in der Schule Zeugnisse gegeben hat, ist die Enttäuschung vielleicht groß, weil die Zensuren nicht so gut sind wie erwartet, ebenso, wenn das Kind beispielsweise erfährt, daß es mangels Eignung nicht in die Schulmannschaft aufgenommen wird. Bei solchen Gelegenheiten ist *Gentian* indiziert. Es kann Kindern helfen, ähnlichen Situationen, sollten sie noch einmal auftreten, mit einer positiveren Grundeinstellung zu begegnen.

Gorse

Der echte *Gorse*-Zustand wird bei Kindern nicht oft zu beobachten sein, weil sie insgesamt einen unverbrauchten Lebenshunger haben, so daß der hoffnungslose Pessimismus, für den *Gorse* steht, kaum jemals zutage treten kann. Dennoch kann es in bestimmten Fällen erforderlich sein, dieses Mittel zu verabreichen, beispielsweise während einer schweren häuslichen Krise oder nach einer gescheiterten Prüfung, etwa wenn das Kind den Mut verliert, es noch einmal zu versuchen. Wenn also ein Kind oder ein junger Mensch die Hoffnung verliert, kann *Gorse* ihm dazu verhelfen, wieder einen Lichtstreif am Horizont zu sehen.

Holly

Holly wirkt bei Neid, Haß, Argwohn und Rachsucht. Bei Kindern schließt das Bösartigkeit, das Triezen anderer, Kneifen, Beißen und so weiter ein, ebenso die Eifersucht auf die Freunde anderer, auf ihre Spielsachen oder ihre Familie. *Holly* hilft dem Kind, weniger «zornig» zu sein, egal, worauf sein Gefühl sich richten mag, und friedlicher mit anderen Kindern auszukommen.

Honeysuckle

Diese Essenz ist für Menschen gedacht, die ganz in der Vergangenheit aufgehen. Da Kinder im allgemeinen wach und auf den gegenwärtigen Moment konzentriert sind, neigen sie nicht dazu, sich in diesem Ausmaß mit der Vergangenheit zu befassen. Es gibt jedoch Gelegenheiten, da es dieser Blütenessenz bedarf, beispielsweise wenn ein Kind unter einem Trauma leidet oder die Erinnerung an ein bestimmtes Ereignis seinen Geist beherrscht und es vielleicht sogar im Schlaf heimsucht. Wenn ein Kind einen Eltern- oder Großelternteil verloren hat, kann die Trauer zu ständiger Reflexion führen. Dabei versucht das Kind manchmal so krampfhaft, sich an jede Einzelheit zu erinnern, daß es darüber das Interesse an der Gegenwart verliert. *Honeysuckle* ist auch bei Kindern angezeigt, die Heimweh haben, wenn sie beispielsweise an einem Schulausflug teilnehmen und für eine Weile von Eltern und Geschwistern getrennt sind.

Hornbeam

Diese Blütenessenz wirkt bei Zögerlichkeit und jener Art von Mattigkeit, die stets *vor* einem bestimmten Ereignis einzusetzen pflegt. Im allgemeinen ist es der Gedanke daran, was geschehen wird oder was man noch tun muß, der diese Empfindung der Lethargie auslöst; etwas, das vor dem Gang zur Schule stehen könnte, ganz besonders dann, wenn an diesem Tag ein Unterrichtsfach dran ist, das dem Kind nicht gefällt. Kinder können auch ähnliche Empfindungen entwickeln, wenn sie an ihre Hausaufgaben denken oder daran, baden oder sich die Haare waschen zu müssen. Das kann dazu führen, daß sie plötzlich von einem Gefühl der Müdigkeit überwältigt werden und am liebsten alles «später» erledigen würden. Doch wie durch ein Wunder kehrt die Spannkraft sofort wieder, wenn ein Spielkamerad vorbeikommt und sich etwas Interessanteres anbietet! Die Blütenessenz unterstützt die Fähigkeit, sich dem Kommenden zu stellen, so daß Routineaufgaben und scheinbar profane Pflichten – sogar die Hausaufgeben – nicht mehr als Qual gesehen werden und plötzlich interessant erscheinen.

Mustard

Diese Essenz wirkt bei Depressionen, die aus keinem erkennbaren Grund auftreten. Bei Kindern gibt es für Depressionen zwar in der Regel sehr wohl einen Grund (dann dürfte *Gentian* das geeignetere Mittel sein), aber manchmal senkt sich die Schwermut auch wie eine schwarze Wolke unverhofft wie aus dem Nichts auf sie, was allerdings häufiger in der Pubertät und bei Heranwachsenden vorkommt als bei kleinen Kindern.

Olive

Diese Blütenessenz wirkt gegen Müdigkeit, und zwar gegen *echte* Müdigkeit aufgrund von Überarbeitung. Es kann nützlich sein, sie in Prüfungszeiten zu verabreichen, um der geistigen Ermattung entgegenzuwirken, die oft auf exzessive Lernphasen folgt. Müdigkeit tritt natürlich auch dann auf, wenn die Nächte kurz waren, doch dann ist das beste Gegenmittel ganz eindeutig der Schlaf! Diese Essenz kann auch hilfreich sein, wenn das Kind sich gerade von einer Krankheit erholt, weil der Körper dann natürlich ermattet ist, und sie kann die Phase der Rekonvaleszenz abkürzen und eine schnellere Genesung fördern.

Rock Rose

Diese Blütenessenz wirkt gegen Entsetzen, große Furcht und Panik. Sie kann besonders bei kindlichen Alpträumen sehr hilfreich sein. Es gibt aber noch viele andere Dinge, vor denen es Kindern graut – wenn sie irgend etwas gesehen, sich eingebildet oder gehört haben, das ihnen so viel Angst einjagt, daß Panik und Schrecken die Folge sind. *Rock Rose* kann immer dann, wenn die Furcht noch viel größer ist als jede Nervosität (wofür die Essenz *Mimulus* geeigneter wäre), Hilfe bringen.

Star of Bethlehem
Diese Blütenessenz hilft jenen Kindern, die einen Schock oder einen Verlust zu verkraften haben und sich deshalb traurig und einsam fühlen. *Star of Bethlehem* unterstützt sie bei der Bewältigung der Trauer über ihren Verlust. Bei Schock, der durch einen Sturz, einen Unfall oder durch Erschrecken verursacht wurde, kann ebenfalls *Star of Bethlehem* anzeigt sein (siehe aber auch *Rescue Remedy*).

Sweet Chestnut
Diese Blütenessenz wirkt gegen ein tiefgreifendes Gefühl der Qual oder Verzweiflung, welches das Leben nicht mehr lebenswert erscheinen läßt. Bei Kindern wird man den echten *Sweet Chestnut*-Zustand zwar nur selten beobachten, aber dennoch ist diese Blütenessenz immer dann hilfreich, wenn sie sich am Boden zerstört fühlen, beispielsweise nach dem Verlust eines geliebten Menschen oder eines Haustiers, das ihnen so teuer war wie ein treuer Freund. In solchen Fällen unterstützt *Sweet Chestnut* auch die Blütenessenz *Star of Bethlehem*; gemeinsam lindern sie die Trauer. Als hilfreich erweist sich *Sweet Chestnut* auch in der Pubertät, in einer Zeit also, in der man sehr häufig mit dem Gefühl der Verzweiflung zu kämpfen hat. Die Blütenessenz lindert und tröstet und hilft, die Verzweiflung zu vertreiben, bis ein Lichtstreif am Horizont auftaucht, der davon kündet, daß doch noch nicht alles verloren ist.

White Chestnut
Diese Blütenessenz ist bei andauernden Sorgen angezeigt, die zu Ruhelosigkeit und schlaflosen Nächten führen können. Die Sorge um die Hausaufgaben, vor bevorstehenden Prüfungen oder Besuchen beim Zahnarzt, davor, vor versammelter Klasse ein Referat vortragen zu müssen, vor den erwarteten Folgen,

nachdem man etwas ausgefressen hat ... all dies sind Gelegenheiten, da *White Chestnut* sich als hilfreich erweisen kann.

Wild Oat
Diese Blütenessenz ist für Menschen geeignet, die zwar durchaus den Ehrgeiz und das Verlangen haben, etwas Wertvolles zu leisten, aber nicht so recht wissen, welche Richtung sie dafür einschlagen sollen. Am häufigsten dürften junge Menschen *Wild Oat* dann benötigen, wenn sie sich entscheiden müssen, wie es mit ihrer Zukunft weitergehen und welchen Beruf sie wählen sollen. Die Blütenessenz hilft ihnen, klarer zu erkennen, welchen Weg sie wirklich einschlagen möchten.

Willow
Diese Blütenessenz hilft bei Groll, Verbitterung und Selbstmitleid sowie gegen das Gefühl, vom Leben ungerecht behandelt worden zu sein. Generell hilft sie Menschen, denen es schwerfällt, zu vergessen und zu verzeihen. Kinder mögen beispielsweise einen Groll gegen ihre Eltern hegen, obwohl diese sie aus gutem Grund nicht zum Spielen vor die Tür lassen; oder auch gegen Schulkameraden, die sie hereingelegt oder ihre Freundschaft mißbraucht haben. Die Essenz hilft auch jenen Kindern, die angesichts des geringsten Tadels ins Schmollen verfallen, ständig Sympathie erheischen oder anderen Schuldgefühle einzuflößen versuchen, indem sie in Tränen ausbrechen. Sie wirkt gegen «Sauersein» und andere introvertierte Stimmungen, indem sie die lichteren Seiten des Lebens herausstellt und den Optimismus fördert. *Willow* macht es möglich, daß sich die Gedanken wieder mehr nach außen als nach innen wenden, damit Schuldzuweisungen und Verantwortung angenommen werden können, wo sie angebracht scheinen. Es wird leichter, sich bei anderen zu entschuldigen und auch ihnen zu verzeihen.

Rescue Remedy (Notfalltropfen)
Dieses Mittel ist eine Kombination aus fünf der 38 Bachblütenessenzen. Es ist für Notfälle gedacht und wird besonders bei

Unfällen, starker Beunruhigung, Prüfungsangst und so weiter eingesetzt, genau wie bei Gelegenheiten, bei denen Schock oder Panik einen Menschen plötzlich erschüttern und aufwühlen. *Rescue Remedy* setzt sich aus folgenden Mitteln zusammen:

Star of Bethlehem	bei Schock
Rock Rose	bei Entsetzen
Cherry Plum	bei Panik und Hysterie
Clematis	bei Mattigkeit oder Benommenheit
Impatiens	bei Aufgewühltheit und Reizbarkeit, wie sie so oft mit Schmerz einhergehen.

In flüssiger Form ist *Rescue Remedy* ideal geeignet, um oral eingenommen zu werden und so das aufgewühlte Gemüt zu beruhigen. *Rescue Remedy* Creme ist vor allem bei äußeren Traumata wie Prellungen, Schürfungen, Schnittwunden und Kratzern angezeigt. Sie wirkt beruhigend und fördert die Heilung. Neben den oben genannten Essenzen enthält sie auch noch *Crab Apple* mit seinen reinigenden Eigenschaften.

Wir werden an späterer Stelle in diesem Kapitel noch ausführlicher auf die Notfalltropfen und ihren Gebrauch bei Kindern eingehen.

Die Auswahl der Blütenessenzen für Kinder

Die Behandlung Erwachsener gilt oft als sehr viel einfacher als die von Kindern, weil Erwachsene normalerweise in der Lage sind, ihre Emotionen zu schildern, zu beschreiben, wie sie sich fühlen, ihre eigene Persönlichkeit und auch den Grund ihres Unglücklichseins kennen. Wer einem Erwachsenen helfen will, braucht sich nur mit ihm hinzusetzen und ein Gespräch zu führen – in dem der Hilfsbedürftige sich öffnet und frei über seine Gefühle spricht, während der andere ihm die entsprechenden Fragen stellt, um die richtige Blütenessenz (oder auch mehrere) zu bestimmen. Bei sehr kleinen Kindern ist ein derartiges

Gespräch unmöglich, weshalb man oft die Meinung hört, die Bachblütenessenzen könnten ihnen nur wenig helfen. Das ist bedauerlich, denn die Essenzen können sehr wohl eine Hilfe sein, auch für Kinder. Kinder scheinen insgesamt sogar sehr viel schneller auf die Essenzen anzusprechen als Erwachsene, weshalb sich ihr inneres Gleichgewicht auch viel früher und leichter wiederherstellen läßt. Kinder sind noch frisch und unverbraucht, unschuldig, neu in dieser Welt der Erfahrung, und daher schleppen sie auch noch keine lebenslang aufgestauten Frustrationen und Verärgerungen mit sich herum, die ihre Sicht auf das Leben trüben könnten. Die Blütenessenzen können ihnen bei Bedarf sofort behilflich sein, ohne sich erst durch zahlreiche Sperren und Hindernisse kämpfen zu müssen. Irgendwie haben wir alle Ähnlichkeit mit einer Zwiebel: Wir beginnen als kleine Knolle, doch je älter und größer wir werden, desto mehr Schichten legen sich um uns herum, bis die kleine Knolle in der Mitte schließlich überwältigt wird oder inmitten der ganzen zähen Außenhäute verloren geht. Die Blütenessenzen helfen uns, all diese Schalen abzupellen, damit unsere wahre Persönlichkeit wieder hervortreten kann, um sich ungehindert auszudrücken und ihrer Art entsprechend wachsen und sich weiterentwickeln zu können. Weil ein Kind noch eine kleine «Zwiebel» ist, können die Blütenessenzen das Problem sehr viel schneller angehen und bekämpfen.

Wenn wir Blütenessenzen für Kinder aussuchen, sollten wir nicht nur auf das achten, was sie sagen, sondern auch auf ihr Verhalten, darauf, wie sie mit anderen Kindern oder auch mit Erwachsenen umgehen und wie sie spielen: Können sie sich selbst beschäftigen? Oder langweilen sie sich schnell? Werden sie ärgerlich, wenn sie ein Bild nicht so hinbekommen, wie sie es gern hätten, oder die Bauklötze nicht in eine Reihe kriegen? Oder versuchen sie es geduldig immer wieder aufs neue? Wir müssen das Verhalten, die Stimmung und die Persönlichkeit des Kindes genau beobachten und eventuell auftretende negative Verhaltensweisen mit den normalen oder alltäglichen vergleichen. Ist ein Kind zum Beispiel normalerweise offen und überschwenglich, plötzlich aber introvertiert und zaghaft, dann sollten wir nicht nur nach dem Grund für diese Veränderung forschen, der in unserem Beispiel vielleicht Angst sein könnte, sondern auch den offenherzigen Charakter des Kindes miteinbeziehen. Um ein vollständiges Gleichgewicht wiederherzustellen, wird man daher die passenden Blütenessenzen für beides aussuchen.

Schon sehr früh weisen Säuglinge unverkennbare Charakterzüge auf – in der Art wie sie weinen, sich bewegen, den Kopf halten, auf optische und akustische Reize reagieren und so weiter. Selbst winzige Babys können einen Zornausbruch haben, wenn sie hungrig sind oder frische Windeln brauchen, und wenn man ihre Wünsche nicht richtig deutet, lassen sie einen das schon bald wissen! Manche Säuglinge sind schneller dabei, sich entsprechend auszudrücken, als andere – manche haben ein reizbares Gemüt und brüllen aus Leibeskräften, während wieder andere sich passiv verhalten und nur weinen, wenn sie wirklich unbedingt müssen, um ansonsten glücklich in der Gegend umherzublicken, bis der Schlaf sie überfällt. Andere möchten nicht allein gelassen werden, sind nur ruhig, wenn man sie in den Arm nimmt, und wehren sich selbst dann noch gegen den Schlaf, wenn sie völlig übermüdet sind. Kein Säugling ist wie der andere, und es ist wichtig, den individuellen Charakter bei der Auswahl der Blütenessenzen zu berücksichtigen. Für das zufriedene Baby, das sich nie zu beschweren scheint und niemals «Ärger» macht, dürfte *Centaury* angebracht sein, *Wild Rose* für das gleichgültige Kind. Ein Säugling, der ständig auf den Arm genommen und bewegt werden will, braucht wahrscheinlich *Chicory* ; das Baby mit aufbrausendem Temperament profitiert vielleicht von *Impatiens;* und das Kind, das selbst dann noch fröhlich vor sich hin gurrt, wenn seine Windel schmutzig ist, ist vermutlich vom Typ *Agrimony.*

Von Monat zu Monat zu Monat entwickeln sich Persönlichkeit und Individualität des Säuglings weiter, während das Kind auch körperlich wächst. Die körperliche, soziale und psychische Entwicklung hat ihre Wendemarken, die sämtliche Kinder passieren müssen, und dennoch behält jedes seine eigene Individualität, die auch einen einzigartigen Charakter hervorbringt.

Hoch- und Tiefphasen ermöglichen Lernerfahrungen, die für die emotionale Entwicklung des Kindes von großer Bedeutung sind. Andererseits sind bestimmte unangenehme und schwierige Phasen, Erfahrungen und Situationen eher dazu angetan, die emotionale Entwicklung des Kindes zu behindern als zu fördern, weil es dadurch verängstigt wird und sich *zu sehr* zurückzieht oder *allzu* unglücklich wird. Die Bachblütenessenzen bieten keine Krücke und auch keinen leichten Ausweg, sie helfen dem Kind vielmehr, das empfindliche innere Gleichgewicht herzustellen, und sind daher Nahrung für die Seele.

Die Verabreichung der Blütenessenzen an Kinder

Sämtliche Pflanzen, aus denen die Bachblütenessenzen gewonnen werden, sind ungiftig, und die Art ihrer Verarbeitung ist ebenfalls völlig unschädlich. Auch werden keine Pflanzenbestandteile eingenommen, sondern lediglich die Energie der Pflanzen. Sie ist der aktive Wirkstoff der Essenzen, die in Branntwein konserviert werden. Da der eigentliche Wirkstoff nicht-stofflich ist, besteht die Grundessenz (also das, was sich in der sogenannten *Stockbottle* befindet) ausschließlich aus Branntwein – jedenfalls in ihrer konzentrierten Form. Die Grundessenz ist jedoch nicht dazu gedacht, unverdünnt eingenommen zu werden, nicht einmal von Erwachsenen. Sie wird vielmehr folgendermaßen verdünnt:

2 Tropfen jeder Grundessenz auf 30 ml Wasser.
Von dieser Mischung nimmt man 4 mal 4 Tropfen täglich.

Die aufgenommene Branntweinmenge ist also – selbst über den ganzen Tag gerechnet – minimal und kaum meßbar, und die oben genannte Verdünnung kann in einem anderen Getränk noch weiter verdünnt werden, wenn dies gewünscht ist. Es wäre wahrlich eine Schande, auf die Segungen der Blütenessenzen für Kinder zu verzichten, nur weil man die richtige Verabreichungsmethode nicht kennt. Sollten Sie immer noch Bedenken haben, sprechen Sie am besten mit Ihrem Hausarzt, der Sie entsprechend beraten wird.

Zwar kann man dem Kind die Tropfen aus dem vorbereiteten Behandlungsfläschchen auch direkt in den Mund träufeln, aber meistens ist es bequemer, sie in einen Schluck Wasser oder Obstsaft zu geben oder auf einem Teelöffel anzubieten. Für Säuglinge bereitet man die Verdünnung mit abgekühltem gekochten Wasser zu und sterilisiert die Flaschen genau wie alle anderen Utensilien. Wenn Sie Ihrem Säugling die Essenzen nur ungern innerlich verabreichen, können Sie die Verdünnung auch auf die Handgelenke, die Schläfen, die Fontanelle und unter die Ohren streichen. Kinder, die noch gestillt werden, können von den Essenzen profitieren, wenn die Mutter sie einnimmt, weil sie dann automatisch in die Muttermilch gelangen. Man kann die Tropfen aber auch auf die Brustwarzen träufeln, damit der Säugling die Essenz bereits zu Beginn des Stillens aufnimmt, oder auch einige wenige Tropfen direkt in den Mund des Kindes geben. Mit etwas Einfallsreichtum läßt sich die für beide Seiten geeignetste Methode leicht finden.

Vier mal vier Tropfen der verdünnten Flüssigkeit sollten idealerweise gleichmäßig über den Tag verteilt eingenommen werden: eine Dosis morgens nach dem Aufstehen, eine Dosis abends vor dem Zubettgehen und zwei über den Tag verteilt, am besten im Laufe des Vormittags und am Nachmittag.

Diese Regel kann durchaus flexibel gehandhabt werden. Wenn das Kind die Vormittagsdosis beispielsweise nicht einnehmen kann, weil es zur Schule geht, kann eine Dosis am Morgen verabreicht werden und weitere drei im Laufe des Spätnachmittags und Abends. Anstelle von vier mal vier Tropfen können auch acht Tropfen jeweils morgens und abends gegeben werden. Wenn das Kind ein Pausenbrot mitnimmt, kann die Mittagsdosis auch dem Getränk oder dem Brötchen beigegeben werden! Manche Kinder nehmen ihre Tropfen gern, andere nur zögerlich. Jedes Kind hat andere Bedürfnisse, und daher ist ein wenig Flexibilität gefragt, wenn es darum geht, die beste Methode für *Ihr* Kind zu finden.

Rescue Remedy in der Kindheit

Rescue Remedy, die Notfalltropfen, sind ein Muß für jeden Haushalt, in dem kleine Kinder leben, die ja die Tendenz haben, einen Notfall nach dem anderen anzuziehen. Wie alle Bachblütenessenzen wird auch *Rescue Remedy* bei Bedarf mit Wasser verdünnt. Hier gibt man allerdings vier Tropfen der Grundessenz statt der üblichen zwei in 30 ml Wasser. Wenn ein Kind gestürzt ist und sich das Knie wundgestoßen oder aufgekratzt hat, kann man ihm ein paar Tropfen *Rescue Remedy* zusammen mit einem Getränk verabreichen, weil dies den Schock und die Aufregung lindert; ebensogut läßt sich das Mittel aber auch auf die Wunde selbst auftragen – dazu sollte es aber unbedingt verdünnt werden, weil es sonst brennen kann. Das hilft, das äußere Trauma zu lindern und dadurch auch den Schmerz und die Qual. *Rescue Remedy* Creme ist für Schnitt- und Kratzwunden wahrscheinlich sogar noch besser geeignet, weil sie außer den Bestandteilen von *Rescue Remedy* noch *Crab Apple* als Reinigungsmittel enthält. Diese hervorragende Heilsalbe sollte in keinem Erste-Hilfe-Kasten fehlen.

Obwohl *Rescue Remedy* zweifellos ein hervorragendes Mittel bei Not- und Unfällen aller Art ist, stellt diese Essenz keinen Ersatz für medizinische Behandlung dar. Im Zweifelsfall sollten Sie immer einen Arzt hinzuziehen. Nach einem etwas ernsteren Unfall – wenn das Kind sich beispielsweise am Kopf gestoßen und das Bewußtsein verloren hat –, können Sie, während Sie auf den Krankenwagen oder den Arzt warten, *Rescue Remedy* auf den Handgelenken, den Schläfen, hinter den Ohren und um die Lippen des Kindes verstreichen, denn das Mittel ist auch wirksam, wenn es nicht innerlich eingenommen wird. Das beruhigt und unterstützt den Heilungsprozeß.

In der frühen Kindheit gibt es zahlreiche Gelegenheiten für die Anwendung von *Rescue Remedy* – Prellungen, Beulen, Schürfwunden und so weiter sind an der Tagesordnung. Auch kleinere Verbrennungen und Verbrühungen können nach Erste-Hilfe-Maßnahmen verlangen. Etwas *Rescue Remedy,* in Wasser verdünnt, aufgetupft und verdunsten lassen, kühlt die betroffene Stelle und hilft den Schock und den Schmerz zu lindern, so daß die Heilung sofort einsetzen kann. Auch die Creme kann eingesetzt werden, allerdings nur bei oberflächlichen Verbrennungen und *erst*, nachdem die ursprüngliche Hitze und das Wundsein abgeklungen sind. Frische Brandwunden sollten nicht mit Salbe behandelt werden. Schwere Verbrennungen sollte der Arzt behandeln. Ich rate ohnehin immer dazu, den Arzt zu konsultieren, wenn man aus irgendeinem Grund beunruhigt ist – und sei es nur, um sich selbst zu beruhigen!

Es ist verblüffend, welchen wohltuenden, beruhigenden Einfluß *Rescue Remedy* auf kleine Kinder ausüben kann. Ich habe schon von vielen Fällen gehört, in denen verletzte Kinder nach einer Dosis *Rescue Remedy* bald wieder ganz normal weiterspielen konnten. Deshalb empfiehlt es sich, immer ein Fläschchen *Rescue Remedy* mit sich zu führen, wenn man mit kleinen Kindern unterwegs ist. Schließlich weiß man nie, wann man es brauchen wird!

Kapitel 2

Das Säuglingsalter steckt voller neuer Herausforderungen, und wenn der Übergang zwischen den verschiedenen Phasen auch meistens glatt verlaufen mag, gibt es doch immer wieder schwierige Perioden, in denen Probleme wahrscheinlicher werden, sowohl für das Kind als auch für die Eltern. In diesem Kapitel wollen wir uns mit den Schwierigkeiten beschäftigen, zu denen es in dieser Zeit kommen kann.

Geburt und die ersten Lebenswochen

Die erste Herausforderung für das Kind ist die Geburt selbst, die bei den meisten Säuglingen ganz natürlich und problemlos verläuft. Manchmal handelt es sich dabei aber auch um ein traumatisches Ereignis mit dauerhaften Konsequenzen. Verlängerte Wehen und Sauerstoffmangel können den sogenannten «Fötus-Streß» auslösen, was wiederum dazu führt, daß bestimmte Maßnahmen ergriffen werden müssen, um dem Kind möglichst schnell zur Welt zu helfen. Im einzelnen wird sich die Prozedur nach der jeweiligen Krankenhauspolitik oder den Maßgaben der Hebamme richten. Im Notfall kann ein Kaiserschnitt erforderlich werden und manchmal auch eine Wiederbelebung des Kindes, sobald es geboren wurde. Mit derartigen Notbehandlungen bekommt man die Situation fast immer in den Griff, kann jedoch nicht verhindern, daß sich dabei zwangsläufig einige äußerst traumatische Momente ergeben, sowohl für das Kind als auch für Mutter und Vater. *Star of Bethlehem*, die Bachblütenessenz gegen Schock, kann bei derartigen Traumata nützliche

Dienste leisten. *Star of Bethlehem* gehört auch zu den Bestandteilen der Notfalltropfen, die meistens schneller zur Hand sind und bei solchen Gelegenheiten ideal wirken. Die Essenz hilft den Eltern, die sie in ein Glas Wasser geben und einnehmen können; doch wenn möglich sollte man auch ein paar Tropfen in sterilisiertes Wasser geben, mit dem man Handgelenke und Schläfen des Säuglings betupft, um ihm den Übergang in diese Welt etwas behaglicher zu gestalten.

Das Neugeborene hat nun eine neue Welt betreten und muß absolut *alles* erst lernen und erfahren. Nach und nach wird es soziale Fertigkeiten entwickeln, Gefühlen begegnen, Unbehagen, Hunger, Durst empfinden, wird damit konfrontiert werden, daß es nicht seinen Willen bekommt ... und alle diese Lernprozesse beginnen sofort nach der Geburt.

Obwohl ein Säugling seine Augen erst im Alter von etwa sechs Wochen richtig fixieren kann, kann er schon von Anfang an Gestalten – wenn auch nur verschwommen – ausmachen, die er nach und nach wiederzuerkennen lernt. Beispielsweise hilft die Haarfarbe der Mutter dem Kind dabei, sie als solche zu identifizieren. Außerdem hat sie ihren eigenen, einzigartigen Geruch, zu dem sich der Säugling von Natur aus hingezogen fühlt, und weil helles Licht und glänzende Gegenstände immer am leichtesten wahrzunehmen sind, da sie sich von dem verschwommenen Hintergrund abheben, fesseln auch ihr Lächeln und das Glänzen in ihren Augen die Aufmerksamkeit des Säuglings ganz besonders. Die ersten Stunden und Tage hält das Neugeborene die Augen viel geschlossen, doch nach und nach begreift es, daß es viel interessanter ist, sie offenzuhalten, und ab diesem Punkt nimmt es seine Umgebung erst richtig wahr. Der Augenkontakt ist nun äußerst wichtig, und das Kind wird der Mutter während des Stillens in die Augen sehen und ihr Gesicht aufmerksam betrachten. Ihr vertrautes Aussehen und der Klang ihrer Stimme werden zum Inbegriff von Wärme, Nähe und Geborgenheit. Auch mit der Flasche gestillte Kinder gehen dieser Nähe keineswegs verlustig. Man kann sie ebenso eng an sich drücken, kann genausoviel Augenkontakt zu ihnen herstellen wie zu brustgestillten. Daher finden auch hier dieselben Reaktionen statt, entwickelt sich dieselbe zwischenmenschliche Wärme. Diese wichtige Verbindung zwischen Mutter und Kind entwickelt sich bereits in den ersten Tagen, in denen sich die natürliche Chemie, die zwischen ihnen existiert, in einem gewaltigen Aufwallen der Gefühle zum Ausdruck bringt, sobald das Kind geboren und der Mutter zum ersten Mal in die Arme gelegt wird. Das ist allerdings nicht *immer* der Fall. Manchen Müttern geraten dabei andere Gefühle in die Quere, die diese mütterlichen Impulse überstrahlen. Dann kann es sein, daß die Verbindung erst im Laufe der Zeit hergestellt wird und man sich darum bemühen muß, während Mutter und Kind einander nach und nach kennenlernen.

In seinen Schriften betont Dr. Bach immer wieder, wie wichtig es ist, sich der Gemütsverfassung und dem Temperament, der Persönlichkeit und den Stimmungen einer Person zu widmen, unabhängig davon, welchen Grund es für ihr Unbehagen geben mag. Es ist erfreulich, daß Kinderpsychologen genau dieselben Prinzipien vertreten, an die Dr. Bach so stark glaubte. John Bowlby, ein Kinderpsychiater, der die Verbindung zwischen Mutter und Kind ausgiebig studiert hat, ist der Überzeugung, daß die Gefühlsentwicklung der wichtigste Aspekt menschlicher (und tierischer) Entwicklung überhaupt ist.

Es fällt nicht schwer zu begreifen, daß sich zwischen Mutter und Kind eine bestimmte Nähe entwickelt. Wenn wir aber einmal das Austragen des Kindes und die Entwicklung dieser Verbindung getrennt voneinander betrachten, gelangen wir zu interessanten Erkenntnissen darüber, was dabei tatsächlich abläuft. Betrachten wir das ganze objektiv, stellen sich gleich mehrere Fragen: Ist es zwingend erforderlich, daß eine «Mutter» unbedingt weiblichen Geschlechts sein muß? Oder können auch Väter «Mütter» sein? Es gibt eigentlich keinen Grund, weshalb sie das nicht sein könnten, solange überhaupt jemand die Rolle wahrnimmt, und man könnte auch einwerfen, daß die Beziehung sich bereits während der Schwangerschaft entwickelt und mit der Geburt des Kindes ihren Höhepunkt erreicht, daß sie also durch eine physische und genetische Entsprechung zwischen dem Kind und seinen natürlichen Eltern gekennzeichnet ist. Andererseits stellen sich auch Adoptiveltern das Kind, das sie einmal bekommen werden, lebhaft vor. Das legt die Vermutung nahe, daß es dabei mehr um die Ausformung des Bilds und seine Offenbarung geht, als um das körperliche Austragen des Kindes, denn tatsächlich verhalten sich Adoptiveltern nicht im geringsten weniger mütterlich als leibliche. Sie neigen oft sogar dazu, *noch viel* fürsorglicher zu sein, weil das Eintreffen ihres Kindes möglicherweise die Erfüllung einer jahrelangen Sehnsucht nach einem Kind ist.

Vielleicht ist das Herstellen dieser Verbindung also tatsächlich ein *erlernter* Prozeß, bei dem es vor allem um Kontinuität, Vertrautheit und das Wiedererkennen eines Gesichts, eines Geruchs und bestimmter Geräusche geht. Allerdings gibt es da noch einen weiteren Bestandteil – den wichtigsten von allen: die Liebe. Das Liebesband zwischen Mutter/Vater und Kind läßt sich vielleicht am besten als eine Form der Empfindlichkeit dem anderen gegenüber bezeichnen – als unterschwelliges «Sicheinstimmen» aufeinander.

Väter (jedenfalls jene, die keine «Mütter» sind!) fühlen sich verständlicherweise manchmal etwas ausgeschlossen von der behaglichen Routine, die Mutter und Kind auf natürliche Weise entwickeln. Schließlich ist es ja meistens der Vater, der während der ersten Wochen und Monate arbeiten geht. Es gibt zwar auch eine große Zahl erwerbstätiger Mütter, doch genießen diese immerhin den Vorzug der Mutterschutzgesetzgebung; sie sind also eine Zeitlang von ihrer Arbeit befreit und haben Zeit, eine enge Beziehung zu ihrem Baby aufzubauen, während sie sich ganz seinen Bedürfnissen widmen. Ein Vater, der den ganzen Tag arbeitet und nachts schläft (sofern er das Glück hat, dazu zu kommen!), kann immer nur einige wenige Stunden mit seinem Kind verbringen und empfindet sich selbst vielleicht als tolpatschig und ungeschickt, weshalb er das Baby letztlich doch lieber seiner Frau oder Partnerin überläßt, was sein

Gefühl der Isoliertheit noch weiter verstärkt. Viele Väter, die gern eine aktive Rolle bei der Versorung ihres Nachwuchses übernehmen würden, haben einfach nicht die Zeit dazu, weil ihre beruflichen Verpflichtungen sie von zu Hause fernhalten, beispielsweise Seeleute oder Fernfahrer, aber auch jene, die Schichtarbeit oder Überstunden leisten müssen. Die Bachblütenessenzen können einen solchen Vater zwar auch nicht früher nach Hause bringen, wenn sein Beruf ihm eine Spätschicht abverlangt, dafür können sie ihm aber bei der Bewältigung vieler Emotionen behilflich sein, die dies auslösen mag. So ist *Olive* angezeigt, wenn er sich überarbeitet und müde fühlt; *Pine* nützt bei Schuldgefühlen, wenn er das Gefühl hat, seine Aufgabe nicht vollwertig wahrzunehmen und seine Familie zu vernachlässigen, oder sich Vorwürfe wegen der Müdigkeit seiner Frau macht; *Honeysuckle* ist für den Mann, der aus beruflichen Gründen lange Zeit fern von zu Hause ist und die Tage zählt, bis er wieder zurück darf; *Walnut* hilft dem Mann, dem es schwerfällt, sich an den neuen Tagesrhythmus zu gewöhnen, den ein Baby nun einmal mit sich bringt; *Gentian* unterstützt den Mann, der wegen einer häuslichen oder beruflichen Situation Gefühle der Verzweiflung oder Deprimiertheit entwickelt; *Vervain* und/oder *Rock Water* ist für Workaholics und Perfektionisten – dabei ist *Vervain* hilfreich gegen übertriebenen Ehrgeiz, während *Rock Water* jene Männer unterstützt, die sich selbst zu viel abverlangen. In beiden Fällen hilft die entsprechende Essenz, geistige und körperliche Spannungen abzubauen. Der Mann, den die Verantwortung schier überwältigt, nun für seine neue Familie aufkommen zu müssen, wird *Elm* als hilfreich erfahren, während *White Chestnut* für den Mann geeignet ist, der sich nachts immer wieder im Bett herumwälzt, weil sein Geist nicht stillstehen will …

Auch die Mütter können manchmal Unterstützung gebrauchen. Auch sie können sich von der Verantwortung überwältigt fühlen, ein Kind aufziehen zu sollen, Sorge für ein neues Leben tragen zu müssen, weshalb auch ihnen *Elm* anzuempfehlen ist. Auch Frauen fühlen sich mal niedergeschlagen (*Gentian*), machen sich übermäßig viel Sorgen (*White Chestnut* oder *Red Chestnut*, wenn die Ursache der Sorge die Furcht ist, daß es dem Kind nicht gutgehen könnte), entwickeln Schuldgefühle (*Pine*), fürchten, sie könnten die Kontrolle verlieren (*Cherry Plum*), fühlen sich völlig erschöpft (*Olive*), bis an die Grenze der Belastbarkeit getrieben, verzweifelt unglücklich, wünschten sich, einen Ausweg zu finden (*Sweet Chestnut*) oder sind sogar aus keinem erkennbaren Grund deprimiert (*Mustard*).

Es ist jedoch stets wichtig, sich zu fragen, *weshalb* man sich Sorgen macht, *wovor* man sich fürchtet, *weshalb* man so müde ist. Vielleicht lautet die Antwort dann, daß das Baby nicht schläft, nicht richtig ißt oder ständig weint. Hier sollten wir uns auch überlegen, welche Blütenessenzen dem Baby helfen könnten.

Schlaf

Über die Menge an Schlaf, die ein Mensch braucht, existieren die unterschiedlichsten Vorstellungen. Tatsache ist, daß es das «Maß aller Dinge» nicht gibt. Unterschiedliche Menschen brauchen unterschiedliche Mengen an Schlaf. Manche sind glücklich und völlig ausgeruht, wenn sie nur fünf oder sechs Stunden geschlafen haben, während andere mindestens acht Stunden brauchen, um auch nur einigermaßen normal zu funktionieren. Wie stark das individuelle Schlafbedürfnis auch sein mag, Schlaf ist auf jeden Fall sehr wichtig, und Schlafentzug kann zu unüberwindlichen Problemen führen.

Wir schlafen in einem angelernten Rhythmus und durchlaufen jede Nacht mehrere Schlafzyklen, die jeweils etwa 90 Minuten lang sind und in fünf Phasen eingeteilt werden können:

Phase eins – Schläfrigkeit
Dies ist das «Abgleitstadium», während dessen unser Gehirn sich langsam vom Bewußtsein zur Bewußtlosigkeit bewegt, wir aber noch leicht zu wecken sind. Manchmal haben wir auch das

Gefühl zu fallen oder zu «schweben» und wachen darüber wieder auf.

Phase zwei – Tiefere Entspannung
Während dieser Phase ist der Organismus sehr viel entspannter, obwohl wir immer noch recht leicht von einem lauten Geräusch geweckt werden können oder wenn uns jemand durchschüttelt.

Phase drei – Vollständige Entspannung
Während dieser Phase sind Geist und Körper völlig entspannt. Die Pulsfrequenz sinkt, und der Schlafende läßt sich nicht mehr durch leichte Reize wecken.

Phase vier – Sehr tiefer Schlaf
Der Schlafende bewegt sich kaum und ist nur sehr schwer zu wecken.

Phase fünf – Die Traumphase
Hierbei handelt es sich um die Rückkehr in einen leichteren Schlaf, in dem das Gehirn aktiver wird. Manchmal wird er auch als REM-Schlaf (REM=Rapid Eye Movement, «schnelle Augenbewegung») bezeichnet, weil sich die Augen dabei unter den Lidern von einer Seite zur anderen bewegen, in schneller Reaktion auf die geistigen Bilder, die den Traum schaffen.

Während der Phasen drei und vier wird ein Wachstumshormon produziert, weshalb wir in wichtigen Wachstumsphasen – Kindheit, Jugend, Schwangerschaft und so weiter – längere Tiefschlafphasen haben. Der REM-Schlaf hängt mit der Gehirnaktivität zusammen und ist häufiger in Zeiten geistiger Stimmulierung zu beobachten. Wenn uns irgend etwas durch den Kopf geht, wächst die Wahrscheinlichkeit, daß wir ausgedehntere Phasen leichten Schlafs mit entsprechender Traumaktivität durchlaufen und Schwierigkeiten haben, aus diesen Phasen oberflächlicher Gehirnaktivität in den Tiefschlaf überzuwechseln.

Kinder durchlaufen dieselben Schlafphasen wie Erwachsene, obwohl sie ausgedehntere Tiefschlafphasen haben, was ganz natürlich ist, weil in den frühen Lebensjahren sehr viel Wachstumsaktivität stattfindet. Aus diesem Grund schlafen Säuglinge so viel. Aber auch für Babys gilt: Jedes hat sein ganz individuelles Schlafbedürfnis, und manche brauchen mehr Schlaf als andere. Manchmal *erwarten* wir von einem Baby, daß es die ganze Zeit schläft und nur zur Fütterung wach wird, und wenn es danach nicht gleich wieder einschläft, machen wir uns Sorgen wegen vermeintlicher «Schlafprobleme» des Kindes. Wenn ein Säugling aber nicht mehr Schlaf *braucht*, bleibt jeder Versuch, ihn dazu zu bewegen, vergeblich. Es kommt also durchaus vor, daß ein vermeintliches Schlafproblem in Wirklichkeit gar keins ist.

Babys schlafen, weil sie schlafen müssen, einen Schlafrhythmus hingegen entwickeln sie nicht von allein. Man muß ihnen helfen, den Unterschied zwischen Tag und Nacht zu erkennen. In den ersten Monaten ist es ganz normal, daß Babys nachts aufwachen, um gefüttert zu werden. Vor dem Abstillen kann das bis zu dreimal pro Nacht geschehen, und solange der Säugling nur Milch zu sich nimmt, ist es sogar wichtig, daß er nachts aufwacht. Mit der Zeit werden die Schlafphasen immer länger, bis das Baby schließlich richtig durchschläft. Mit etwa neun Monaten kann ein Kind seinen Schlaf in gewissem Ausmaß beeinflussen, und daher beginnen echte Schlafprobleme, falls es zu solchen kommen sollte, meist erst in diesem Alter.

Einschlafrituale und Schlafstörungen

Auf lange Sicht erleichtert es Ihnen und Ihrem Kind vieles, wenn Sie es früh an einen festen Rhythmus gewöhnen. Nächtliche Fütterungen sollten möglichst im Halbdunkel durchgeführt werden, was verhindert, daß sie zu gewohnheitsmäßigen Spielzeiten ausarten. Später können abendliche Rituale, etwa ein Baden vor dem Schlafengehen, ein warmes Getränk, eine Gutenachtgeschichte oder ein Schlaflied für eine entspannte Atmosphäre sorgen, in der das Einschlafen leichter wird.

Manche Kinder brauchen auch äußere Zeichen der Behaglichkeit – beispielsweise eine Kuscheldecke oder ein Lieblingsspielzeug. Einige fühlen sich im Dunkeln nicht wohl. Dann kann eine Lampe im Raum oder ein Licht auf dem Flur beruhigend wirken. Manche Babys brauchen den warmen Kontakt zu Körper der Mutter oder des Vaters, um einzuschlafen. Bei sehr kleinen Babys ist ein solches Verhalten durchaus normal, bei älteren Kindern kann es aber auch vorkommen, daß sie endlos lange weinen und schreien, um die Aufmerksamkeit der Eltern zu bekommen. Manche Kinder bedienen sich sehr extremer Methoden, um für Behaglichkeit zu sorgen. Sie schlagen beispielsweise mit dem Kopf gegen irgend etwas oder zappeln endlos lange herum, statt einzuschlafen, auch wenn sie todmüde sind.

In allen diesen Fällen ist es wichtig, die Ursache für das Verhalten des Kindes zu ermitteln, um zu verhindern, daß daraus eine Gewohnheit wird, die sich später nur sehr schwer wieder abstellen läßt. Sehr oft ist Furcht die Ursache für mehr oder weniger extreme Verhaltensweisen vor dem Einschlafen. Dann kann *Cherry Plum* für Kontrolle über den Impuls, mit dem Kopf gegen irgend etwas zu schlagen, sorgen; *Aspen* ist hilfreich bei unbekannten Ängsten, wenn das Kind also gar nicht richtig weiß, *weshalb* es auf diese Weise reagiert. *Mimulus* hilft gegen allgemeine, bekannte Ängste – etwa gegen die Angst, alleingelassen zu werden, gegen die Angst vor der Dunkelheit und so weiter. (Es kann auch hilfreich sein, zusätzlich Aspen zu verabreichen, weil diesen bekannten Ängsten oft auch noch ein unbekanntes Element innewohnt.) Wenn Übermüdung der eigentliche Grund für das problematische Verhalten des Kindes ist, wäre *Olive* ein hilfreiches Mittel. Allerdings sollte man auch feststellen, *weshalb* das Kind übermüdet ist, um vielleicht zu einer noch tiefer liegenden Ursache vorzustoßen.

Das Aufschlagen des Kopfes, das Zappeln und andere Formen der Unruhe können darauf zurückzuführen sein, daß das Kind sich irgendwelche Sorgen macht (*White Chestnut*), oder daß etwas an seinem Selbstvertrauen nagt (*Larch*). Holly hilft bei kindlicher Eifersucht – wenn das Kind sich beispielsweise vernachlässigt fühlt, weil ein Geschwisterkind mehr Aufmerksamkeit bekommt. Hilfreich wäre hier auch *Crab Apple,* weil diese reinigende Essenz es dem Kind leichter macht, von seinem selbstzerstörenden Verhalten abzulassen. *Rock Water* kann dem Kind außerdem helfen, sich zu entspannen. *Star of Bethlehem* kann Schocks lindern, unter denen das Kind möglicherweise gelitten hat, während *Rock Rose* dem Entsetzen gegensteuert, das vielleicht durchlebt wurde. *Chicory* ist hilfreich, wenn das Verhalten nur dem Erheischen von Aufmerksamkeit dient, während *Walnut* dem Kind hilft, sich der Schlafsituation anzupassen und sich zu beruhigen. *Chestnut Bud* hilft, den Wiederholungszwang zu brechen, was zusammen mit *Walnut* auch der Gewöhnung den Garaus macht. Dabei sollte allerdings stets die Persönlichkeit des Kindes berücksichtigt werden, denn diese ist der Ausgangspunkt für jede wirklich umfassende Behandlung. Schließlich ist es der individuelle Charakter des Kindes, der die Reaktion hervorruft. Deshalb sollte man nicht nur die für das jeweilige *Verhalten* zuständige Blütenessenz berücksichtigen, sondern auch das Mittel, das für den *Typ* des Kindes charakteristisch ist.

Es gibt zahllose mögliche Gründe für Schlafstörungen bei Kindern. Sehr oft sind sie ein Hinweis auf das Bedürfnis oder den Wunsch des Kindes nach Aufmerksamkeit. Vielleicht fühlt sich das Kind ausgeschlossen oder es merkt instinktiv, daß etwas nicht stimmt, weil die Familie vielleicht in einer Krise steckt oder sogar dabei ist, sich aufzulösen. Vielleicht haben sich die Eltern gerade getrennt oder ein Stiefelternteil ist eingezogen. Solche Ereignisse, aber auch weniger spektakuläre Erlebnisse, die das Kind tagsüber nicht bewältigen konnte, führen häufig zu irgendeiner Form der Schlafstörung – Alpträume, Rastlosigkeit, Schlafwandeln, ungewohntes Wachbleiben, Weinerlichkeit oder der Wunsch, zu den Eltern ins Bett zu kriechen. Das Verlangen nach Aufmerksamkeit kann dazu führen, daß das Kind «klammert». Dagegen hilft *Chicory. Willow* wäre nützlich bei Weinerlichkeit und Jammern, um Sympathie zu erwecken, während *Heather* für jene Kinder geeignet ist, die ständig Gesellschaft suchen. *Agrimony* ist hilfreich bei Kindern, die zwar tagsüber glücklich und zufrieden wirken, dafür aber die Nächte sehr unruhig verbringen.

Viele Kinder sind auch rastlos und fahrig, weil ihnen irgend etwas auf dem Herzen liegt. *Aspen* lindert diese Bangigkeit und Furcht vor dem Unbekannten. Manche Kinder dagegen sind überhaupt nicht wirklich aufgewühlt, sie sind einfach nur lebhaft, wachen sehr früh auf und scheinen am Abend nicht müde werden zu wollen. *Vervain* ist das Mittel für energiegeladene Kinder, die immer irgend etwas tun wollen, vielleicht auch ein bißchen überspannt wirken und Schwierigkeiten haben, sich wieder zu beruhigen, wenn sie erst einmal erregt sind. *Vervain* hilft solchen Kindern, sich zu entspannen, damit der Organismus die nötige Ruhe findet und schlafen kann. Andere aktive Kinder können zum Typ *Impatiens* gehören – sie rasen ständig umher und sitzen keine Minute still, ihr Verstand ist stets hellwach und gerät sehr schnell außer Rand und Band. Wie das *Vervain*-Kind hat auch dieser Typ oft Schwierigkeiten «loszulassen», wenn ihn im Augenblick irgend etwas besonders interessiert, und so wehrt er sich gegen das eigene Schlafbedürfnis, wird übermüdet und dadurch gereizt und erregt, ungeduldig und zickig. *Impatiens* hilft, diese geistige Verspanntheit aufzulösen, damit das Kind dem Ruf der Müdigkeit auch Folge leistet.

Das andere Extrem dieses Spektrums wird von jenen Kindern besetzt, die ständig zu schlafen scheinen – den ganzen Tag über gähnen sie, obwohl sie nachts tief und fest geschlafen haben. Oft sind sie schwer zu wecken und haben tranceähnliche Träume, die auch zum Schlafwandeln führen können. Hier wäre *Clematis* angezeigt, und diese Kinder gehören möglicherweise auch dem *Clematis*-Typ an. Das sind Menschen, die zu Tagträumen neigen und sich nur schwer konzentrieren können. Clematis-Kinder sind meistens sehr kreativ und haben eine lebhafte Einbildungskraft, der sie sich gern hingeben, womit sie aber auch aus dem wirklichen Leben in eine Traumwelt flüchten. Auch Kinder vom Typ *Wild Rose* haben dieses «schläfrige» Temperament, sind aber dabei apathischer und gehen mit der Menge mit, auch wenn ihr Herz in Wirklichkeit nicht bei der Sache ist. Schläfrig wirken die *Wild Rose*-Kinder wegen dieses Energie- und Begeisterungsmangels, und oft legen sie sich einfach schlafen, weil sie nichts Besseres zu tun haben!

Wenn der Säugling soweit ist, in sein eigenes Bett oder auch in sein eigenes Zimmer umzuziehen, kann es ebenfalls zu Schlafproblemen kommen. Es gibt verschiedene Methoden, um diesen Übergang zu erleichtern. Beispielsweise kann man die kleine Wiege eine Zeitlang in das größere Bett stellen, mit dem Baby zusammen solange in seinem neuen Schlafzimmer schlafen, bis es auch allein dort schläft (das kann allerdings ganz schön lange dauern!), das Lager vorwärmen, damit es genauso behaglich ist wie das alte, und so weiter. Möglicherweise werden Sie erst einiges durchprobieren müssen, bis Sie herausbekommen, was den Bedürfnissen Ihres Kindes am meisten entspricht. Von den Bachblütenessenzen wäre hier jedenfalls *Walnut* das beste Mittel, weil es in Übergangszeiten hilft und es dem Säugling somit erleichtert, sich an seine neue Umgebung zu gewöhnen.

Zu den problematischsten und verbreitetsten Schlafstörungen der Kindheit gehören Alpträume. Sie können schon sehr früh einsetzen und manchmal ein ganzes Leben lang immer wieder auftreten, und zwar aus unterschiedlichen Gründen. Die Hauptursache für Alpträume ist Angst – Angst vor dem Dunkeln oder vor Schlangen unter dem Bett, vor Spinnen in der Bettwäsche, vor dem «Kinderfresser» und so weiter. Unterschiedliche Situationen führen auch zu unterschiedlichen Ängsten. Die Umrisse der sich vor einem mondbeschienenen Himmel abzeichnenden Bäume oder auch die durch eine Bewegung der Gardine entstehenden Gestalten können der Einbildungskraft eines Kindes böse Streiche spielen. Ein Kind, das beim Aufwachen feststellt, daß Vater oder Mutter nicht mehr da sind, fürchtet sich in Zukunft vielleicht vor dem Einschlafen, weil es Angst hat, die

Eltern könnten inzwischen verschwinden. Wird ein Kind Zeuge eines schrecklichen Vorfalls war, mag es diesen im Geiste immer wieder durchleben.

Das Hauptmittel gegen Alpträume ist *Rock Rose,* denn es lindert die Panik und das Grauen des angsteinflößenden Traums. Wacht das Kind in einem hysterischen Zustand auf, könnte es auch nützlich sein, *Cherry Plum* zu geben, um die geistige Ruhe wiederherzustellen. *Rescue Remedy* ist ideal bei nächtlichen Anflügen von Schrecken und Entsetzen. Ein Kind, das unter wiederkehrenden Alpträumen leidet, in denen es unangenehme Erfahrungen stets aufs neue durchlebt, kann aus *Honeysuckle* Nutzen ziehen, ebenso aus *Walnut* als Schutz gegen den störenden Einfluß. Mimulus ist das Mittel gegen die Furcht vor bekannten Dingen, weshalb es angezeigt ist, wann immer es einen konkreten Grund für die Angst gibt, beispielsweise die Furcht davor, ein Elternteil könnte Haus und Familie verlassen. Rankt sich die Angst jedoch um die *Sicherheit* eines Elternteils, wäre *Red Chestnut* angebracht, weil es für ebendiese Form von Furcht zuständig ist, die sich um das Wohlergehen anderer Sorgen macht.

Ernährung

Es läßt sich nicht bestreiten: Die ideale Säuglingsnahrung ist und bleibt die Muttermilch. Frauen haben nur aus einem einzigen biologischen Grund Brüste – um Milch für ihre Säuglinge zu produzieren, wie ja auch alle Säugetiere ihre Jungen auf diese Weise ernähren. Ganz abgesehen davon, daß die Muttermilch billig, unschädlich, praktisch und schnell verfügbar ist, ist sie auch ernährungstechnisch ausgewogen und genau auf den menschlichen Säugling abgestimmt, der damit sämtliche erforderlichen Nährstoffe im genau richtigen Verhältnis bekommt. Aber wenn die Natur Frauen mit allem ausgerüstet hat, was sie brauchen, um Milch zu geben, weshalb sind dann einige von ihnen nicht in der Lage, es zu tun? Vielleicht liegt es ja daran, daß sich die Menschen intellektuell so stark weiterentwickelt haben, daß ihre grundlegenden biologischen Mechanismen darüber durcheinandergerieten. Wir sind emotional so empfindlich, daß schon die leiseste Störung unser hormonelles Gleichgewicht durcheinanderbringen kann; und weil das Stillen von der Hormonaktivität abhängt, können Streß und andere Gefühlsbelastungen es ebenfalls beeinträchtigen. Müdigkeit, Depressionen, Eheprobleme, Sorgen wegen anderer Kinder, können, um nur ein paar Beispiele zu nennen, einen geschmeidigen und entspannten Zugang zum Stillen empfindlich stören und sogar die Milchproduktion selbst beeinträchtigen. Heilmittel, die die geistige Negativität lindern, die für diese «Blockade» verantwortlich sein mag, können Mutter und Kind helfen, sich ein wenig zu entspannen, womit beide den ersten Schritt zum Erfolg getan haben.

Bevor wir uns den anderen Schwierigkeiten und Problemen zuwenden, die allgemein mit dem Stillen einhergehen können, wollen wir uns zunächst mit einigen Herausforderungen beschäftigen, die unmittelbar vor und nach dem Eintreffen eines neuen Babys auftreten mögen, wobei wir auch die in diesem Zusammenhang geeigneten Blütenessenzen betrachten werden.

Olive kann die anfängliche Müdigkeit beheben helfen, die eine Folge der schlaflosen Nächte am Ende der Schwangerschaft oder der Wehen sein mag, oder die Erschöpfung aufgrund der Tatsache, daß es kleine Kinder in der Familie gibt, die gehegt und gepflegt werden wollen. Seien wir doch ehrlich: Kleine Kinder können ganz schön anstrengend sein und nehmen selten Rücksicht darauf, daß die Mutter hochschwanger ist und all ihre Kraft braucht, um das neue Kind zur Welt zu bringen. *Olive* ist sowohl vor der Geburt hilfreich, wenn Müdigkeit das Problem sein sollte, als auch danach, um die Erholung zu unterstützen und die Kräfte zu regenerieren. *Red Chestnut* hilft der Mutter, die sich um die Gesundheit ihres Babys sorgt oder sich übermäßig viele Gedanken darum macht, wie es ihren anderen Kindern während ihrer Abwesenheit ergehen mag. *Pine* ist hilfreich für Mütter, die Schuldgefühle entwickeln, weil sie nicht sofort stillen können und die sich deswegen als Versagerinnen vorkommen. *White Chestnut* ist hilfreich bei hartnäckigen Sorgen, ständigen inneren Kämpfen und einem dauernd nagenden schlechten Gewissen. *Gentian* muntert Mütter auf, die von sich selbst enttäuscht sind und deprimiert reagieren, weil die enge Verbundenheit und Wärme, die sie sich beim Stillen vorgestellt haben, in Wirklichkeit von Sorgen und Mühsal überfrachtet wird. Auch nachgeburtliche Depressionen können es der Mutter erschweren, eine erfolgreiche Stillroutine zu entwickeln. Hier hilft die Blütenessenz *Mustard*. *Cherry Plum* kann hilfreich sein, wenn die Mutter das Gefühl hat, gleich die Beherrschung zu verlieren oder von verzweifelter Panik überwältigt zu werden. *Walnut* ist eine weitere Blütenessenz, die nach der Geburt nützliche Dienste leistet. Sie erleichtert den Übergang und hilft dem ganzen Organismus, sich wieder zu beruhigen. Die Gefühle einer Mutter springen auch schnell auf ihr Baby über, was die Sache meistens noch verschlimmert. Wenn Sie also Blütenessenzen einnehmen, um beim Stillen entspannter zu sein, wird auch Ihr Baby positiv reagieren; und es wird außerdem von den eingenommenen Mitteln profitieren, weil diese durch die Muttermilch weitergegeben werden.

Abgesehen von dem Gefühlsaufruhr, der das Stillen behindert, kann es noch viele andere Hindernisse geben – Ansichten, äußere Umstände, Sozialverhalten und vieles mehr, womit man erst einmal Frieden schließen muß. Brüste sind nun einmal keine reinen Milchdrüsen, sondern sexuell anregende Organe, was es manchen Frauen – und ihren Partnern – schwermacht, zu akzeptieren, daß ein Baby an einer Brust saugen soll, die doch bis dahin immer nur mit Sexualität assoziiert wurde. Menschen, die das Stillen aus diesen Gründen als etwas Geschmackloses ansehen, kann *Crab Apple* helfen. *Water Violet* hilft jenen Frauen, die sich scheuen, ihre Brüste zu entblößen, selbst vor ihrem Baby, weil ihnen ihr Körper als etwas sehr Intimes erscheint; *Vine* ist für die Frauen gedacht, die unnachgiebig darauf bestehen, daß ihre Brüste vor allem Sexualorgane bleiben sollen, weshalb sie sich stur weigern, es mit dem Stillen auch nur zu *versuchen*. *Chicory* und *Vine* sind angezeigt, wenn auch der Partner eine solche Einstellung vertritt, denn diese Essenzen helfen ihm dabei, den Körper der Frau weniger besitzergreifend zu sehen (*Chicory*) und in seinen Forderungen weniger rücksichtslos zu sein (*Vine*).

Wild Rose hilft Frauen, die entweder resigniert hinnehmen, daß sie stillen, obwohl sie es eigentlich gar nicht wollen, oder sich mit ihrer scheinbaren Unfähigkeit zu stillen abfinden, obwohl sie es doch eigentlich gern täten. *Gorse* hilft Frauen, die den Mut und die Hoffnung auf Erfolg verlieren. *Centaury* ist für Frauen geeignet, die nicht stillen, weil sie von ihrem Partner dominiert werden oder sich durch seine persönlichen Präferenzen eingeschüchtert fühlen. Auf der anderen Seite können auch Frauen davon profitieren, die gegen ihren Willen praktisch zum Stillen «geprügelt» werden.

Manchmal haben die Probleme weniger mit einer Abneigung gegen das Stillen an sich zu tun, als vielmehr mit dem Glauben, daß die eigenen Brüste irgendwelchen Ansprüchen nicht genügen. Manchen Frauen fällt es schwer zu glauben, daß sie tatsächlich in der Lage sein sollen, genug Milch zu produzieren, um ein hungriges Baby zu ernähren. Es ist jedoch das Brust*gewebe*, das die Milch produziert, und das hat wenig mit der Gesamtgröße des Busens zu tun. Die Größe des Busens wird vom Fettgewebe bestimmt und nicht von den Milchdrüsen.

Bis vor kurzem hatten es stillende Mütter in unserer Gesellschaft nicht gerade leicht. Inzwischen gibt es glücklicherweise schon viele Geschäfte und Restaurants, die eigene Still- und Wickelräume unterhalten, aber das ist keineswegs die Regel. Es ist wirklich kein Vergnügen, einen Kinderwagen durch schmale Türöffnungen mit hartgefederten Schwingtüren zu manövrieren, Kleider kaufen zu müssen, ohne sie vorher anprobieren zu können, in überfüllten Läden Stufen und Rolltreppen zu meistern oder mitten im Supermarkt ein überhitztes und aufgeregtes Baby zu beruhigen! Wenn man inmitten dieses Trubels auch noch einen geeigneten Ort zum Stillen suchen muß, ist das Faß schnell am Überlaufen.

Ein weiteres Hindernis offenbart sich häufig, wenn eine Mutter kurz nach der Entbindung wieder arbeiten muß. Wenn es in der Firma keinen geeigneten Raum dafür gibt, kann es durchaus sein, daß ihr das regelmäßige Stillen unmöglich wird. Natürlich kann man die Milch abpumpen, um sie später mit der Flasche zu verabreichen, aber das ist eine sehr mühselige Methode, wenn man sich darauf allein verlassen muß, obwohl sie durchaus auch eine ganze Reihe von Vorteilen hat: Dann können sich nämlich Vater und Großeltern an der Fütterung des Kindes beteiligen, was ihr Verbundenheitsgefühl bestärkt und die Mutter hat etwas mehr Zeit, um sich um sich selbst und ihre eigenen Bedürfnisse zu kümmern.

Manche Frauen müssen trotz ihres innigen Wunsches zu stillen und trotz der beharrlichsten Versuche, dies auch durchzusetzen, die Feststellung machen, daß es einfach nicht geht. Sie reagieren oft mit großer Enttäuschung (*Gentian*), mit Selbstvorwürfen (*Pine*) oder sind wütend über ihre eigene vermeintliche Unzulänglichkeit (*Rock Water*). Aber keine Frau muß sich Vorwürfe machen, nur weil sie auf die Flaschenfütterung zurückgreifen muß. Schon gar nicht muß sie befürchten, daß ihr Baby nun nur eine zweitklassige Fürsorge erfahren würde. Die heutige Flaschennahrung ist der Muttermilch so ähnlich, wie es nur möglich ist, und es gibt Tausende mit der Flasche großgezogene Babys, die genauso gesund und zufrieden sind wie die mit der Brust gestillten.

Das Stillen ist nicht immer einfach, und wenn ich auch jeder Mutter raten würde, es wenigstens mal damit zu versuchen, sollten die Gefühle aller Beteiligten dabei berücksichtigt werden. Eine ruhige und gelassene Mutter bringt auch ein ruhiges und gelassenes Baby hervor. Wenn eine Frau also feststellt, daß sie mit dem Stillen nicht zurechtkommt, daß sie es immer noch nicht ausstehen kann, obwohl sie es durchaus versucht hat, oder daß sie es einfach aus anderen Gründen nicht fortsetzen will, braucht sie sich deswegen keine Vorwürfe zu machen. Schließlich ist ein zufriedenes, mit der Flasche gefüttertes Baby immer noch besser als ein genervtes Stillkind!

Koliken

Es gibt Zeiten, in denen der Säugling sich aus keinem erkennbaren Grund nur noch sehr schwer beruhigen läßt. Wenn man davon ausgehen kann, daß die üblichen und wahrscheinlichen Erklärungen – nasse Windel, Durst, Hitze, Kälte und so weiter – als Ursache ausscheiden, kann die Unruhe des Kindes auf Krämpfe oder Koliken zurückzuführen sein, ein Problem, das nicht nur das Baby selbst belastet, sondern auch die Eltern, weil sie hilflos zusehen müssen, wie sich das Kleine quält. Echte Koliken kommen glücklicherweise nicht so häufig vor, wie man vielleicht glaubt, obwohl Eltern oft genug behaupten, ihr Baby habe Krämpfe. Dabei handelt es sich jedoch nur selten um echte Säuglingskoliken, sondern eher um Blähungen oder Bauchschmerzen aus irgendwelchen anderen Gründen. Echte Koliken folgen nämlich einem wiederkehrenden Muster. Sie treten früh am Abend auf. Und zwar jeden Abend! Eine solche Kolik kann bis zu drei Stunden andauern, und während dieser Zeit wird nichts und niemand das Baby dauerhaft beruhigen können. Zwar kann man es vorübergehend mit Wiegen, Stillen oder durch Rülpsenlassen ruhigstellen, doch das behebt das Problem nicht wirklich. Wenn Ihr Baby lediglich die Symptome einer Kolik aufweist, ohne daß dabei ein bestimmtes Muster erkennbar ist, handelt es sich höchstwahrscheinlich gar nicht um eine echte Kolik.

Folgen die Beschwerden Ihres Babys aber *tatsächlich* einem regelmäßigen Muster, handelt es sich also um eine echte Kolik, dann besagt die Schulmeinung, daß Sie leider kaum etwas dagegen unternehmen können, außer darauf zu warten, daß sie wieder abklingt, während Sie Ihrem Kind soviel Trost spenden, wie es während dieser furchtbaren Anfälle braucht. Leider wissen wir nicht wirklich, weshalb solche Koliken auftreten und warum manche Kinder davon betroffen sind und andere nicht. Wüßte man um die Ursache, ließe sich auch eine wirkungsvolle Behandlungsmethode entwickeln. Glücklicherweise treten Koliken jedoch kaum länger als etwa drei Monate auf und verschwinden danach häufig von allein, sobald das Baby alt genug geworden ist, um feste Nahrung aufzunehmen.

Die meisten Bücher über Säuglingspflege werden Ihnen daher einreden, daß Sie nichts für Ihr Kind tun können; aber die Bachblütenessenzen können immerhin die mit den Koliken einhergehenden Belastungen vermindern. Wenn Sie einmal darüber nachdenken, wie *Sie* sich bei Verdauungsstörungen fühlen, können Sie sich auch vorstellen, wie das für einen Säugling sein muß, der noch nicht einmal begreift, was dieser Schmerz zu bedeuten hat. Die Furcht und die Verspannung, die so häufig von Schmerz ausgelöst werden, entwickeln sich oft zu einem wahren Teufelskreis – die angespannte Stimmung verursacht körperliche Spannungen, die wiederum den Schmerz verschlimmern. Die Bachblütenessenzen behandeln die Kolik zwar nicht direkt, können jedoch diesen furchtbaren Kreis durchbrechen und die Furcht und Bangigkeit lindern, die ja einen großen Anteil an der Gesamtverspannung haben. Wenn ein Baby leidet, sind fast immer Schock, Entsetzen, Panik, Erregung und Verwirrtheit mit im Spiel, und viele Mütter haben die Feststellung gemacht, daß *Rescue Remedy* in solchen Fällen äußerst hilfreich ist. Die verdünnten Tropfen können direkt in den Mund des Säuglings geträufelt werden. Man kann aber auch die Brustwarze mit der Lösung benetzen oder sie mit einem Löffel beziehungsweise auf einem Schnuller verabreichen. Alternativ dazu können Sie Stirn, Fontanellen, Schläfen und Handgelenke des Babys damit betupfen, und wenn Sie die Lösung in etwas warmes Wasser geben, können Sie damit auch den Unterbauch bestreichen. Möglicherweise ziehen Sie es aber auch vor, für diese Zwecke die *Rescue Remedy* Creme zu verwenden, die Sie dann sanft in den Bauch des Babys einmassieren. Wenn Sie dem Schmerz wenigstens seine schärfste Spitze nehmen, haben Sie schon sehr viel für Ihr Baby getan.

Das Abstillen

Wenn der Säugling nach dem Füttern unruhig reagiert, kann es sein, daß die Nahrung selbst nicht zufriedenstellend war. Vielleicht läßt die Milchproduktion der Mutter im Laufe des Tages nach, so daß sie gegen Abend die Feststellung macht, daß dem

Kind die Brust nicht mehr reicht, vor allem nach einem anstrengenden Tag, was sich übrigens noch verschärft, je größer das Kind wird. Sollte Müdigkeit der Mutter das Problem sein, kann *Olive* helfen, wenngleich es ebenso wichtig ist, daß sie Zeit bekommt, um sich auszuruhen und um ordentlich zu essen und viel zu trinken. Das scheinen Selbstverständlichkeiten zu sein, aber wenn die Mutter den ganzen Tag umherhetzt, nur um ein anspruchsvolles Baby zufriedenzustellen, kann es leicht vorkommen, daß sie mal eine Mahlzeit ausläßt, das Essen einfach nur hastig herunterschlingt oder nicht beendet und sich mit kaltgewordenem Tee oder Kaffee abfindet.

Je größer das Kind wird und je mehr sein Verdauungssystem heranreift, desto wahrscheinlicher wird ohnehin, daß Muttermilch allein seinen Hunger nicht mehr stillen kann. Manchmal ist es erforderlich, Flaschennahrung zuzufüttern, und auch in diesem Punkt sollten Sie sich keinerlei Vorwürfe machen oder sich unzulänglich vorkommen, nur weil Sie vermeintlich nicht dem zu entsprechen vermögen, was Ihnen abverlangt wird. Jede von uns ist schließlich anders. Und während manche Frauen monatelang mehr als genug Milch produzieren, gibt es ebenso viele Frauen, deren Brüste frühzeitig «austrocknen». Da gibt es kein Richtig und kein Falsch, und keine Frau sollte in diesem Punkt nach ihrer «Leistung» beurteilt werden!

Wenn das Baby ungefähr vier Monate alt ist, hat sich sein Verdauungssystem so weit entwickelt, daß es halbfeste Nahrung verträgt; und mit unersättlichem Appetit und anhaltendem Hungergeschrei teilt es Ihnen mit, daß die Zeit des Abstillens gekommen ist. Das Abstillen bedeutet eine erneute Umstellung. Nachdem das Baby in den ersten Lebensmonaten daran gewöhnt war, Milch durch Saugen aus der Brust oder einem Schnuller zu bekommen, kann es ihm nun eine ganze Menge abverlangen, sich an einen harten Löffel und eine völlig andere Art von Nahrung gewöhnen zu müssen. Nicht selten kommt es vor, daß Kinder dies zu Anfang stur verweigern. Es ist jedoch von größter Wichtigkeit, in diesem Punkt beharrlich zu bleiben – natürlich immer auf sanfte Weise, zur Zwangsfütterung besteht überhaupt kein Anlaß –, weil sich das Kind ohnehin früher oder später an diese neue Art der Nahrungsaufnahme gewöhnen muß. Gelassene Beharrlichkeit erweist sich in diesem Stadium als die zielsicherste Methode, und es ist um einiges besser, jetzt nicht nachzugeben, als die Sache zu vertagen und es in ein paar Wochen erneut zu versuchen; denn bis dahin ist das Kind älter und klüger geworden und somit wahrscheinlich noch sturer als vorher! *Walnut* ist ein nützliches Mittel, um bei diesem Übergang zu helfen. *Vine* hilft bei jenen Kindern, die einen so starken Willen haben, daß es zu einer richtigen Auseinandersetzung über die neue Fütterungsmethode kommt. *Impatiens* hilft dem Baby, das nun irritiert und gereizt reagiert. *Beech* ist für ein Baby, das wütend wird und keinen Löffel im Mund duldet, das sich strampelnd zu befreien versucht oder das Essen immer wieder ausspuckt.

Mit etwa sechs Monaten entwickelt das Baby einen Kaureflex. Dann ist es wichtig, die Nahrung mit ein paar weichen Brocken zu durchsetzen, damit das Kauen sich weiterentwickelt. Wird die Stimulierung dieses Reflexes vernachlässigt, kann er nämlich verlorengehen, was es später um so schwieriger macht, das Kind an zerdrückte Breinahrung zu gewöhnen. Doch selbst wenn die Zeit dafür reif ist, bedeutet dies für das Baby eine erneute Umstellung seiner Eßgewohnheiten, weshalb es zu Anfang vielleicht auch sehr zögerlich darauf reagiert. Auch hier hilft *Walnut*, den Übergang zu erleichtern, ebenso die oben erwähnten anderen Essenzen, die bei Bedarf verabreicht werden können.

Während manche Babys nur zögerlich essen und die Eltern sich das Hirn zermartern müssen, wie sie ihrem Kind das Essen attraktiv machen können, gibt es andere Säuglinge, die übereifrig alles in sich hineinschlingen. Ein Kind, das mehr als genug ißt, wird selten als Problemfall begriffen; nur das Kind, das zuwenig zu sich nimmt, stellt eine Quelle endloser Sorge dar. Aber ißt das Kind *tatsächlich* nicht genug? Es ist nur natürlich, daß Eltern dafür sorgen wollen, daß ihr Kind «genug» zu sich nimmt, aber es ist auch natürlich, daß Kinder Phasen durchlaufen, in denen sie nur sehr wenig oder so gut wie gar nichts zu sich nehmen wollen. Zwingt man sie dann zu Essen, verschlimmert man das «Problem» meist nur noch, und weil die Sturheit ebenfalls ganz normal ist, wird sich das Kind um so mehr weigern, je mehr Aufhebens um das Essen gemacht wird. Wenn Sie sich allerdings ernsthafte Sorgen machen, können Sie sich auch von Ihrem Kinderarzt beruhigen lassen.

Manchmal bietet die Fütterung auch Gelegenheit, die Typenessenz Ihres Babys zu bestimmen: Nicht daß es *jetzt* eine Essenz benötigen würde, aber falls es irgendwann einmal, aus welchem Grund auch immer, nicht ganz auf der Höhe sein sollte, ist es immer hilfreich, eine Blütenessenz sowohl für den Charakter als auch für die jeweilige Stimmungslage verabreichen zu können. Manche Babys bekommen einen Wutanfall, wenn der Löffel nicht schnell genug gefüllt und an den Mund geführt wird. Hier ist *Impatiens* angezeigt, genau wie bei Babys, die zu den Frühentwicklern gehören und eifrig darauf bedacht sind, sich selbst zu füttern, indem sie nach dem Löffel oder der Hand der Mutter (oder des Vaters) greifen und ihn an den Mund ziehen. So etwas sollten Sie natürlich fördern, denn das Kind entwickelt sich die ganze Zeit weiter und muß daher auch ständig neue Fertigkeiten erlernen; reagiert das Kleine aber irritiert, übellaunig oder gestreßt, kann diese Blütenessenz dies abmildern helfen. *Vine-* und *Vervain*-Kinder zeigen oft ähnliche Tendenzen, denn auch sie sind sehr aufgeweckt, haben eine schnelle Auffassungsgabe und geben sich daher häufig fordernd und leicht erregbar.

Ein Baby, das ganz und gar ruhig ist, dem *überhaupt* nichts zu mißfallen scheint und das die Autorität der Eltern fraglos hinnimmt, kann ein *Centaury-* oder auch ein *Wild Rose*-Typ sein – letzteres, wenn eine «Mir-ist-alles-egal»-Einstellung zu beobachten ist, die bewirkt, daß das Baby sich weder für etwas begeistern kann noch irgend etwas ablehnt. *Clematis* ist für Babys, die bei der Fütterung an etwas anderes zu denken scheinen und unaufmerksam und abgelenkt wirken. *Crab Apple* ist für Kinder geeignet, die sehr «sauber» essen und jeden Tropfen

Nahrung auf ihren Kleidern oder an den Händen mit Bestürzung mustern. *Water Violet* ist für Babys, die sich sehr «damenhaft» oder «vornehm» benehmen und ein sehr empfindsames, würdevolles Verhalten an den Tag legen.

Die Persönlichkeit des Kindes äußert sich in sämtlichen Lebensbereichen, vor allem im Gefühlsleben. Schon ganz kleine Babys sind vom Charakter her sehr verschieden und weisen ein einzigartiges Verhalten auf. Diese Individualität, die wir tagtäglich beobachten können, hilft uns, uns ein vollständiges Bild vom Charakter des Kindes zu machen und aufgrund dessen seine persönliche Blütenessenz zu bestimmen.

Das Zahnen

Das Zahnen kann in jedem Alter beginnen – manche Babys werden sogar mit Zähnen geboren, aber meistens kommen die ersten Zähne zwischen dem dritten und dem sechsten Monat, und zwar entweder die beiden oberen oder die beiden unteren Schneidezähne. Je jünger das zahnende Kind ist, desto leichter fällt ihm diese Umstellung, weil die Gaumen dann noch weicher sind und das damit verbundene Unbehagen als weniger schlimm empfunden wird. Die Zeit des Zahnens ist allgemein dafür bekannt, daß sie einige Probleme mit sich bringt, obwohl das Ausmaß derselben von einem Baby zum anderen sehr unterschiedlich sein kann. Wenn Ihr Baby Schwierigkeiten beim Zahnen hat, versuchen Sie doch einmal, ein paar Tropfen *Rescue Remedy* in etwas Wasser zu verdünnen und die Gaumen des Kindes damit einzureiben.

Schmerz und Gereiztheit führen meist zu Ungeduld, Rastlosigkeit und launischem Verhalten. Es ist nur zu verständlich, daß ein Baby, bei dem gerade die ersten Zähne kommen, ein Unbehagen empfindet, das es nicht begreifen kann, weshalb es gleichermaßen aufgewühlt reagiert. *Impatiens* ist eine hervorragende Essenz, um Gereiztheit zu lindern, während *Cherry Plum* sehr hilfreich bei Verlust der Gefühlskontrolle wirkt.

Beide Essenzen sind in der *Rescue Remedy* enthalten, die ganz allgemein eine beruhigende Wirkung hat. *Walnut,* die Essenz, die in Phasen der Umstellung verabreicht wird, ist jetzt ebenfalls sehr angebracht, weil es sich beim Zahnen um eine wichtige Entwicklungsstufe handelt, die dem Kind einiges an Anpassung abverlangt.

Weitere hilfreiche Blütenessenzen sind: *Chicory,* wenn das Baby klammert und nicht alleingelassen werden will: *Beech* bei Unduldsamkeit gegenüber dem «schlimmen» Zahn, der soviel Schmerz verursacht; *Willow,* wenn das Baby niedergeschlagen ist und ständig um Mitleid wimmert; *Crab Apple* zum Reinigen – beim Verlangen, das irritierende Unbehagen «loszuwerden». Es kann auch hilfreich sein, dem ganzen zuvorzukommen, indem man die Gaumen des Babys in regelmäßigen Abständen mit *Rescue Remedy* einreibt, noch bevor der erste Zahn tatsächlich durchbricht. Es gibt eine Menge Vorzeichen, die Ihnen mitteilen, wann es soweit ist – übermäßiges Sabbern, gerötete Wangen, Ruhelosigkeit und Weinen, ein rastloses, schwer zu beruhigendes Baby, das auf seiner Faust herumkaut, und eine harte Schwellung unter einem geröteten Gaumen. Oft ist es auch hilfreich, etwas Hartes zum Kauen zur Verfügung zu stellen – Beißringe sind ideal, weil sie sich leicht halten lassen, aber eine rohe Möhre, ein Stück Apfel oder eine harte Brotkruste sind viel schmackhafter und machen das Kind zugleich mit neuen Konsistenzen und dem Geschmack verschiedener Nahrungsmittel vertraut.

Die Ausscheidung

Das Ausscheiden der Nahrungsreste ist ebenso natürlich und lebenswichtig wie das Aufnehmen von Nahrung. Die Tatsache, daß die Ausscheidung in unserer Gesellschaft oft als etwas Peinliches oder sogar Widerliches betrachtet wird, hat vermutlich damit zu tun, daß wir uns schon recht weit von der Natur entfernt haben. Bei Naturvölkern findet sich jedenfalls nichts von jener prüden Zimperlichkeit, die wir oft an den Tag legen, wenn es um dieses Thema geht.

Die Körperorgane, die für die Produktion und Ausscheidung des Urins zuständig sind, sind zunächst einmal die Nieren, die das Blut filtern und überschüssiges Wasser sowie lösliche Ausscheidungsstoffe entfernen, und dann die Blase, die all dies aufnimmt und speichert. Es gibt zwei straffe Muskelfaserbänder, Schließmuskeln genannt, die die Freigabe des Harns kontrollieren. Der innere Schließmuskel, der der Blasenöffnung am nächsten liegt, öffnet und schließt sich willkürlich, während der äußere Schließmuskel gezielt kontrolliert wird. Diese gezielte Kontrolle muß der Säugling erst lernen, und bevor er sie nicht beherrscht, ist die Harnentleerung ein reiner Reflex, der einsetzt, sobald die Blase eine bestimmte Füllkapazität erreicht hat.

Auch der Stuhlgang ist ein Reflex. Wenn die Nahrung im Magen eintrifft, zieht sich der Darm automatisch zusammen, und bei Babys kann man beobachten, daß sie die Windel füllen, während sie gefüttert werden. Das Aufnehmen der Nahrung und das Ausscheiden der Abfallstoffe geschieht also gleichzeitig. Erreichen die Ausscheidungen den After, dann empfangen die Nervenenden das Signal der Gefülltheit, worauf sich der Afterschließmuskel öffnet, um den Stuhl auszuscheiden. Dieser Vorgang läßt sich willentlich steuern, sobald das Signal als solches begriffen wurde.

Der Stuhlgang ihres Babys bereitet vielen Eltern Sorge, weil sie befürchten, er könnte zu weich sein, zu hart, zu häufig oder zu selten, von falscher Farbe, zu geruchsstark oder nicht geruchsstark genug! Gestillte Säuglinge haben in der Regel einen etwas weicheren, gelblicheren Stuhl, und oft machen sie nach jeder Fütterung die Windel voll, obwohl manche Babys nur ein- oder zweimal in der Woche den Darm leeren. Die Häufigkeit ist dabei nicht so wichtig, eher schon die Konsistenz. Mit der Flasche ernährte Säuglinge neigen zu einem blasseren und geformteren Kot, obwohl der Stuhl eines Babys im allgemeinen eher weich sein sollte. Grüner, stinkender Stuhl kann die Reaktion auf eine Verdauungsstörung sein. Harter Stuhl ist ein Hinweis darauf, daß das Baby zu wenig trinkt, was jedoch nur selten bei Säuglingen vorkommt, die erfolgreich an der Brust gestillt werden, und ebensowenig bei Flaschenkindern, sofern die Flasche vorschriftsgemäß zubereitet wird. Bei heißem Wetter kann es jedoch erforderlich sein, die Milchgaben zwischendurch mit abgekochtem Wasser zu ergänzen. Wenn die Nahrung des Säuglings durch feste Beigaben erweitert wird, nimmt der Stuhl nach und nach eine Konsistenz an, die eher jener des Erwachsenen gleicht – übrigens auch mit einem entsprechend kräftigeren Geruch. Jetzt kann es erforderlich sein, zusätzliche Flüssigkeit zu verabreichen, weil manche Nahrungsmittel eine wasserbindende Wirkung haben. Als reinigende Essenz kann *Crab Apple* nützlich sein, wenn das Baby unter Verstopfung oder Darmreizung leidet.

Das Töpfchen-Training

Bevor das Kind keine Anzeichen gezeigt hat, daß es sich einer vollen Blase oder eines gefüllten Darms auch tatsächlich bewußt ist, bleibt jedes Sauberkeitstraining erfolglos. Erst mit etwa 18 Monaten entwickelt sich die Kontrolle über den Schließmuskel, und je mehr sich das Kind seiner gefüllten Blase bewußt wird, um so mehr tritt auch der Entleerungsreflex in den Hintergrund. Ähnlich bewirkt das Gefühl des vollen Darms, daß das Kind den Stuhlgang in den Griff bekommt. Weil diese Empfindungen aber bis zum Alter von ungefähr 18 Monaten noch nicht entwickelt sind, hat es meistens wenig Zweck, das Kind vorher ans Töpfchen gewöhnen zu wollen. Doch jedes Kind ist anders: Während das eine schon früher bereit ist, kann man das andere vielleicht erst mit zwei Jahren aufs Töpfchen setzen. Doch *im allgemeinen* sind 18 Monate ein gängiger Richtwert, weshalb Sie von diesem Alter an auf die entsprechenden Anzeichen achten sollten!

Auch die Gewöhnung ans Töpfchen ist eine Entwicklungsstufe für sich, die der Umstellung bedarf. Daher ist *Walnut* die angezeigte Blütenessenz für diese Übergangszeit, die bei den allermeisten Kindern reibungslos und ganz natürlich verläuft. Manchmal treten dabei aber auch Probleme auf.

Wir wachsen meist in dem Bewußtsein auf, daß Ausscheidungen «schmutzig» sind, und deswegen möchten wir sie nicht anfassen, allzu lange betrachten oder daran riechen. In der frühen Kindheit können sie jedoch eine Quelle gewaltiger Faszination darstellen. Kinder, die gerade erkennen lernen, was das Völlegefühl in ihrem Darm bedeutet, werden schon bald auch neugierig auf das Resultat. Es kann vorkommen, daß sie sich daran entzücken und alles genau betrachten und sogar berühren *wollen*. Das ist nichts Ungezogenes oder Schmutziges, es ist ganz natürlich, und wenn Sie Ihr Kind auch dazu anhalten sollten, seinen eigenen Stuhl nicht gerade in die Hand zu nehmen, muß dies doch auf taktvolle Weise geschehen, damit es nicht verletzt oder verängstigt reagiert. Kinder können eine große Zuneigung zu ihrem eigenen Stuhl entwickeln und sich furchtbar aufregen, wenn er fortgespült wird. Manche Kinder sind sehr stolz auf ihren «Haufen», sie schwelgen darin und entwickeln das Bedürfnis, ihn vorzuzeigen. Natürlich werden Sie sich freuen, wenn Ihr kleines Kind gelernt hat, das Töpfchen zu benutzen. Deshalb ist sanftes Lob auch durchaus angebracht. Versuchen Sie jedoch, es damit nicht zu übertreiben. Das Deuten der Signale, wann es gilt, den Darm oder die Blase zu leeren, ist ein ganz natürlicher Prozeß, weshalb ein *Zuviel* des Lobes das Kind nur verwirren wird. Das ist etwa so, als würde jemand immer ganz aus dem Häuschen geraten, sobald Sie sich einen Bissen in den Mund schieben – dann würden Sie sich wahrscheinlich auch fragen, was die ganze Aufregung soll!

Beschmutzung

Die Faszination, die mit der neuen Fertigkeit, den Darm gezielt zu entleeren, einhergeht, kann ein paar Probleme mit sich bringen. Wie bereits erwähnt, regen sich manche Kinder außerordentlich auf, wenn ihr Stuhl fortgespült wird; und wenn der junge Geist dieses Erlebnis übertreibt, entwickelt sich daraus womöglich eine Unwilligkeit, sich überhaupt vom eigenen Kot zu trennen, was wiederum zur Verstopfung führt, weil das Kind versucht, den Stuhl zu verhalten, aus Furcht, er könne wieder fortgespült werden. Nimmt die Verstopfung ernste Ausmaße an, kann es zum Darmverschluß kommen, und je mehr Kot sich hinter diesem Pfropf aufbaut, um so schneller kommt es zu einem «Überlauf», einem wässrigen Exkrement, das nur schwer unter Kontrolle zu bringen ist und daher ständig zur Verschmutzung führt. Dieses Problem tritt meist bei älteren Kindern auf, also weniger bei Zwei- bis Dreijährigen, und es ist auch nicht allzu weit verbreitet. Dafür kommt es bei jüngeren Kindern recht häufig zur «ungewollten» Selbstbeschmutzung, wenngleich man darin nicht unbedingt eine Verhaltensstörung sehen sollte. Es ist vergleichsweise selten, daß ältere Kinder sich beschmutzen, kommt dies aber vor, sollte man nach der *Ursache* des Problems suchen.

Kinder lernen nicht nur durch eigene Erfahrung sondern auch durch Beobachtung, durch das Beispiel, das ihnen die Eltern und andere erwachsene Verwandte geben. Wenn die Mutter beispielsweise selbst Hemmungen hat, zur Toilette zu gehen, weil sie sich womöglich vor dem bloßen Vorgang der Entleerung ekelt, kann sich dies auch auf das Kind übertragen, das nun seinerseits eine Toilettenneurose entwickelt. Läßt man zu, daß sich diese Tendenz verfestigt und bis ins Erwachsenenalter fortsetzt, kann dieser «Ekel» vor Kot, Stuhlgang, Urin und Wasserlassen zu der Einstellung führen, daß alle geschlechtlichen und analen Funktionen schmutzig sind, was wiederum zu dauerhafter Verstopfung oder sogar zu Sexualproblemen führen kann. Es ist daher von großer Wichtigkeit, dieses Problem bereits im frühen Alter anzupacken und zu beheben, ehe sich daraus noch ernsthaftere Störungen entwickeln. Bevor wir uns mit den Mitteln befassen, die dem Kind ganz unmittelbar helfen können, wollen wir unsere Aufmerksamkeit auf die *indirekten* Hilfen richten – indem wir nämlich erst einmal jenen Eltern helfen, die selbst unter ganz ähnlichen Problemen leiden.

Es gehört zu den am schwersten zu akzeptierenden Erkenntnissen für ein Elternteil, daß die Probleme des Kindes ein Echo der eigenen sein könnten. Sollten Sie aber *tatsächlich* ein

Problem haben, hat es keinen Zweck, es zu ignorieren. Damit helfen Sie weder sich selbst noch Ihrem Kind. Eins sollten Sie nie vergessen: Was immer für ein Problem es auch sein mag, Sie brauchen sich deswegen niemals mit Schuldgefühlen zu belasten. Das alles ist nicht Ihre Schuld, genausowenig wie das Problem Ihres Kindes *seine* Schuld ist. Auch Sie waren einmal Kind, und Ihre heutigen Probleme wurzeln wahrscheinlich in Ihrer eigenen Kindheit, als Sie nur wenig gegen das tun konnten, was Ihnen widerfuhr. Der erste Schritt zur Bewältigung des Problems ist seine Anerkennung. Als nächstes folgt dann der Wunsch, sich davon zu befreien. Ist diese große Anfangshürde erst einmal genommen, geht der nächste Schritt ganz von allein. Die folgenden Blütenessenzen werden fast immer gebraucht, weil sie für genau diese Art von Problemen zuständig sind.

Zur Reinigung: Crab Apple
Diese Blütenessenz ist für jeden gut, den es beim Gedanken an Ausssscheidungen ein bißchen ekelt, was sich auf Erbrochenes, auf Schleim, Samen, Scheidensekrete sowie Urin und Kot beziehen mag. Sie ist auch für Menschen geeignet, die sich selbst nicht mögen, für wertlos, schmutzig oder verachtenswert halten; für jeden, den sein eigener Anblick mit Abscheu erfüllt und der glaubt, ein häßliches Gesicht oder einen unschönen Körper zu haben. Sie wirkt auch bei Menschen, die aufgrund dieser Haltung einen Waschzwang entwickeln und sich immer wieder die Hände oder sogar den ganzen Körper waschen müssen und es nicht ertragen können, irgend etwas zu berühren, das auch nur im entferntesten schmutzig sein könnte. *Crab Apple* übt eine reinigende Wirkung auf den Geist aus und hilft dadurch, den Gedanken an Verschmutzung zu vertreiben, so daß der darunter Leidende begreift, daß es eigentlich nichts gibt, worüber er sich derartig aufregen müßte; daß ein bißchen Staub ihm nichts anhaben wird und daß die Entleerung von Blase oder Darm ein ebenso natürlicher Bestandteil des Lebens ist wie das Essen, Schlafen oder Atmen.

Bei Furcht: Mimulus

Diese Essenz ist bei jeder bekannten, definierbaren Furcht angezeigt, beispielsweise wenn jemand Angst hat, daß der Toiletten-
gang schmerzhaft werden oder er dabei Blut verlieren könnte.
Eine solche Furcht ist völlig verständlich, wenn das *tatsächlich*
schon einmal geschehen ist. Dann sollte allerdings der Arzt zu
Rate gezogen werden. *Mimulus* hilft, die Furcht zu lindern, die
sich der Bewältigung unserer normalen Alltagsroutine in den
Weg stellen kann.

Bei Obsessionen: Heather

Während *Crab Apple* bei Menschen angezeigt ist, die von ihrer
Sorge zwar besessen sind, aber gleichzeitig davor zurück-
schrecken, sie verabscheuen und sich davor ekeln, ist *Heather*
für jene gedacht, die darin schwelgen, die unbedingt darüber
reden wollen und alle möglichen intimen Einzelheiten von sich
geben, die der andere vielleicht gar nicht hören will! Die positive
Seite des *Heather*-Charakters ist die eines Menschen, der Gesellschaft liebt und gern spricht. Bei *Heather*-Typen handelt es
sich also um sehr freundliche Menschen und um ausgesprochen
angenehme Gesellschafter, um Leute also, die im allgemeinen
viel Vergnügen verbreiten. Macht ihnen jedoch irgend etwas zu
schaffen, kreisen ihre Gedanken nur noch um dieses Problem,
und das gleiche gilt für ihr Gespräch. Die Essenz *Heather* hilft,
dieses ichbezogene Denken abzulenken, bis das «Problem»
nach und nach an Bedeutung verliert.

Bei Stolz: Water Violet

Während *Heather*-Menschen unbedingt über ihr Problem reden
müssen, ist diese Blütenessenz für jene geeignet, die das Thema
meiden, die so tun, als sei gar nichts los, und die ihre Gefühle *um
keinen Preis* einem Fremden anvertrauen würden. Ihrer Empfindung nach ist die Sache viel zu persönlich und geht niemanden etwas an. Sie meinen, daß sie allein damit klarkommen müssen, und es ist ihnen viel zu peinlich, einen anderen um Hilfe
oder Rat zu bitten. *Water Violet*-Typen sind von Natur aus eher

zurückhaltende, wenig offenherzige Menschen. Sie geben nur selten etwas von ihrem Gefühlsleben preis und lassen sich ihre Gefühle in der Öffentlichkeit nicht anmerken. Es sind würdevolle und kultivierte Menschen, sanft und still, und ihre Anwesenheit wird von anderen meist als ausgesprochen angenehm empfunden. Sie können aber auch ihre eigenen schlimmsten Gegner werden und sich mit einem Problem abplagen, das sich eigentlich sehr einfach behandeln und bewältigen ließe, nur weil sie es einfach nicht fertigbringen, offen darüber zu sprechen. Deshalb ist Selbsthilfe für den *Water Violet*-Typ oft die erste (manchmal auch die einzige) Möglichkeit, sein Problem in den Griff zu bekommen. Wenn solche Menschen in der Abgeschiedenheit ihres Zuhauses etwas über sich selbst nachlesen können, wird es ihnen eine Erleichterung sein, ihre persönliche Essenz zu entdecken, die ihnen weiterhelfen kann. Die Essenz hilft ihnen, den Schutzpanzer abzulegen, den sie um sich herum aufgebaut haben, doch nicht etwa, um ihnen ihren sanften, würdevollen Stolz und ihre Zurückhaltung zu nehmen, sondern damit sie sich weniger unbehaglich fühlen, wenn sie andere um Hilfe bitten.

Auch Kinder können ähnliche Charakterzüge aufweisen, und dann sind auch bei ihnen die gleichen Blütenessenzen angezeigt. Wenn Ihr Kind beispielsweise schon dem Gedanken mit Abscheu begegnet, Stuhlgang zu haben, oder wenn es angewidert, beschämt oder bestürzt reagiert, nachdem es sich beschmutzt oder in die Hose gemacht hat, wäre *Crab Apple* das richtige Mittel. Ganz ähnlich lassen sich vielleicht die Merkmale von *Water Violet* beobachten, dann wäre dieses Mittel bei einem entsprechend ausgerichteten Kind ebenfalls angesagt. Das *Water Violet*-Kind versteckt höchstwahrscheinlich seine beschmutzten Hosen, weil es ihm zu peinlich ist, sie zu zeigen oder zuzugeben, was passiert ist. Es wird eine Abneigung dagegen haben, beobachtet zu werden, wenn es auf die Toilette geht oder sich aufs Töpfchen setzt, was oft sogar schon genügt, um eine Kot- oder Harnverhaltung auszulösen.

Auch Angst/Furcht kommt bei Kindern häufig vor. *Mimulus* ist zwar die Essenz, die bei definierbarer Furcht verabreicht werden sollte, doch manchmal hat diese Furcht auch keine erkennbare Ursache, dann handelt es sich eigentlich eher um ein Gefühl der Bangigkeit, einer Angst ohne konkreten Anlaß. Wenn man ein solches Kind fragt, wovor es sich fürchtet, antwortet es vielleicht: «Ich weiß es nicht, ich habe einfach nur Angst.» Gegen diese Bangigkeit hilft *Aspen.* Manchmal behauptet ein Kind auch nur, daß es nicht wisse, wovor es sich fürchtet, und so bleibt die Ursache verborgen und quält den jungen Geist. Dann mag das Kind nach außen ruhig und gelassen wirken, was die Eltern manchmal in falscher Sicherheit wiegt. Aber wie kleine Kinder in der Regel noch nicht in der Lage sind, ihre Gefühle vollständig zu verbergen, merken die Eltern irgendwann unweigerlich, daß «etwas nicht stimmt», auch wenn das Kind dies nicht zugeben wird. *Agrimony*-Kinder sind meistens extrovertiert und glücklich, haben aber die Tendenz, zu verbergen, was ihre Seele bedrückt. Die Essenz *Agrimony* hilft ihnen, es mitzuteilen, also den ersten Schritt zu einer Lösung des Problems zu tun.

Kindern, die sich von anderen Kindern oder Lehrern, von Verwandten oder Geschwistern bedroht fühlen, hilft die Essenz *Centaury.* Kinder, die keine «Zeit vergeuden» wollen, indem sie ihren natürlichen Bedürfnissen gehorchen, profitieren von *Impatiens.* Bei Kindern, die so sehr in ihr Tun vertieft sind, daß sie darüber einfach «vergessen», auf die Toilette zu gehen, kann *Vervain* hilfreich sein. Jene, die ein furchtbares Gefühl des Verlusts erleiden und sich schrecklich aufregen, wenn sie mitansehen müssen, wie ihre Ausscheidungen fortgespült werden, profitieren von *Star of Bethlehem,* der beruhigenden Essenz; *Gentian* dagegen hilft jenen, die darauf mit Verzweiflung reagieren. Kindern, die sich große Sorgen machen und darüber möglicherweise ruhelose Nächte haben, weil sie ständig aufs Töpfchen müssen, ist mit *White Chestnut* geholfen, der Essenz, die das aufgewühlte Denken wieder beruhigt. Nachwuchs, der sich stur weigert, das Töpfchen oder die Toilette zu benutzen, vielleicht auch als Akt der Rebellion – Kinder mit einem starken Charakter, die sich nur schwer zügeln lassen, weil sie ihren eigenen Willen haben und genau wissen, was sie möchten –, können aus der Blütenessenz *Vine* Nutzen ziehen. Diese hilft, die Aggressivität zu lindern und den Wunsch, gegen alles und jeden anzukämpfen.

Auf der anderen Seite gibt es auch Kinder, die völlig gelangweilt auf alles reagieren. Bei diesen ist *Wild Rose* angebracht. Bei zerstreuten, verträumten Kindern, die nicht immer zu merken scheinen, was um sie herum gerade vor sich geht, nützt *Clematis*.

Auch hier gilt, wie immer, daß jedes Kind anders ist, weshalb man die Blütenessenzen nach den individuellen Bedürfnissen und der jeweiligen Persönlichkeitsstruktur aussuchen muß. Es gibt keine Blütenessenz, die sich ausschließlich oder ausdrücklich mit Selbstbeschmutzung befaßt – denn jedes Kind mag einen anderem Grund dafür haben, eine andere Persönlichkeit und eine andere Empfindung, was dieses Problem angeht; und so kann, was für ein Kind richtig ist, bei einem anderen völlig falsch sein. Es geht also nicht darum, das Problem direkt anzugehen, sondern vielmehr die dahinterliegende Ursache, und die liegt schlußendlich in der Individualität des betreffenden Kindes.

Bettnässen

Das Bettnässen ist gelegentlich ein Symptom einer Harnleiterinfektion, doch meistens hat es entweder mit Schlafstörungen oder mit Streß zu tun. Ein gelegentliches Malheur ist etwas ganz Normales, das schon mal im Zuge einer Erkrankung vorkommen kann, vor allem wenn Fieber, hohe Temperatur oder gar Delirium mit im Spiel sind. Manchmal kann auch ein Traum das Bettnässen auslösen – beispielsweise der Traum, auf die Toilette zu gehen. Dann wacht das Kind normalerweise auf und bemerkt verschreckt sein nasses Bett. Das kann größte Bestürzung auslösen, selbst wenn es nur einmal geschieht.

Kinder, die zu häufigem Bettnässen neigen, kann man mit ganz praktischen Mitteln helfen, beispielsweise indem man verhindert, daß sie unmittelbar vor dem Zubettgehen noch etwas trinken. Aber auch die Bachblütenessenzen können hier sehr hilfreich sein, vor allem bei jenen Kindern, die unter Streß leiden oder völlig niedergeschlagen auf das Geschehnis reagieren. Auch hier ist es erforderlich, die Gesamtpersönlichkeit und das Temperament des Kindes zu berücksichtigen, wenn man nach dem geeignetsten Mittel sucht.

Crab Apple hilft gegen das Gefühl der Verlegenheit, des Schams und des Ekels; *Clematis* unterstützt das schlafgestörte Kind, das auch tagsüber schläfrig und verträumt wirkt. *Agrimony* hilft dem Kind, dem etwas auf dem Herzen liegt, das es aber für sich behält, um statt dessen so zu tun, als sei alles in Ordnung. Solche Kinder versuchen vielleicht auch, ihr nasses Bett zu verbergen: das junge Kind, indem es die Stelle mit Bettwäsche zudeckt und hofft, daß es niemandem auffallen möge; das ältere Kind vielleicht dadurch, daß es versucht, das Laken zu trocknen oder selbst zu waschen. *Centaury* ist für Kinder geeignet, die tagsüber unter dem aggressiven oder dominanten Verhalten anderer Kinder leiden und denen dies auch nachts zusetzt. *Mimulus* ist für Kinder, die früher mal zurechtgewiesen wurden und die nun befürchten, man könne sie erneut ausschimpfen. *Rock Rose* ist für Kinder, die vor irgend etwas schreckliche Angst haben, vielleicht vor Alpträumen, die im Schlaf zu einem Kontrollverlust führen. *Cherry Plum* wäre in einem solchen Fall ebenfalls geeignet, weil diese Essenz den wildgewordenen Geist beruhigt. Beide Blütenessenzen sind in *Rescue Remedy* enthalten, das allgemein gegen erregte Ruhelosigkeit bei Nacht hilft. Kinder, bei denen das Bettnässen zur Gewohnheit wird und die aus Erfahrung nicht zu lernen scheinen, profitieren von *Chestnut Bud.* Auch *Walnut,* das die Umstellung erleichtert und festgefahrene Gewohnheiten aufbricht, kann hier hilfreich sein.

Es gibt auch Kinder, die das Bett nässen und sich selbst beschmutzen oder auch vollschmieren, um Aufmerksamkeit zu erheischen. Diesen Kindern hilft *Chicory* , unabhängig zu werden und nicht so sehr auf die Zuwendung und Aufmerksamkeit anderer zu bauen. *Chicory*-Kinder haben ein großes Bedürfnis nach Liebe und Trost, was sie manchmal sehr klettenhaft macht. Über dieses Bedürfnis nach Nähe und Gesellschaft hinaus kann dem ganzen aber auch Furcht zugrunde liegen – vielleicht die Furcht, alleingelassen zu werden, die Angst vor der Dunkelheit, vor Eindringlingen, Spinnen und so weiter. Dann versucht das Kind möglicherweise, diese Furcht zu kompensieren, indem es nach Aufmerksamkeit heischt oder sich diese durch Manipulation sichert. *Mimulus, Rock Rose* und möglicherweise auch *Aspen* können dieses furchterfüllte Denken beheben helfen. *White Chestnut* hilft bei immer wiederkehrenden sorgenvollen Gedanken, während *Cherry Plum, Rock Rose* oder *Rescue Remedy* die Einbildungskraft stabilisieren, die in dem jungen Geist Panik ausgelöst hat.

Es hat in der Regel wenig Zweck, das Kind dafür zu tadeln, daß es sein Bett genäßt hat, weil es aller Wahrscheinlichkeit nach irgendeinen äußeren Grund dafür gibt, eine Belastung, die die eigentliche Ursache darstellt. Indem Sie das Problem an der Wurzel packen und ergründen, was Ihr Kind bedrücken mag, können Sie die richtigen Blütenessenzen ermitteln, die allen Beteiligten bei der Lösung behilflich sind.

Es ist ganz natürlich, daß sich Eltern Gedanken darüber machen, ob sie ihrem Kind ein «Medikament» gegen etwas geben sollen, das vielleicht nicht mehr als eine ganz gewöhnliche Nebenerscheinung einer völlig gesunden Kindheitsentwicklung ist. Schließlich ist es keine Krankheit, wenn das Kind beim Füttern oder beim Töpfchen-Training gelegentlich wütend wird, wenn es reizbar, fordernd oder selbstsüchtig reagiert. Doch manchmal behindern diese ganz normalen Emotionen die Entwicklung eines Kindes und bewirken, daß eine an sich völlig normale Entwicklungsphase als traumatisch und problematisch empfunden wird. Es ist gleichzeitig wichtig und beruhigend, sich daran zu erinnern, daß die Bachblütenessenzen eher helfend als korrigierend eingreifen und einen Prozeß nur unterstützen, anstatt den persönlichen Handlungsspielraum zu beeinträchtigen. Sie verabreichen Ihrem Kind also kein Mittel der Unterdrückung und keine Krücke, sondern vielmehr einen Teil des Lebens, denn die Blütenessenzen sind Teil der Lebenskraft, die uns alle umgibt und gleichzeitig ein Teil von uns selbst ist. Deshalb sind diese Mittel bei kleinen Kindern genauso hilfreich wie bei Erwachsenen. Wenn man sie so einsetzt, daß sie ihr volles Potential entfalten können, sind es Heilmittel für die gesamte Familie – für Vater und Mutter, Kinder, Oma, Opa, ja sogar für das Hauskaninchen!

Kapitel 3

DIE SOZIALISATION DES KINDES

In der frühen Kindheit findet enorm viel Wachstum und Entwicklung binnen kürzester Zeit statt, weshalb es eine permanente Periode der Umstellung und des Lernens ist. Es gilt, sich an geregelte Abläufe zu gewöhnen, sowie durch Spiel, Interaktion und Beziehung zur Familie Erfahrung zu sammeln. Nach und nach erwirbt das Kind soziale Fähigkeiten und entwickelt ein sozial verträgliches Verhalten. Diese Fertigkeiten werden durch Erforschung, durch Versuch und Irrtum, durch Erfahrung aus erster Hand und durch Nachahmung des Beispiels anderer erworben und der dem Kind innewohnenden, individuellen Persönlichkeit entsprechend ausgeformt.

Spiel

Wenn das Kind anfängt, zu denken und seine Gedanken zu organisieren, kommt der Stimulierung durch Spiel und Umgebung ein hoher Stellenwert zu. Mit etwa 12 bis 18 Monaten ist das Kind im Erkundungsalter und braucht interessantes Spielzeug – Dinge, die Geräusche machen, Spielzeug aus unterschiedlichem Material, von unterschiedlicher Farbe, Form, Größe und so weiter. Ein ideales Spielzeug für ein Kind in diesem Alter sind beispielsweise Holz- oder Plastikformen, die es durch passende Schlitze im Deckel eines Behälters führen muß.

Obwohl sich die Sprechfähigkeit noch in der Entwicklung befindet und nur wenige Wörter zu erkennen sein mögen, versteht das Kind bereits sehr viel mehr, als man möglicherweise glaubt. Daher hilft es, wenn man ihm immer wieder Dinge erklärt und Gegenstände beim Namen nennt. Auf diese Weise lernt das Kind, worum es sich dabei handelt, noch bevor es die Wörter selbst richtig aussprechen kann. Kinder fangen spontan an zu spielen, weil sie neugierig sind und einen großen Forschungsdrang haben. Legt man beispielsweise ein Spielzeug oder einen interessanten Gegenstand auf den Fußboden, wird das Kind damit herumexperimentieren, um durch Versuch und Irrtum herauszufinden, worum es sich handelt und was man damit machen kann. Stellt sich die Aufgabe als zu schwierig heraus, reagiert das Kind irritiert und verliert schnell das Interesse; entspricht sie aber dem Entwicklungsstand des Kindes, fesselt sie seine Aufmerksamkeit und amüsiert es für lange Zeit, wobei am Ende das Gefühl steht, etwas erreicht zu haben.

Es gibt zwei Formen des Spiels, die aktive und die passive. Babys und Kleinkinder befassen sich meist mit dem aktivem Spiel – Herumtollen, Laufen, Klettern und so weiter –, während ältere Kinder, Heranwachsende und Teenager sich eher passiven Formen des Spiels hingeben: Fernsehen oder Bücherlesen, um nur zwei Beispiele zu nennen. Umweltfaktoren können die Art des Spiels beeinflussen, dem sich ein Kind widmet; und weil Kinder ihre Eltern und älteren Geschwister nachahmen, werden sie oft ganz ähnliches tun wie diese. Sind die Eltern sehr sportlich und lieben Spaziergänge, Radfahren und ähnliche Aktivitäten, ist es wahrscheinlich, daß auch ihre Kinder sich für Sport interessieren und das aktive Spiel bevorzugen werden.

Das Spiel selbst hat mehrere Funktionen. Körperlich entwickelt es die Muskulatur und die Aussteuerung. Es kann von therapeutischem Wert sein, weil es Verspannungen löst, und obwohl Kinder sehr wütend werden können, wenn ihnen etwas nicht gelingt, dient das Spiel auch als Ventil bei Enttäuschung. Es hat auch erzieherischen Wert, weil es das Kind veranlaßt, die Welt zu erforschen und seine Wahrnehmung weiterzuentwickeln. Wenn ein Kind mit anderen Kindern spielt, wird es beginnen, sich mit diesen zu vergleichen. Auf diese Weise erfährt es etwas über seine eigenen Stärken und Schwächen. Beim Spiel mit anderen geht es um den Erwerb und die Weiterentwicklung sozialer Fertigkeiten durch Interaktion – gleich, ob es sich beim Spielpartner um einen Erwachsenen oder um ein anderes Kind handeln mag.

Die Entwicklung des spontanen Spiels durchläuft mehrere Phasen. Das frühe Säuglingsalter ist ganz der Entwicklung motorischer Fähigkeiten und der Aussteuerung von Bewegungen gewidmet. Mit etwa drei Monaten fängt das Kind an, Dinge wirklich zu handhaben, wozu die Koordination von Händen und Augen erforderlich ist, und es beginnt mit dem oralen Erforschen seiner Umgebung. Dies ist das Stadium, in dem «alles in den Mund» soll. Dann folgt mit etwa sieben Monaten das nachahmende Spiel. Das Kind beobachtet und versucht zu kopieren. Nun hält es beispielsweise seine Flasche fest oder versucht, sich selbst zu füttern. Mit etwa 18 Monaten beginnt das Kind, konstruktiv zu spielen, indem es beispielsweise eine bestimmte Situation simuliert und lautstark verkündet, was es da gerade tut. Auch die Sprache entwickelt sich nun, zunächst als Echo des Gehörten, wodurch ein Vokabular aufgebaut wird. All dies zusammengenommen fördert die Entwicklung der Wahrnehmung und der sozialen Fertigkeiten. Schon bald lernt das Kind, das Spiel in die Länge zu ziehen, und mit etwa vier Jahren fängt es an, eine Vorliebe für Spiele mit festen Regeln zu entwickeln. Noch ältere Kinder fangen an, sich irgendwelchen Hobbys zu widmen, etwa Modellbau, Brettspiele, Briefmarkensammeln, Angeln, Malen und so weiter, und viele dieser Interessen werden bis ins Erwachsenenalter gepflegt (obwohl Erwachsene selten zugeben, daß sie in Wirklichkeit nur «spielen», wenn sie sich einem Hobby widmen).

Kinder im Alter zwischen 18 Monaten und zwei Jahren spielen meist für sich allein, bis sie kurz darauf lernen, Spiele und Spielzeug mit anderen zu teilen. In diesem Alter entwickelt sich auch ihre Vorstellungskraft, und mit etwa zwei Jahren beginnt das Kind mit Phantasiespielen. Damit setzt auch das hypothetische Denken ein – es ist der Übergang vom «So-tun-als-ob» zum «Was-wäre-wenn». *Clematis*-Kinder sind von Natur aus kreativ und können in diesem Lebensalter besonders einfallsreich wirken, weil sie ganz und gar in ihren Phantasiespielen aufgehen. Auch eingebildete Spielkameraden sind jetzt häufig zu beobachten, vor allem bei Kindern ohne Geschwister oder bei solchen, die in ständigem Zwist mit ihren Geschwistern liegen. Es heißt auch, daß intelligente Kinder dazu neigen, sich selbst Freunde vorzustellen oder diese zu erfinden.

Das größte schöpferische Tätigkeitsfeld ist das Malen. Am Anfang wird das Kind den Stift, den man ihm gibt, in der Faust halten, so daß das Gemälde am Ende nur aus einer Reihe von Punkten besteht, die das Kind aufs Papier stupst. In diesem Stadium weiß es noch nicht so recht, was es da eigentlich tut, begreift aber schon bald, daß der Malstift in seiner Hand diese Markierungen hervorbringt. Wie mit allem anderen, wird das Kind nun auch damit experimentieren, und schon bald haben sich seine künstlerischen Fähigkeiten weiterentwickelt, so daß es erst Linien zu malen lernt, um danach zu krakeln. Gleichzeitig wird es auch lernen, den Stift richtig zu halten – tatsächlich tun Kinder dies im Zuge ihrer Entwicklung von Natur aus, obwohl sie sich dabei am Anfang vielleicht etwas tolpatschig anstellen mögen. Während das Kind lernt, Kreise und so weiter zu malen, macht es sich selbst Mut, indem es das Gemalte beschreibt. Nach und nach, etwa ab dem dritten oder vierten Lebensjahr, werden diese Zeichnungen eine immer größere Ähnlichkeit mit dem bekommen, was sie eigentlich darstellen sollen. Mit etwa acht Jahren beginnt das Kind zu malen, was es tatsächlich sieht, und wenn es erst einmal etwas malen kann, was es wirklich mag – etwa eine Eisenbahn, ein Flugzeug oder den Haushund –, wird es das die ganze Zeit tun. Farben und Pinsel verleihen dem ganzen noch eine zusätzliche Dimension. Sie können etwa ab dem dritten Lebensjahr eingesetzt werden. Lassen Sie das Kind ruhig herumschmieren – auf diese Weise lernt es nur dazu –, aber sorgen Sie dafür, daß jede Menge Plastikplanen und Schürzen bereitliegen!

Kinderzeichnungen sind einander in vieler Hinsicht sehr ähnlich. Wenn beispielsweise ein Haus gemalt wird, hat es meistens vier Fenster, eins in jeder Ecke, und in der Mitte eine Tür.

Wird der Himmel gemalt, dann als blauer Streifen im oberen Teil des Bildes, mit großer gelber Sonne und den obligatorischen Strahlen ... Dennoch malt jedes Kind sein eigenes, ganz persönliches Bild, das Ausdruck seiner Individualität ist.

Man kann aus den Bildern eines Kindes Rückschlüsse auf seine Gefühlsverfassung ziehen. Ein Kind, das beispielsweise seelisch belastet ist, liefert vielleicht aggressive Bilder ab, oder es zeichnet etwas, vielleicht auch jemanden, das/der auf bestimmte Weise beschädigt ist, falls es diese Person oder dieser Gegenstand war, der/die das Kind in Wallung gebracht hat. Beispielsweise wird es Menschen mit traurigen Gesichtern malen, wenn es sich von Unglück umgeben sieht, oder es malt die Gesichter von Menschen, die es nicht mag, einfach nicht aus, um so zu tun, als existierten sie gar nicht.

Wenn Sie das Gefühl haben, daß Ihr Kind wegen irgend etwas beunruhigt ist, weil sich das an seinem Verhalten oder in seiner Malerei zeigt, können die Blütenessenzen gute Dienste leisten. Wichtig bleibt aber nach wie vor die Frage nach dem Warum und dem Wie. Warum ist das Kind bedrückt? Wie wird es davon beeinträchtigt? Wie und warum reagiert es darauf? Es kommt recht häufig vor, daß Kinder ihre Gefühle ausschließlich in gemalter Form ausdrücken, und hätten wir ihre Bilder nicht, kämen wir möglicherweise nie auf die Idee, daß etwas nicht stimmt.

Agrimony-Kinder verbergen ihre Ängste und Sorgen vor anderen, um sich allenfalls durch ihre Zeichnungen und Malereien zu verraten. Auch *Centaury*-Kinder verbergen oft ihr Gefühlsleben. Diese Kinder sind zaghaft und finden es schwierig, für sich selbst einzustehen, sie lassen sich von der Stärke anderer unterdrücken und dominieren. So hegen sie oft Gefühle, die sie nicht zu äußern wagen und die ihren Ausdruck allenfalls in schöpferischer Arbeit finden. Ein Kind, das unter einer unangenehmen Erinnerung leidet, die es bedrückt – vielleicht weil es Zeuge eines gewalttätigen Ereignisses war oder weil es einen Elternteil, die Großeltern oder Geschwister verloren hat –, findet in der Malerei möglicherweise ein Ausdrucksmittel für seine

Trauer. Vielleicht malt es verstorbene oder verstümmelte Menschen. *Honeysuckle* ist die geeignete Blütenessenz, um diese Kinder von der unangenehmen Erinnerung zu befreien – um ihnen verstehen und loslassen zu helfen. *Star of Bethlehem* kann den Schock und die Trauer lindern, während *Walnut* hilfreich wäre, sollte das Kind durch einen Gefühlsaufruhr aus der Fassung geraten sein.

Was das Spiel im allgemeinen betrifft, so legt es oft Züge frei, die einen Hinweis auf die passenden Blütenessenzen geben. Passend heißt zunächst nichts weiter, als daß diese Blütenessenzen der Persönlichkeit oder dem Charakter des Kindes entsprechen. Das Wissen um diese Typenessenzen kann hilfreich sein, wenn es darum geht, bei Bedarf das genau richtige Mittel für das Kind zu bestimmen. Es muß nicht bedeuten, daß dieser Bedarf immer besteht.

Ein Kind, das ständig Bestätigung braucht und gelobt werden muß, weil es sich unsicher ist, ob es etwas falsch macht, stellt vielleicht oft Fragen wie: «Ist das so richtig, Mami?»; «Zeigst du mir noch mal, wie das geht?» Hier haben wir es mit *Cerato*-Merkmalen zu tun, und tatsächlich könnte diese Blütenessenz dem Kind helfen, mehr Zutrauen in sein eigenes Tun und seine Wünsche zu entwickeln und sich stärker auf seinen eigenen Verstand zu verlassen. Das Kind, das bei jeder Entscheidung verunsichert reagiert und viel Zeit aufs Nachgrübeln verwendet, beispielsweise weil es sich nicht entscheiden kann, mit welchem Spielzeug es nun spielen soll, braucht *Scleranthus,* um etwas entscheidungsfreudiger zu werden. Ein Kind, das völlig desinteressiert ist und nur wenig Begeisterung an den Tag legt, mag zum Typ *Wild Rose* zählen, vielleicht auch zu *Hornbeam,* wenn Mattigkeit oder Lethargie im Spiel sind. Das Kind, das den Mut verliert, wenn es ein Puzzle nicht vervollständigen oder ein bestimmtes Bild nicht malen kann, profitiert von *Gentian,* weil diese Blütenessenz es ermutigt und ihm hilft, seine Niedergeschlagenheit zu überwinden. Kinder, die schnell von Spielen oder Spielzeugen gelangweilt sind, die ständig ungeduldig darauf drängen, etwas Neues zu erleben, deren Konzentrationsspanne sehr begrenzt scheint, obwohl sie sehr aufgeweckt sind, die viel Anregung brauchen und über schier unbegrenzte Energie-vorräte zu verfügen scheinen, gehören vermutlich zum Typ *Impatiens*. Diese Blütenessenz könnte ihnen helfen, mehr Geduld zu entwickeln und weniger fahrig zu sein. *Clematis* dagegen hilft Kindern, die gleichzeitig gelangweilt und *desinteressiert* reagieren, denen es an Konzentrationskraft fehlt oder die sich in Tagträumereien versteigen. *Vervain* unterstützt das begeisterungsfähige Kind, das irgendwann enttäuscht und frustriert ist. *Vine* hilft dem aggressiv spielenden Kind, während *Crab Apple* für das außergewöhnlich ordentliche Kind ist, das immer peinlich genau darauf achtet, daß sämtliche Spielzeuge auch säuberlich verstaut werden. *Rock Water*-Kinder können ganz ähnlich sein – es sind Perfektionisten, die es lieben, einem jüngeren Geschwisterkind Vorbild zu sein, wenn auch nicht ganz uneigennützigerweise, sondern weil sie nämlich das Ge-fühl der Selbstzufriedenheit genießen. *Holly* unterstützt das Kind, das wegen seiner Spielzeuge böse wird oder Wutanfälle bekommt; das kann sich beispielsweise darin äußern, daß es mutwillig eine Puppe verstümmelt oder etwas zerschlägt, weil es ihm nicht gefällt. *Cherry Plum* wiederum hilft dem Kind, das die Beherrschung verliert, mit Gegendständen um sich schmeißt, tobt und brüllt, in einen unkontrollierbaren Wutkoller verfällt und hysterisch wird.

Kinder durchlaufen auch Phasen, in denen sie eine bestimmte *Art* von Spielen bevorzugen – und neben den althergebrachten Kinderspielen, die sich überall auf der Welt im Prinzip ähnlich sind, wie Seilhüpfen, Fangen, Tauziehen, «Himmel und Hölle», Gummitwist, Murmeln werfen und so weiter, gehören Video- und Computerspiele mittlerweile zu den absoluten Favoriten, die in fast alle Haushalte Einzug gehalten haben und von dort ebensowenig wegzudenken sind wie der Fernseher. Im Taschen-format sind sie sogar noch leichter zu bedienen, und viele Kin-der tragen diese Mini-Spiele mit sich herum und spielen bei jeder erdenklichen Gelegenheit damit.

Kinder gehen in dem auf, was sie gerade tun, aber sich in einem Videospiel zu verlieren, ist nicht ganz unproblematisch. Manche Spiele stellen auf lebhafteste Weise Gewalt dar, etwa indem darin Figuren geschlagen, erschossen, erdolcht, in die Luft gesprengt und in Brand gesetzt werden, und weil das Kind ja nicht nur dabei zusieht, sondern aktiv an dem Schießen, Stechen, Kämpfen oder Bombardieren teilnimmt, wird die Sache immer realistischer. Spiele aus der «virtuellen Realität» sind sogar noch lebensechter, und so kann es geschehen, daß Kinder sich völlig in einer Phantasiewelt verlieren und den Bezug zur Wirklichkeit verlieren.

Damit soll nicht behauptet werden, daß Video- oder Computerspiele zwingend gefährlich sein müssen. Sie können sowohl einen unterhaltenden als auch einen pädagogischen Wert haben; und doch stellt die «Videosucht» für manche Kinder ein äußerst reales Problem dar. Das allgemeine Gebot des Maßhaltens ist also auch hier angebracht, und solange das Kind auch anderen Hobbys nachgeht, wird es nach wie vor zwischen dem wirklichen Leben und der Phantasiewelt zu unterscheiden wissen.

Natürlich haben nicht alle Kinder, die diese Spiele spielen, einen Bedarf an Blütenessenzen, aber für jene, bei denen dies der Fall ist, sei hier eine Liste besonders hilfreicher Mittel aufgeführt: *Walnut,* um die Macht der Gewohnheit zu brechen und Schutz gegen überwältigende Fremdeinflüsse zu bieten; *Clematis,* um den Wirklichkeitssinn wiederherzustellen; *Vervain,* um die Spannung und die Übererregung zu lindern, die dazu führen, daß das Kind sich völlig auf das Spiel fixiert; *Cherry Plum,* um dem Kind mehr Kontrolle über sein eigenes Denken zu verleihen; *Crab Apple,* um dem kindlichen Gemüt zu helfen, seine Fixierung zu überwinden; *Vine,* um dem Verlangen gegenzusteuern, andere zu dominieren; *Holly* gegen das Verlangen, zu verletzen, zu töten oder zu quälen; *Impatiens,* um die Erregung des Kindes auf positive Weise und konstruktiv in andere Bahnen zu lenken.

Wutanfälle

Kleinkinder sind geistig schon sehr helle, bevor sie besonders viel körperliche Kontrolle entwickelt haben. Sie beobachten genau, was die Größeren tun, und möchten all diese Dinge selbst tun, obwohl sie noch nicht in der Lage sind, das auch zu schaffen. Das führt zu einer Menge Frustration und zu spontanen Wutanfällen, die oft als schlechtes Benehmen gedeutet werden, obwohl es völlig natürlich ist, daß ein Kind seiner Enttäuschung auf diese Weise Luft macht.

Wenn ein Kind sich über seine Unfähigkeit, etwas zu tun, ärgert oder wenn ihm etwas Bestimmtes verwehrt wird, ist es normal, daß es wütend wird. Manche Kinder wählen sehr extreme Mittel, um ihren Zorn und ihre Frustration zu artikulieren – sie schlagen mit dem Kopf auf oder halten die Luft an, um nur zwei Beispiele zu nennen. Ob mehr oder wengier extrem, Wutanfälle sind sowohl für das Kind als auch für die Eltern unangenehm, und oft sind die Eltern nicht imstande, ihr Kleinkind wieder unter Kontrolle zu bringen oder zu beruhigen. Wutanfälle sind am häufigsten im Alter von etwa zwei Jahren zu beobachten, sie können aber schon sehr viel früher einsetzen und andauern, bis das Kind ungefähr drei ist. Ein solcher Anfall hat nichts mit Bösartigkeit zu tun, sondern vielmehr mit dem Zorn des Kindes über seine eigenen Grenzen. Es versucht sich mitzuteilen, wird aber nicht immer verstanden, denn obwohl es genau *weiß*, was es sagen will, vermag es sich nicht in verständlicher Sprache auszudrücken. Das ist auch der Beginn des sogenannten «Trotzalters», in dem jede Frage mit einem lautstarken «Nein!» beantwortet wird! Die meiste Zeit sind Kleinkinder eigentlich sehr eifrig darauf bedacht zu helfen, und machen alle möglichen Dinge sehr gern, aber manchmal mischt sich Sturheit unter diese Bereitwilligkeit, die im Prinzip nur ein Prüfstein ist, um festzustellen, wie weit die Geduld der Eltern reicht. Wenn man das Kind dann auffordert, etwas wegzulegen, weigert es sich einfach. Bittet man es, leise zu sein, wird es um so lauter. Versucht man, das Kind zum Essen zu bewegen, schiebt es den Löffel beiseite, wendet den Kopf ab und preßt die Lippen fest aufeinander. Bittet man es herzukommen, geht es nur um so weiter weg …

Diese Phase der frühen Kindheit ist durch einen bis an die Grenzen der Belastbarkeit gehenden Strom von neuen Eindrücken gekennzeichnet, und es ist nur zu verständlich, daß das Kind nicht mit all diesen Dingen auf einmal zurechtkommt. Es gibt eine Vielzahl von Blütenessenzen, die Kindern in dieser besonders frustrierenden Wachstumsphase helfen können: *Impatiens* gegen die Ungeduld sich selbst gegenüber, gegenüber ihren Spielzeugen, bestimmten Situationen, ihren Eltern und so weiter; wenn die Dinge eben nicht schnell genug gehen oder sie das Gefühl haben, daß sie über ihre eigenen Füße stolpern, sobald sie versuchen, irgend etwas zu tun oder zu sagen. In diesem Alter sind Kinder auch oft sehr aktiv und übererregt. Sie schreien, um auf sich aufmerksam zu machen, und es kann sein, daß sie die ganze Zeit nur herumlärmen. *Impatiens* könnte die Übererregtheit solcher Kinder dämpfen und dem ganzen die Spannung nehmen. Auch *Vervain* wäre ein hilfreiches Mittel, vor allem wenn das Kind «überspannt» wirkt und sich nur schwer beruhigen läßt. Ein neugieriges Kind, das lernbereit ist und sich für alles mögliche begeistern kann, immer auf Achse, nie stillsitzend, kann durchaus ein *Vervain*-Typ sein, der zu dieser Form frustrierter Verspanntheit neigt.

Beech ist hilfreich bei Unduldsamkeit und kann in dieser Entwicklungsphase sehr nützlich sein: wenn das Kind beispielsweise seinen Schuh nicht anbekommt und mit Unduldsamkeit auf seine eigene Tolpatschigkeit und Ungeschicktheit reagiert, aber auch den Eltern gegenüber, wenn sie versuchen, es zu trösten oder ihm zu zeigen, wie es richtig geht. *Vine* hilft dem charakterstarken Kind, das gern dominiert und mit Wutanfällen reagiert, wenn es mal nicht seinen Willen bekommt. Hier heißt es immerzu: «Ich will, ich will!» Bei Kindern, die immer alles sofort haben wollen, ist *Impatiens* angezeigt. *Chicory* hilft dem Kind, das sich auf selbstsüchtige Weise ärgert – «Das gehört mir, das gehört mir!» – und in einen Wutkoller verfällt, um es zu bekommen.

Manchmal erstarrt das Kind regelrecht vor Frustration, nachdem es wieder einmal hereingelegt wurde und nichts Wirkungsvolles dagegen unternehmen konnte. Diese geistige Erstarrung und das damit verbundene Perfektionsstreben läßt sich mit der Essenz *Rock Water* lindern. Das Kind, das immer schmollt, wenn etwas nicht so läuft, wie es soll, oder wenn es mal zurechtgewiesen wird, braucht *Willow*, um die Dinge etwas konstruktiver und gelassener anzugehen. Reagiert ein Kind auf Frustration mit Anzeichen selbstzerstörerischen oder obsessiven Verhaltens, dann kann *Crab Apple* zusammen mit *Rock Water* hilfreich sein. *Holly* hilft gegen Zorn und bösartiges Verhalten oder Wutanfälle, die sich gegen Geschwister oder Eltern richten. *Cherry Plum* hilft, den außer Kontrolle geratenden Wutanfall abzumildern.

Auch hier ist es wichtig zu wissen, daß Wutanfälle nicht zwingend nach einer Behandlung verlangen. Bei den allermeisten Kindern ist das damit verbundene «merkwürdige» Verhalten lediglich das Resultat einer Frustration und damit Teil einer ganz normalen, gesunden Entwicklung.

Sprache und Interaktion

Als erstes sollten wir vielleicht die Frage stellen, was Sprache überhaupt ist. Geht es dabei mehr um die gesprochenen Worte oder eher um Kommunikation im allgemeinen? Schließlich können wir auch ohne Worte kommunizieren, genau wie wir Worte von uns geben können, ohne wirklich etwas mitzuteilen. Aufgabe und *Ziel* der Sprache ist allerdings stets die Kommunikation. Wie diese genau hergestellt wird, spielt im Endeffekt keine große Rolle.

Kommunikation, Sprache und Sprechfähigkeit entwickeln sich bereits im frühen Säuglingsalter. Das Neugeborene kommuniziert durch Schreien, doch je älter es wird, um so mehr fängt es an, sich auch durch Lächeln, Plappern und über die Körpersprache auszudrücken. Für kleine Kinder sind die Hände ein sehr wichtiges Sprechinstrument, weil sie ihren Eltern damit zeigen, was sie haben wollen, indem sie darauf deuten, ihnen etwas reichen, nach dem Löffel greifen, um ihnen mitzuteilen, daß sie sich selbst füttern wollen. Diese Form der Kommunikation wird schließlich durch das Verbale erweitert, je mehr das Kind sprechen lernt.

Ein Kind durchläuft verschiedene Sprachentwicklungsstufen, in denen es unterschiedliche Laute zu artikulieren lernt, angefangen mit «ba», «da», «ma» mit ungefähr sechs Monaten, dann mit etwa neun Monaten «Mama«, «Dada», «Baba», um mit zirka 15 Monaten schon zwei oder drei erkennbare Wörter aussprechen zu können. Doch lange bevor das Kind die Wörter selbst aussprechen kann, versteht es, was man ihm mitteilt. Indem es zuhört, das Gehörte verarbeitet und eine lautliche Erwiderung von sich gibt, kommuniziert das Kind. *Es* weiß schon, was es zu sagen versucht, auch wenn sich das ganze wie ein unverständliches Kauderwelsch anhören mag. Eltern können dieses Geplapper in der Regel verstehen und übersetzen, was dem Kind wiederum hilft, seine kommunikativen Fertigkeiten weiterzuentwickeln.

Das Ziel der Sprache ist die Kommunikation mit anderen Menschen, und das geschieht größtenteils durch das Sprechen. Dabei kommt es freilich nicht nur auf die Worte an, sondern auch auf die Art und Weise, wie wir sie aussprechen und manche davon betonen. Hinzu kommt unsere Mimik und Intonation, denn dies alles dient dazu, dem Gesprochenen eine weitere Bedeutung zu verleihen. Das Erlernen der Sprache stellt daher einen wichtigen Bestandteil der Sozialisation des Kindes dar und bedarf der Förderung.

Letztlich liegt das Ziel aller Sprache in der Interaktion. Doch selbst wenn wir in der Lage sind, mit anderen zu kommunizieren, bedeutet das noch lange nicht, daß dies immer etwas Angenehmes sein muß. Denn schließlich spielt auch unsere Persönlichkeit eine große Rolle, wenn es um unsere Fähigkeit zur Interaktion geht. So kann uns beispielsweise Schüchternheit daran hindern, auf andere zuzugehen, uns einem Gespräch anzuschließen oder zu einer Diskussion beizutragen (*Mimulus*). Umgekehrt kann ein dominanter Charakter für andere wie eine Bedrohung wirken, sie erschrecken und dementsprechend die Interaktion behindern (*Vine*). Ungeduld (*Impatiens*) und Intoleranz (*Beech*) können die Interaktion ebenfalls unterlaufen.

Wenn wir jemanden kennenlernen, neigen wir dazu, uns sofort eine Meinung von ihm zu bilden, und selbst wenn wir versuchen, dies nicht zu tun, haben wir unsere erste Reaktion auf den anderen selten unter Kontrolle. Manche Menschen, denen wir begegnen, wirken so selbstsicher und zuversichtlich, daß sie uns damit geradezu einschüchtern. Dieser scheinbar so zuversichtliche Mensch kann in Wirklichkeit ganz anders sein, hält diese Fassade aber aufrecht, um zu verbergen, was er als Schwäche empfindet (*Agrimony* oder *Rock Water*). Ein vereinnahmender, starker und dominanter Mensch (*Vine*) empfindet sanfte, zaghafte Menschen (*Centaury*) vielleicht als irritierend blutleer, während der sanfte Mensch seinerseits das kraftvolle Auftreten bestimmter Personen als unangenehm-überwältigend empfindet. Kinder neigen im allgemeinen zu einer größeren Offenheit, was Freundschaften betrifft. Sie sind noch nicht von all den einschränkenden Einflüssen geprägt, denen die Erwachsenen im Laufe ihres Lebens unterliegen, und so umgehen Kleinkinder im allgemeinen die Stufe des «ersten Eindrucks» und nehmen andere einfach so hin, wie sie sind.

Irgendwann verlieren wir diese unschuldige Akzeptanz und schneiden uns damit selbst von vielen möglichen und denkbaren Freundschaften ab. Dieser Prozeß scheint während der Schulzeit einzusetzen: in einer Phase, da wir mit neuen Regeln, neuen Menschen und einem kompletten Angebot von bisher unvertrauten Ideen und Ausdrucksmöglichkeiten konfrontiert werden; und da wir praktisch die ganze Zeit unseres Heranwachsens auf der Schule zubringen, übt diese zwangsläufig einen ganz beträchtlichen Einfluß auf uns selbst und unsere Entwicklung aus.

Die Schulzeit

Der erste Vorgeschmack auf die Schule kann der Kindergarten oder eine Krippe für Kinder im Vorschulalter sein. Im Kindergarten bekommt das Kind Gelegenheit, sich an andere Kinder zu gewöhnen, mit anderen Spielzeugen zu spielen und soziale Fertigkeiten zu entwickeln, indem es mit anderen zu festen Zeiten gemeinsam seine Mahlzeit einnimmt, eine Tages- und Lebensroutine entwickelt und natürlich seine Kommunikationsmöglichkeiten erweitert und schult: das gesprochene Wort und die Interaktion. Außerdem lernt das Kind sich durchzusetzen, es erfährt Verletzungen durch andere Kinder, lernt, zu trösten und mit anderen zu teilen. Die Vorzüge dieser Entwicklungsstufe sind schier unbegrenzt. Nachteile fallen mir dazu kaum ein – vorausgesetzt, der Kindergarten verfügt über genügend Personal, um für alle Kinder sowohl individuell wie auch als Gruppe Sorge zu tragen. Natürlich ist jedes Kind anders, aber im allgemeinen stellen Kindergärten eine ideale Brücke zwischen dem häuslichen Familienleben und den späteren Anforderungen in der Schule dar.

Wenn das Kind eingeschult wird, fühlt es sich vielleicht entwurzelt und möchte sich nicht von den Eltern trennen. Möglicherweise läuft es sogar aus der Schule davon. *Walnut* hilft dem Kind, sich an die neue Umgebung anzupassen, wie auch an die Menschen, mit denen es nun einen großen Teil seines Tages verbringen soll. Ist das Kind nervös, hilft *Mimulus* ihm dabei, mehr Selbstvertrauen zu entwickeln. *Aspen* hilft, wenn die Furcht eher vage und unspezifisch ist. *Chicory* hilft dem Kind, das sich nicht von seinen Eltern trennen mag, das sich festklammert, schreit und weint, um die Eltern daran zu hindern, das Schultor hinter sich zu schließen.

Die Einschulung bedeutet für ein Kind nicht nur, daß es sich an ein neues Wertesystem, an Disziplin und eine neue Tagesroutine gewöhnen muß, sie markiert auch das Ende des Kleinkindalters und den Beginn der eigentlichen Kindheit. Wenn es für Eltern auch ein bißchen traurig sein mag mitanzusehen, wie das Baby in ihrem Kind auf alle Zeit verlorengeht, bedarf die Entwicklung seiner Persönlichkeit nun mehr denn je ihrer Unterstützung. Und so ist es natürlich sehr wichtig, daß die Eltern ihr Kind in seinem Tun ermutigen, daß sie sich für das interessieren, was das Kind von der Schule mit nach Hause bringt, und daß sie stolz auf den Künstler, den Schriftsteller oder den Mathematiker in ihrem Kind sind!

Verhalten und Leistung

Die Ursachen für problematisches Verhalten in der Kindheit sind sehr oft Enttäuschung oder Frustration. Das liegt zum Teil an den Leistungserwartungen, mit denen sich Schulkinder konfrontiert sehen. Mit der Einschulung findet nämlich, wie einige Psychologen meinen, ein Übergang statt von einem häuslichen System, das prinzipiell «personenzentriert» ist (wo Kinder also für das gelobt werden, *was sie sind*), zu einem System an der Schule, das «leistungszentriert» ist (wo Kinder für das gelobt werden, was sie *können*).

Ob und wie sich Lernfähigkeit und schöpferische Begabung eines Kindes entwickeln, hängt zum großen Teil von der Reaktion ab, die es erfährt, sobald es etwas Neues lernt. Nehmen wir ein Beispiel: Zeigt man einer Gruppe von Kindern ein Bild von einem Papagei und fragt, was das sei, antwortet eins der Kinder vielleicht: «Ein Bild!» Doch so ernst es dem Kind mit dieser Antwort auch sein mag, bekommt es nur zu hören: «Sei nicht so dumm!» Ein anderes Kind sagt vielleicht: «Ein Vogel!», was ihm ein halbes Lächeln einträgt, verbunden mit dem Hinweis, daß diese Antwort zwar gut, aber eben doch nicht gut genug sei. Dagegen erntet das Kind mit der Antwort «ein Papagei» Applaus und Lob. Kinder, die wiederholt negatives Feedback erfahren, reagieren frustriert und verlieren schließlich das Interesse; und irgendwann wirkt sich das auch abträglich auf ihr gesamtes Lernpotential aus. Ganz ähnlich können Kinder, die sich langweilen, weil sie mit stupiden Aufgaben unterfordert werden, negativ reagieren und – ihrer eigenen Angst vor dem Scheitern zum Trotz – tatsächlich *lernen* zu versagen.

Es gibt auch Kinder, die irgendwelche anderen Interessen haben und auf dem entsprechenden Gebiet auch *tatsächlich* sehr gut sind. Weil diese Interessen aber zu abseitig sind und von der Schule nicht abgedeckt werden, bekommen sie keine Gelegenheit, ihr besonderes Talent weiterzuentwickeln, was wiederum Enttäuschung, Niedergeschlagenheit und ein noch ausgeprägteres Gefühl des Versagens nach sich zieht. Das führt dazu, daß sich manche Kinder geradezu selbst darin überbieten, frech, destruktiv und ungehorsam zu sein, während andere, die die benötigte (oder erwünschte) Aufmerksamkeit nicht bekommen, zu erpresserischen Maßnahmen greifen, um sich ihrer zu vergewissern – indem sie sich beispielsweise weigern, zu essen oder schlafenzugehen, indem sie Lügengeschichten erzählen, stehlen, andere herumschubsen, sich selbst Verletzungen zufügen und so weiter. In der Schule kann das Kind Aufmerksamkeit erregen, indem es schreit, sich übermäßig aufregt oder den Unterricht stört. Im Zusammmenhang mit den Bachblütenessenzen lautet die wichtigste Frage wie immer: «Warum?» Verbirgt sich hinter dem störenden, aufrührerischen Verhalten möglicherweise etwas viel Tieferliegendes, etwas, das das wahre Problem sein könnte? Dem ist nämlich auch meist so, und wenn man dem Kind wirklich helfen will, ist es unverzichtbar, daß man die «wirkliche kleine Person» hinter dem ruppigen Äußeren aufspürt – die wahre Persönlichkeit des Kindes. Es kann freilich durchaus sein, daß das störende Verhalten seiner Grundnatur entspricht. Vielleicht handelt es sich um ein sehr charakterstarkes Kind, das gern seinen Willen bekommt und sich eben schlecht benimmt, wenn das nicht geschieht. Ein solches Kind würde *Vine* gegen die Aggressivität brauchen, vielleicht auch noch *Chicory* gegen die Ich-Bezogenheit. Das Kind, das gezielt um Aufmerksamkeit buhlt, klammert und Taktiken wie Weinen, simulierte Krankheit oder Nörgelei einsetzt, um seinen Willen zu bekommen, braucht *Chicory,* um selbständiger und nicht mehr so besitzergreifend zu werden.

Weitere hilfreiche Blütenessenzen sind: *Gentian* gegen Entmutigung; *Willow* bei Selbstmitleid oder Niedergeschlagenheit;

Gorse nützt dem pessimistischen Kind, das die Hoffnung aufgibt und gar nicht erst versucht weiterzumachen; *Elm* ist für das Kind, das sich durch die Erwartungen überfordert fühlt, denen es gerecht werden soll; *Pine* dient dem Kind, das Schuldgefühle hegt, weil es die gesteckten Anforderungen nicht erreicht oder bemeistert hat; *Rock Water* ist für das Kind, das sich Selbstvorwürfe macht und sich auch selbst bestraft, weil es versagt hat; *Scleranthus* ist bei dem Kind angezeigt, das sich unschlüssig über die richtige Entscheidung ist – soll es nun dies sagen oder das andere? –, das zögert und dadurch vielleicht die Gelegenheit verpaßt, überhaupt etwas zu antworten; *Cerato* ist für das Kind, das Bestätigung und Ermunterung braucht und sucht, während *Sweet Chestnut* für das Kind geeignet ist, das sich verzweifelt bemüht, immer alles richtig zu machen, und natürlich immer niedergeschlagener wird, wenn seine wiederholten Versuche scheitern.

Manche Kinder wissen stets die richtige Antwort und stehen immer stolz auf, um sie zu verkünden. Wenn der Lehrer der Klasse eine schwierige Frage stellt, sind diese Kinder stets die ersten, die die Hand heben oder dem Rest der Klasse den Sachverhalt erklären, nachdem erst mehrere falsche Antworten gegeben wurden. Diese Kinder besitzen genug Selbstvertrauen, um aus ihrem Verständnis keinen Hehl zu machen, und obwohl sie sich oft ernsthaft bemühen, dieses Verständnis mit anderen zu teilen, werden sie doch häufig als «Streber» oder «Lehrerlieblinge» getadelt. Wenn solche Kinder immer wieder verhöhnt und mit derlei Schimpfwörtern belegt werden, kann es schnell passieren, daß sie sich in ihre Schale zurückziehen. Obwohl sie *von Natur aus* eigentlich selbstsicher und zuversichtlich sind, fühlen sie sich dadurch vielleicht verunsichert, weshalb sie dann *Larch* brauchen, um ihr Selbstvertrauen wiederherzustellen. Anderen Kindern wiederum ist es völlig gleichgültig, was andere von ihnen denken. Sie bieten jeder Gegnerschaft kühn die Stirn und lassen sich durch nichts und niemanden beirren. Das sind die *Oak*-Typen. Kinder, die ein bißchen überheblich wirken und eine Einstellung entwickeln, mit der sie sich von den anderen ausgrenzen und sich über diese stellen, sind *Water Violet*-Typen, und ebendiese Blütenessenz kann ihnen auch helfen, falls sie sich durch diese Distanziertheit einsam oder entfremdet fühlen sollten.

Um ihre Verlegenheit zu überspielen, neigen viele Kinder dazu, sich selbst ganz absichtlich zum Narren zu machen. Wenn sie andere zum Lachen bringen, mag man sie, und wenn man sie mag, fühlen sie sich zuversichtlicher und selbstsicherer. Diese Art äußerer Maske, hinter der sich ein ganzer Strudel von Emotionen verbirgt, kann hilfreich mit *Agrimony* behandelt werden. *Larch* wirkt auch gegen den fundamentalen Mangel an Selbstvertrauen, während *Scleranthus* und/oder *Cerato* dem Mangel an Sicherheit beikommen.

Wenn wir die «Störung» mal aus einer anderen Sicht betrachten, stellt sich vielleicht heraus, daß das «störende» Kind in Wirklichkeit nur sehr begeisterungsfähig ist. Das Kind, das «angibt», indem es seine Antworten im Klassenzimmer laut herausbrüllt, heischt also nicht zwingend immer nur nach Aufmerksamkeit oder Lob, sondern platzt möglicherweise schier vor Begeisterung, weil es die richtigen Antworten eben wirklich weiß. Natürlich wird man einen solchen Wissensdurst nicht unterdrücken wollen, aber sollte diese Begeisterung in Frustration umschlagen, kann einem solchen Kind mit *Vervain* geholfen werden. *Impatiens* hilft dem Kind, das zu ungeduldig ist, um das Ende der Stunde abzuwarten. Die Aufmerksamkeitsspanne des *Impatiens*-Kindes ist sehr begrenzt, und aus Langeweile fängt es vielleicht an, seinen Nachbarn zu ärgern, etwas auf das Pult zu schmieren, Papierflieger zu basteln und sie durchs Klassenzimmer sausen zu lassen, wenn der Lehrer gerade nicht hinschaut, mit dem Stuhl Geräusche zu machen, während es darauf herumzappelt, oder den Unterricht mit Bemerkungen oder Fragen zu unterbrechen, die in keinem Zusammenhang mit dem Lehrstoff stehen.

Legasthenie/Dyslexie

Bei der Legasthenie/Dyslexie handelt es sich um eine besonders belastende Lernschwierigkeit. Legasthenische Kinder sehen

Wörter und deuten sie falsch, indem sie sie rückwärts lesen oder bestimmte Buchstaben vertauscht wahrnehmen. Sie sehen beispielsweise ein «p» als «d» oder «b» oder lesen «Neger» statt «Regen». Manchmal werden auch ganze Wörter vertauscht und in umgekehrter Reihenfolge gelesen. Auch das Schreiben kann davon betroffen sein; dem Kind fällt es sehr schwer, Wörter richtig zu buchstabieren und die Buchstaben in der richtigen Reihenfolge aufzuschreiben. Das Sprechen kann ebenfalls betroffen sein, indem Wörter entweder falsch ausgesprochen oder rückwärts aufgesagt werden; manchmal werden auch Buchstaben ausgelassen, als hätte das Kind nur einen Teil des Worts vernommen, zum Beispiel «Buch» statt «Bruch».

Um Legasthenie/Dyslexie ranken sich viele Mißverständnisse, und so hat man Kindern, die darunter leiden, beispielsweise den Vorwurf gemacht, faul, ungehorsam oder dumm zu sein. Das stimmt natürlich nicht. Ganz im Gegenteil verfügen Legastheniker über eine überdurchschnittliche Intelligenz, die jedoch gebremst wird, wenn man ihre Verfassung nicht richtig versteht und ihnen keine geeigneten Lernmöglichkeiten oder -hilfen gibt.

Es ist nur natürlich, wenn sich Eltern Sorgen machen, daß ihr Kind vielleicht niemals richtig lesen oder schreiben lernt, was ihm im späteren Leben schier unüberwindliche Probleme bereiten würde. Auch wenn sicherlich wichtig ist, daß die Eltern ihrem Kind alle erforderliche Hilfe zur Verfügung stellen, bedeutet Legasthenie bei kleinen Kindern keineswegs zwingend, daß die Lebensqualität dauerhaft davon beeinträchtigt werden muß. Manchmal handelt es sich dabei nämlich um nicht mehr und nicht weniger als einen leichten, harmlosen «Schluckauf» in der Sprachentwicklung.

Was die schwerwiegenderen Formen der Legasthenie betrifft, so gibt es eine Reihe von Methoden, um die Lese- und Rechtschreibschwäche zu korrigieren. Das größte Problem, vor das sich legasthenische Kinder jedoch gestellt sehen, ist das Unverständnis ihrer Umgebung und der Hohn, mit dem ihnen andere Kinder in der Schule begegnen. Ständige abfällige Bemerkungen wie «Paß doch auf, Blödmann» und «Du bist ja doof – du kannst nicht mal richtig schreiben» werden ihre Wirkung auf diese Kinder nicht verfehlen, bis sie dann irgendwann tatsächlich glauben, daß sie dumm seien. Es ist daher von größter Bedeutung, diesen Kindern möglichst viel Aufmunterung und Unterstützung angedeihen zu lassen. Hier können auch die Bachblütenessenzen wirklich große Hilfe leisten, indem sie das Selbstvertrauen des Kindes auf sanfte Weise anregen, die verlorengegangene Zuversicht wiederherstellen und das verletzte Ich wieder zusammenflicken. *Larch* unterstützt die Wiedergewinnung der Zuversicht; *Gentian* wirkt unterstützend, und *Cerato* ermutigt und bestätigt das Ich. Manche Kinder entwickeln in diesem Zusammenhang vielleicht einen Schuldkomplex, weil sie glauben, daß doch alles ihre Schuld sein müsse. Einem solchen Kind kann *Pine* eine Hilfe sein. *Rock Water* hilft dem Kind, das sich Selbstvorwürfe macht oder sich selbst ständig unter Druck setzt, um bestimmte Leistungen zu erbringen. Das muß natürlich an sich noch nichts Schlechtes sein, aber wenn es zu Leid und geistiger Erstarrung führt, kann die Essenz *Rock Water* dem Kind dabei helfen, alles etwas entspannter und gelassener zu betrachten; *Mimulus* ist ein Hilfsmittel für verängstigte oder schüchterne Kind; *Water Violet* hilft Kindern, die sich abkapseln und dadurch vereinsamen; *Clematis* unterstützt Kinder, die in eine Welt der Tagträumerei abdriften oder unter Konzentrationsmangel leiden; *Impatiens* hilft dem Kind, das auf seine eigenen Unzulänglichkeiten mit Ungeduld reagiert oder Wutanfälle bekommt, weil es so langsam ist.

Es muß hier noch einmal betont werden, daß ein gewisses Ausmaß scheinbarer Legasthenie/Dyslexie bei kleinen Kindern etwas ganz Normales ist und sogar zur Sprachentwicklung gehört; nur wenn dieser Zustand dauerhaft anhält, bedarf er der verstärkten Aufmerksamkeit, um im späteren Leben größere Schwierigkeiten zu vermeiden.

Triezerei

Die Triezerei in der Schule kann zu einem großen Problem werden. Sie betrifft nicht nur das triezende und getriezte Kind, sondern auch die Eltern, die Lehrer, den Rest der Klasse und möglicherweise sogar die gesamte Schule. Das Hauptopfer – das Kind, auf dem ständig «herumgehackt» wird – bekommt die größte Last der Bösartigkeit oder Drohungen des Kameradenschinders ab. Deshalb braucht es dringend Hilfe und Unterstützung, Trost und Rückhalt. Doch oft genug ist es gerade dieses Kind, welches kategorisch leugnet, daß irgend jemand irgendwelchen Ärger macht, und das sich auch weigert, darüber zu sprechen, selbst wenn die Eltern den Verdacht hegen, daß etwas nicht stimmt, weil sie beim Kind einen entsprechenden Stimmungswandel beobachtet haben. Vielleicht haben diese Kinder Angst vor der Reaktion ihrer Eltern, die in der Schule vielleicht eine Szene machen könnten. Möglicherweise möchten sie aber auch einfach nicht als schwach oder wehrlos gelten.

Es kann viele verschiedene Gründe geben, weshalb ein Kind alles für sich behält, doch wenn wir ihm mit den Blütenessenzen helfen wollen, müssen wir es genauer wissen. Und niemand kann uns besser aufklären als das Kind selbst. Das verlangt möglicherweise eine gehörige Portion Geduld und sanfte Ermutigung, und vielleicht hilft es dem Kind auch, mit jemand anderem zu reden, beispielsweise mit einem älteren Geschwister, einer Tante, einem Onkel oder einem Großelternteil. Es ist denkbar, daß das Kind sich behaglicher fühlt, wenn es mit jemandem reden kann, vor dem es sich nicht gleich rechtfertigen muß. Doch immerhin können wir uns *vorstellen*, was das Kind durchmacht, und wir können wenigstens ungefähr spüren, welche Stimmung es beherrscht und wie diese sich von seiner normalen Gemütsverfassung unterscheidet. Das Kind wirkt vielleicht zerstreut, niedergeschlagen oder verängstigt. Es hat möglicherweise einen verängstigten, gehetzten Blick, oder es konstruiert eine Vielzahl von Vorwänden, weshalb es nicht zur Schule gehen kann. Die meisten Menschen werden sich an Gelegenheiten zurückerinnern können, wo sie eine solche Angst vor einem bevorstehenden Ereignis hatten, daß ihnen regelrecht übel davon wurde und sie sich sogar tatsächlich übergeben mußten. Ganz ähnlich kann auch ein Kind reagieren, das sich in der Schule vor eine äußerst unangenehme Situation gestellt sieht.

Die Blütenessenzen können dabei zweifellos Hilfe leisten, wichtig ist aber auch, zu bestimmen, wie das individuelle Kind reagiert, damit wir wirklich das passende Mittel verabreichen können. Denn nicht alle Kinder reagieren gleich, wenn sie getriezt oder herumgeschubst werden. Manche nehmen es einfach hin, finden sich damit ab, machen sich gar nicht die Mühe, sich zu wehren und passen sich einfach an. Solche Kinder brauchen *Wild Rose,* damit sie die Motivation entwickeln, sich der Situation zu stellen und sie zu bemeistern. Das verängstigte Kind, das sich vor Schmerzen fürchtet, vor den Rückschlägen und Konsequenzen, oder dem sogar vor der Angst selbst graut, braucht möglicherweise *Mimulus.* Doch könnte hinter diesen bekannten Ängsten auch noch eine unerklärliche Bangigkeit stehen, das Gefühl, «daß irgend etwas bald passieren wird» ... Gegen diese Art von Furcht hilft *Aspen.* Auch *Rock Rose* wäre in diesem Zusammenhang zu erwägen. Es wirkt bei Entsetzen oder Panik, also immer, wenn die Furcht größer ist als die «Alltagsnervosität» von *Mimulus* und sehr viel stärkere Emotionen auslöst. *Rock Rose* gehört auch zu den Ingredienzien der *Rescue Remedy,* die auch *Star of Bethlehem* enthält, das gegen den Schock der ersten Begegnung mit dem Triezer wirkt, ebenso *Cherry Plum* gegen die Panik, die entsteht, weil sich das Kind alle möglichen schrecklichen Szenen ausmalt. Deshalb läßt sich *Rescue Remedy* auch einsetzen, wenn das Kind unmittelbar vor dem Schulgang plötzlich sehr niedergeschlagen ist.

Ist das Kind nicht in der Lage, den Bedrohungen die Stirn zu bieten, und leistet es den Forderungen des Triezers verschüchtert Folge, bläht das nicht nur dessen Ego auf, sondern macht das Kind selbst auch immer trauriger, weil es sich aufgrund seiner Natur selbst eine Grube gegraben hat, aus der es nun nicht mehr entkommt. Hier ist die Blütenessenz *Centaury* angezeigt. Sie ist für jene Menschen gedacht, die sanft und gütig sind, sich aber auch leicht dominieren lassen und nie nein sagen können.

Centaury hilft diesen Kindern, zu begreifen, daß sie niemandem wehtun, wenn sie nein sagen, am wenigsten dem Triezer; und wenn sie das erst einmal verstanden und getan haben, werden sie stolz auf sich sein. Dann werden sie beim nächsten Mal – sofern es überhaupt ein nächstes Mal geben sollte – wissen, daß sie es schon einmal geschafft haben und es wieder schaffen können. *White Chestnut* kann als «Helfer»-Essenz dienen, wenn das Kind von sorgenvollen Gedanken belastet ist und deshalb Schlafstörungen entwickelt. *Walnut* hilft diesen Kindern, auf Distanz zu gehen, um sich gar nicht erst auf die Trieztaktiken einzulassen. *Chestnut Bud* ist angezeigt, wenn das Kind dem Triezer zwar durchaus die Stirn bietet, aber dennoch immer wieder in die gleiche Situation gerät. *Sweet Chestnut* hilft Kindern, die sich niedergeschlagen, in die Ecke gedrängt oder hoffnungslos verraten und verkauft fühlen.

Scleranthus ist eine Hilfe für Kinder, die entweder nicht wissen, was sie tun sollen, oder die sich nicht entscheiden können, ob sie jemandem davon erzählen sollten oder nicht. *Cerato* unterstützt das Kind, das nicht genug Selbstvertrauen hat und deshalb jede Entscheidung in Frage stellt, die es treffen könnte. *Larch* hilft Kindern, die nicht genug Selbstsicherheit haben, um sich gegen den Triezer auszusprechen oder ihm die Stirn zu bieten, während *Mimulus* dem Kind den Mut gibt, es tatsächlich zu tun. Kinder, die sich mit Widerständen abplagen, andererseits aber die Bereitschaft der Eltern, sich in der Schule zu beschweren, weit von sich weisen und darauf bestehen, sich selbst zu wehren, können von der Essenz *Oak* profitieren, die ihnen hilft, ihre natürliche Kraft zu bewahren oder wiederzugewinnen. Der wahre *Oak*-Typ wird sich am Ende immer durchsetzen!

Der Triezer wiederum ist das dominierende Kind, das andere in die Knie zwingt, die «schwächer» sind. Dieses aggressive Verhalten entspricht der Essenz *Vine*. Und tatsächlich ist es möglich, daß das Kind diese Essenz benötigt, weil die *negative* Seite von Vine aggressiv, fordernd, einschüchternd und manchmal auch grausam ist. Darüber hinaus ist *Holly* das Heilmittel gegen Bösartigkeit, Rachsucht, Haß, Eifersucht und ähnliche Gefühle, die allesamt zu aggressivem Verhalten führen können. Möglicherweise meint das triezende Kind, daß ihm irgendein Unglück widerfahren sei, an dem das andere Schuld hat, weshalb es durch die Triezerei versucht, sich Genugtuung zu verschaffen. *Willow* würde diesem Kind helfen, seine Verbitterung loszuwerden, um verzeihen und vergessen zu können.

In manchen Fällen mag die Aggressivität nur vordergründig sein, während dahinter ein zutiefst verunsichertes Kind steckt oder eines, das sich ungewollt, ungeliebt und jeder Zuwendung beraubt fühlt. Sollte dies der Fall sein, müssen wir dem Kind helfen, mit seiner eigenen Unsicherheit und dem Gefühl der Isolation zurechtzukommen. Jeder von uns hat etwas zum Leben beizutragen, auf seine ureigene Weise, und dabei spielt es keine Rolle, ob wir eher ruhig und introvertiert oder laut und offenherzig sind. Den meisten Kindern fällt es allerdings schwer, dies zu begreifen, weil sie in der Regel noch nicht über genügend Lebenserfahrung verfügen, um die Unterschiede zwischen den Menschen zu verstehen. *Beech* hilft dem Kind, das die Fehler anderer mit Kritik und Unduldsamkeit quittiert und nicht begreifen kann, weshalb sie etwas auf eine Weise tun, die ihm (dem *Beech*-Typ) dumm, unpassend oder stümperhaft erscheinen mag. *Impatiens* hilft Kindern, die irritiert auf das reagieren, was ihnen bei anderen Kindern als Langsamkeit vorkommt. Manchmal sind *Beech* und *Impatiens* gemeinsam angezeigt, wenn nämlich Ungeduld und Intoleranz parallel auftreten. *Holly* ist eine Hilfe für Kinder, die dem schüchternen, zaghaften Kind auf der Schule mit Bösartigkeit begegnen.

Schüchternheit

Es ist völlig natürlich, daß kleine Kinder auf bestimmte Situationen schüchtern reagieren: wenn beispielsweise jemand zu Besuch kommt, den sie noch nicht kennen. Das hält allerdings meist nur kurz an, und wenn sich das Kind erst einmal an die Person gewöhnt hat, kehrt es schon bald zu seiner normalen

Gesprächigkeit und seinem gewohnten Verhalten zurück. Bei manchen Kindern ist die Schüchternheit allerdings mehr als nur eine flüchtige Neigung, sondern etwas, das viel tiefer sitzt und das sie – zu ihrer eigenen Verzweiflung – oft die ganze Zeit des Heranwachsens über begleitet. Manche Menschen erreichen sogar das Erwachsenenalter, ohne die Schüchternheit jemals abgeschüttelt zu haben. Sie gehört sozusagen zu ihrem Wesen. Die Bachblütenessenz, die hier helfen kann, ist *Mimulus,* weil sie die der Schüchternheit zugrundeliegende Nervosität, Furcht und Zaghaftigkeit angeht. Zu den Merkmalen des *Mimulus*-Typs gehört, daß er nervös auf unbekannte Menschen reagiert, sich fürchtet, vor einer Gruppe zu sprechen, ein Zimmer voller Fremder zu betreten und so weiter. Wenn ein Erwachsener schüchtern ist, war er meistens auch schon als Kind schüchtern, und jeder, der diese Gefühle kennt, wird mir wahrscheinlich zustimmen, wenn ich behaupte, daß dies eines der allerschwierigsten Probleme überhaupt ist. Das Unbehagen kann einen in die Verzweiflung treiben, besonders als Kind, das auch noch den Hohn seiner Altersgenossen über sich ergehen lassen muß, wenn es plötzlich zungenlahm wird, anfängt zu stottern oder den Eindruck vermittelt, daß es nichts mehr zu sagen wisse. Dabei haben diese Kinder vielleicht sogar *sehr viel* zu sagen, aber weil sie sich in einer Situation, in der von ihnen freie Äußerungen erwartet werden, nervös und unwohl fühlen, löst sich alles, was sie zu einem Gespräch hätten beitragen können, in Luft auf. Jedes Kind hat Schwierigkeiten, wenn es noch Freunde sucht, sich in einer neuen Schule einzugewöhnen, wo die Freundschaften zwischen den anderen Kindern bereits fest etabliert sind; für ein schüchternes Kind aber ist es besonders schwierig, sich einzuleben und wirklich akzeptiert zu fühlen. Kindern fehlt oft das Verständnis und das Mitgefühl, das sich erst später im Leben entwickelt, und so können sie sehr gedankenlos und im Kollektiv sogar ziemlich grausam sein. Ein Kind, das sich von der Masse dadurch abhebt, daß es sich nicht leicht mit anderen anfreundet, wird oft zum Gegenstand des Spotts. Flüstern und Tuscheln, wenn es irgendwo vorbeikommt, Beschimpfungen, häßliche Bemerkungen und die Ächtung durch andere sind nur einige von vielen schmerzhaften Erfahrungen, die zu ertragen und zu handhaben erst einmal gelernt werden will. *Mimulus* ist die geeignete Essenz, um solchen Kindern zu helfen, Mut zu *gewinnen.* Auf der anderen Seite demonstrieren sie – ohne sich dessen bewußt zu sein – bereits *sehr viel* Mut, weil sie die Sache überhaupt über sich ergehen lassen. So können sich die negative und die positive Seite der Blütenessenz manchmal gleichzeitig manifestieren. *Mimulus* hilft Kindern dieser Disposition, weniger nervös zu sein. Es erleichtert ihnen das Herantreten an andere Kinder, gibt ihnen den Mut, sich auszudrücken und die Worte zu finden, die ihnen sonst entweichen würden. Ihr Grundwesen bleibt davon unberührt, aber die Typen-Essenz versetzt sie in die Lage, damit zurechtzukommen, so daß es ihr Lebensglück nicht länger beeinträchtigt.

Auch *Larch* kann diesem Typ von Kind eine Hilfe sein, da Nervosität und Zaghaftigkeit häufig mit einem Mangel an Selbstvertrauen einhergehen; und sollte dies tatsächlich der Fall sein, könnten die beiden Essenzen zusammenwirken und dem Kind dabei helfen, mehr Selbstvertrauen zu entwickeln und seine Nervosität und Furcht zu überwinden.

Kein Kind möchte vor seinen Schulkameraden dumm dastehen, aber das Klassenzimmer bietet nun einmal das optimale Feld dafür! Sich lächerlich vorzukommen, irgend etwas zu sagen, das «dumm» ist, oder die Antwort auf eine scheinbar einfache Frage nicht zu kennen, kann das Selbstvertrauen in tausend Stücke schlagen. Tatsächlich löst es Verlegenheit aus, allein aufzustehen, sei es, um zu beichten, daß man etwas *nicht* weiß, oder auch nur, um eine richtige, gut einstudierte Antwort zum Besten zu geben. Das Erröten stellt eine Reaktion auf diese Verlegenheit dar und gehört zu den schlimmsten Aspekten der Schüchternheit. Wird ein schüchternes Kind im Klassenzimmer aufgerufen, um eine Frage zu beantworten oder vor den anderen Kindern etwas vorzuführen, ist das Erröten schon fast zwingend – Schüchternheit und Erröten werden offensichtlich im Doppelpack geliefert. Und die Tatsache, daß das Kind bereits fest damit rechnet, daß es gleich erröten wird, macht die Sache keineswegs erträglicher. Im Gegenteil, das Kind reagiert mit größter Verlegenheit auf das pure Gefühl, daß ihm die Röte ins Gesicht steigt, woraufhin diese sich noch verstärkt. So wird das ganze zu einem einzigen Alptraum. Das Kind versucht vielleicht, die Röte zu verbergen, indem es den Kopf senkt und das Gesicht wie zur Tarnung hinter seinem Haarschopf verbirgt, oder indem es die Hände an die Wangen legt und hofft, daß niemand etwas mitbekommt. Dieser letzte Strohhalm an Würde, nach dem da gegriffen wird, ist möglicherweise auch das einzige, was die völlige geistige Lähmung verhindert. Das Schlimmste daran ist, daß jeder zu einem Menschen, der gerade errötet ist, sagen kann: «Oh, du bist ja ganz rot im Gesicht!» Jeder, der in seiner Kindheit solche scheußlichen Augenblicke durchlebt hat, wird das hier beschriebene Gefühl kennen.

Wir haben bereits erwähnt, daß *Mimulus* und *Larch* in solchen Situationen hilfreich sein können, es könnten aber auch andere Essenzen angezeigt sein. Ein Kind, das ruhig, sanft und gütig ist, legt die Essenz *Centaury* nahe. Kinder, die ihre wahren Gefühle verbergen – beispielsweise jene, die ihre Schüchternheit grimmig hinter einer Fassade der Lebhaftigkeit zu verstecken trachten – brauchen *Agrimony*. Bemüht sich ein Kind auf diese Weise, seine unverkennbare Schüchternheit oder furchtsame Nervosität zu vertuschen, sind sowohl *Agrimony* als auch *Mimulus* angezeigt. Bei einem Kind, das seinen verzweifelten Mangel an Selbstvertrauen zu kompensieren sucht, indem es sich nichts anmerken läßt, wäre *Agrimony* und *Larch* eine geeignete Kombination, während *White Chestnut* hilft, die Seelenqualen zu lindern.

Sollte ein Kind wegen seiner Schüchternheit in Depressionen verfallen, braucht es Essenzen, die es aufmuntern und wieder lebensfroh machen. *Gentian* kann ihm helfen, mit einem Mißerfolg oder einer Enttäuschung zurechtzukommen. *Gorse* hilft dem Kind, das die Flinte ins Korn wirft, seine Schulaufgaben drangibt oder möglicherweise überhaupt nicht mehr zur Schule gehen will. *Willow* ist eine Hilfe für das grollende oder schmollende, selbstmitleidige Kind, das sich nur noch mit seinem eigenen Unglück beschäftigt. Ein solches Kind zieht sich innerlich zurück und kann schließlich an überhaupt nichts anderes mehr denken als an die eigenen Probleme. *Willow* hilft solchen Kindern, ihr Augenmerk wieder nach außen zu richten, genug Optimismus zu entwickeln, um den Teufelskreis des negativen Denkens zu durchbrechen und das Problem eher von seiner positiven Seite zu sehen – oder sich auch nur darauf zu konzentrieren, es *hinzunehmen* und sich selbst so zu akzeptieren, wie es nun einmal ist.

Stottern

Beim Stottern handelt es sich um eine weitverbreitete Sprachstörung. Es beruht auf der unfreiwilligen Wiederholung oder Auslassung von Lauten und auf der Verlängerung bestimmter Silben beim Sprechen. Die allermeisten Kinder werden eine Phase durchlaufen, in der sie über ihre eigenen Worte stolpern, und die Tatsache, daß ein Kleinkind gelegentlich stottert, bedeutet keineswegs zwingend, daß es später zu Sprachstörungen neigen wird.

Da sich die Tendenz zum Stottern oft bereits in der Familiengeschichte findet, wird angenommen, daß es sich in manchen Fällen um ein erbliches Problem handelt. Andererseits beweist die Tatsache, daß sowohl Eltern als auch Kind stottern, noch nicht, daß das Kind das Problem tatsächlich von den Eltern geerbt hat – möglicherweise ahmt es ja nur die Sprechweise der Eltern (oder des Elternteils) nach, wie es alle Kinder tun, wenn sie sprechen lernen. Im allgemeinen herrscht allerdings Einigkeit darüber, daß das Stottern mit Streß zu tun hat, wobei nicht geklärt ist, ob der Streß die Kernursache darstellt oder nur einen Einflußfaktor, der ein Problem verschärft, das bereits vorhanden ist. Ob Ursache oder Einfluß – löst man den Streß auf, verschwindet auch das Stottern. Wenn sich das Kind entspannt, behaglich und unbeobachtet fühlt, beispielsweise wenn es mit

Tieren oder mit einer liebevollen Tante spricht, stottert es oft überhaupt nicht; dagegen tritt das Stottern meist in Situationen auf, in denen Druck ausgeübt wird, etwa wenn das Kind im Klassenzimmer auf eine direkte Frage des Lehrers antworten soll.

Ob jemand Stotterer wird oder nicht, ist demnach eine Frage der Reaktion auf Streß, also etwas, das im Wesen des Kindes angelegt ist. Stotternde Kinder sind oft nervös, verlegen und schüchtern, und es gibt bestimmte Blütenessenzen, die sich dieser fundamentalen Ängstlichkeit annehmen. *Mimulus* ist für das Kind geeignet, das von schüchternem, nervösem Wesen ist. Als Mittel zur Linderung von Furcht hilft es solchen Kindern, Situationen mutig anzugehen, auf die sie sonst mit Zaghaftigkeit oder Furcht reagieren würden; und weil diese Essenz auch die Auswirkungen der Schüchternheit abmildert, sorgt sie für mehr Gelassenheit in der Konfrontation mit Menschenmengen oder fremden Gesichtern. *Larch* ist ein Mittel, das oft gemeinsam mit *Mimulus* verabreicht wird, denn es hilft dem verlegenen Kind, sein Selbstvertrauen zurückgewinnen. *Walnut* kann hilfreich sein, weil diese Essenz vor Fremdeinflüssen schützt und dem Kind damit hilft, dem Druck von außen standzuhalten. Auch *Agrimony* ist in solchen Fällen oft angezeigt, weil sie jene Menschen unterstützt, die ihre Gefühle verbergen und statt dessen eine tapfere, fröhliche und zuversichtliche Miene aufsetzen. Die Anstrengung, die nötig ist, um Schüchternheit, Furcht oder Bangigkeit zu vertuschen, führt zum Stottern, was die Aufmerksamkeit natürlich auf die Tatsache richtet, daß das fragliche Kind eben *doch* nicht so selbstsicher ist, wie es andere glauben zu machen versucht. *Agrimony* hilft, diesen Teufelskreis aufzulösen.

Manche Kinder geraten ins Stottern, weil sie übereifrig sind, sehr schnell denken und alles viel zu schnell in Worte fassen wollen. Dann können Stimmbänder, Zunge und Mund einfach nicht mehr Schritt halten, und so gerät das Kind bei seinem übereifrigen Versuch, Gedanken in Worte zu fassen, gewissermaßen ins Stolpern. In einem solchen Fall wäre *Impatiens* angezeigt, weil es für jene Menschentypen geeignet ist, die über eine rasche Auffassungsgabe verfügen und zum schnellen Sprechen neigen. Die Essenz *Impatiens* hilft, das drängende Gefühl abzumildern, und sorgt dafür, daß das Kind sich mehr Zeit für die Ausformulierung der Worte nimmt. *Vervain*-Kinder sind ebenfalls sehr eifrig und sehr leicht erregbar, und auch ihnen kann es passieren, daß das, was sie sagen wollen, und das, was sie sagen können, durcheinandergerät.

Streß kann auch von einem Aufruhr oder einer Belastung im persönlichen Leben des Kindes verursacht werden. Vielleicht hat das Kind eine Veränderung in der Schule oder zu Hause zu verkraften, oder es fühlt sich irgendwie unter dem Druck, gut abzuschneiden und bestimmten Erwartungen zu entsprechen. So können beispielsweise Kinder, die immer wieder wegen ihres «schludrigen» Sprechens zurechtgewiesen werden, einen Komplex entwickeln und sich so stark verspannen, daß sie zu stottern anfangen. Kinder, die die Disziplin und die hohen Leistungsstandards ihrer Eltern, Großeltern oder Lehrer als Belastung empfinden, können Hilfe durch *Rock Water* erfahren.

Ein weiteres Element des Stotterns ist das Zögern, die Unentschlossenheit und der Selbstzweifel. *Scleranthus* ist die angezeigte Essenz, wenn der Betroffene ständig zwischen zwei Möglichkeiten hin und her schwankt. Ist der Geist unentschlossen, kann dies auch das Sprechen durcheinanderbringen. Daher erweist sich *Scleranthus* hier als sehr hilfreich. *Cerato* ist ebenfalls eine Hilfe, wenn das Kind von Selbstzweifeln geplagt wird oder Bestätigung braucht; während *Larch* dem Kind hilft, das nur über ein geringes Selbstvertrauen verfügt. Tatsächlich kann etwas von jeder dieser Verfassungen vorliegen, so daß auch eine Mischung aus diesen drei Essenzen angeraten scheint.

Hält das Stottern an, ist es ratsam, das Kind in die Obhut eines Sprachtherapeuten zu geben, der ihm helfen wird, seine Sprachmuster neu zu trainieren. Die Blütenessenzen können diesen Prozeß natürlich unterstützen, aber es ist wichtig, daß er möglichst früh angegangen wird, am besten noch vor der Einschulung. Ansonsten sollten Eltern das Sprechen ihres Kindes zwar unauffällig beobachten, aber dem Stottern nicht allzuviel

Beachtung schenken und auf jeden Fall der Versuchung widerstehen, immer wieder berichtigend einzugreifen. Geduld, Aufmunterung und Unterstützung können, zusammen mit den hilfreichen Blütenessenzen, schon ausreichen, damit das Kind gelassen genug wird, um seine Probleme zu vergessen und flüssiger zu sprechen.

Ticks

Ticks oder nervöse Zuckungen sind unwillkürliche Bewegungen, wie ständiges Augenflimmern, Zucken der Mundwinkel oder der Schultern, das Rollen mit dem Kopf, Schniefen und Husten und so weiter. Ursächlich dafür verantwortlich sind Nervosität, Kummer oder Widersprüche im Leben des Kindes, aber auch Furcht oder Bangigkeit, in seltenen Fällen kann auch eine Erbveranlagung vorliegen. Manche Ticks werden nur erkennbar, wenn das Kind ganz in seinem Tun aufgeht – wenn es beispielsweise ein detailreiches Bild malt oder an einem komplizierten Modell bastelt. Oft merkt das Kind nicht einmal, was es da tut, und selbst wenn man es darauf hinweist, scheint es nicht in der Lage zu sein, den Tick unter Kontrolle zu bringen. Meistens dürfte es wohl das beste sein, die Aufmerksamkeit gar nicht erst darauf zu lenken, weil dies das Problem möglicherweise nur verschlimmert.

Die Behandlung sollte sich ohnehin in erster Linie auf das richten, was den Tick *verursacht*. Sorgt sich das Kind beispielsweise wegen eines häuslichen Konflikts, wird der Tick meist von selbst wieder verschwinden, sobald die Harmonie wiederhergestellt ist. Wenn es um die Auswahl von Bachblütenessenzen geht, ist es wichtig, nicht nur die konkrete Ursache zu bestimmen, sondern diese auch im Kontext der Persönlichkeit und des Temperaments des Kindes zu betrachten. So neigen beispielsweise nervöse Kinder dazu, auf Auseinandersetzungen mit Furcht und Bangigkeit zu reagieren. Deshalb kann *Mimulus* für viele Kinder genau das richtige Mittel sein. *Aspen,* das Mittel gegen unbestimmte Furcht, ist ebenfalls sehr wichtig und kann in manchen Fällen noch angebrachter sein als *Mimulus* (obwohl beide bei Bedarf auch zusammen verabreicht werden können). *Aspen* hilft, die Bangigkeit und die Angst zu lindern, die das Denken eines Kindes blockieren können, obwohl kein konkreter Anlaß dafür auszumachen ist. *White Chestnut* hilft dem Kind, das sich wegen eines Ereignisses oder Vorfalls Sorgen macht – etwa beim Schulwechsel oder bei Streitigkeiten zu Hause oder zwischen Freunden. Alle Kinder reagieren sensibel auf äußere Einflüsse, doch scheinen manche von ihnen anfälliger dafür zu sein als andere. *Centaury*-Kinder sind ruhige, zaghafte, freundliche und sanfte Geschöpfe, denen es schwerfällt, für sich selbst einzustehen und ihre Interessen durchzusetzen. Kinder dieses Typs reagieren höchstwahrscheinlich mit dem Gefühl des Unglücklichseins und des Unbehagens auf jede Art von Konflikt. *Agrimony*-Kinder mögen auch keine Streitereien und werden um jeden Preis versuchen, allem Kummer aus dem Weg zu gehen. *Agrimony*-Typen geben vor, glücklich zu sein, weil sie kein Aufhebens machen möchten. Diese Kinder verbergen ihre wahren Gefühle, vor allem dann, wenn zu Hause ein sorgenträchtiger Konflikt ausgetragen wird und sie ihre Sicherheit und Geborgenheit bedroht sehen, und weil sie manchmal nicht genau verstehen, was da überhaupt vorgeht, entwickeln sie zwar Ängste, versuchen diese aber gleichzeitig zu unterdrücken. *Walnut* ist die Blütenessenz, die vor äußeren Einflüssen bewahrt. Sie schützt Kinder, deren Familienleben gestört ist oder die mit Schulschwierigkeiten zu kämpfen haben. Zudem ist es die Blütenessenz, die Erstarrungen auflöst, weshalb sie auch nützlich bei der Überwindung von Gewohnheiten sein kann. *Vervain* ist jedem Kind eine Hilfe, das «überspannt», lebhaft und ein wahres «Energiebündel» ist. *Impatiens* unterstützt das verspannte Kind, dessen Gedanken immer voranstürmen und das wegen dieser geistigen Ungeduld leicht reizbar wird, was leicht zu unwillkürlichen Zuckungen führen kann. *Aspen* lindert die Erregung aus keinem erkennbaren Grund, denn auch diese kann zu Ticks, Schluckzwängen oder verkrampftem Atmen führen.

Larch stabilisiert das Kind, das unter Verlegenheit leidet oder dem es an Selbstvertrauen fehlt. *Scleranthus* hilft dem verunsicherten, unentschlossenen Kind, das unter Gefühlsschwankungen leidet. *Chestnut Bud* ist hilfreich für Kinder, die zwar schon einmal einen Tick überwunden haben, aber die Erfahrung machen müssen, daß er ständig wiederkehrt.

Manchmal sind unwillkürliche Zuckungen auch eine Folge von Übermüdung, dann wäre *Olive* angezeigt. Während die meisten Kinder gar nicht merken, daß sie einen «Tick» haben, finden andere eine seltsame Art von Gefallen daran und gehorchen sozusagen einem inneren Drang, wenn sie mit den Mundwinkeln zucken oder ihren Kopf drehen. Auch das Nägelbeißen, das von vielen Kindern zur Beruhigung eingesetzt wird, entwickelt sich schnell zu einer zwanghaften Gewohnheit, die sich nur sehr schwer wieder brechen läßt. Dieses zwanghafte Muster läßt sich mit *Crab Apple* angehen, da diese Essenz sich reinigend auf den Geist auswirkt, während *Walnut* dabei hilft, die Gewohnheit zu brechen.

Auch Schock oder Verlust können ursächlich für den Tick eines Kindes verantwortlich sein. *Star of Bethlehem* hilft, sowohl Schock als auch Trauer zu lindern. Es kann jedoch vorkommen, daß der sich aus dem Schock ergebende Tick nicht sofort einsetzt, sondern erst einige Zeit später. *Star of Bethlehem* ist auch in diesem Fall angebracht, um den Streß des Schocks abzumildern, egal wie lange das auslösende Ereignis zurückliegen mag. Manchmal kommt es vor, daß sich Kinder, die einen Elternteil verlieren, für die Geschwister und den verbliebenen Elternteil verantwortlich fühlen; und wenn manche Kinder auch hervorragend mit einer solchen Herausforderung fertig werden, fühlen andere sich davon vielleicht überfordert und halten sich für unzulänglich, wenn sie damit gelegentlich nicht zurechtkommen. Auch diese Kinder können einen streßbedingten Tick entwickeln. *Elm* ist die angezeigte Blütenessenz für solche Kinder, stellt es doch das Vertrauen in die eigene Fähigkeit wieder her und ermöglicht diesen Kindern, sich in aller Ruhe nach entsprechender Hilfe und Unterstützung umzusehen.

Hyperaktivität

Dieser Begriff wirkt auf dem ersten Blick etwas merkwürdig, denn wer will schon darüber bestimmen, wie aktiv ein normaler Mensch sein darf? Was heißt denn überhaupt «normal», und ist etwas, das als überaktiv eingeschätzt wird, denn tatsächlich «anomal»?

Manche Kinder werden als hyperaktiv abgestempelt, obwohl sie in Wirklichkeit nur ein ganz normales Kindheitsverhalten an den Tag legen. Ältere Großeltern, die sich an ein ruhiges, gemächliches Leben gewöhnt haben, halten ein Kleinkind mit seinem unersättlichen Appetit auf Aktivitäten aller Art und seiner schier unerschöpflichen Energie gern für hyperaktiv. Hingegen mag eine junge Mutter, die selbst zwei aktive Kinder hat, dasselbe Kind eher als lethargisch einstufen! Es handelt sich bei der Hyperaktivität bisweilen also um eine ziemlich subjektive Diagnose. Andererseits gibt es aber auch ein klar abgestecktes Problemfeld, das jene Kinder betrifft, die von *allen* Beobachtern als hyperaktiv eingestuft werden. Das sind Kinder, die die ganze Zeit umherlaufen, *extrem* erregbar sind, ständig auf Möbeln herumtrampeln, schreien und laut reden und möglicherweise sogar Dinge kurz- und kleinhauen, und das alles in dem Bestreben, ihre schier grenzenlose Energie und Erregbarkeit zufriedenzustellen. Lügen, Betrügen und unangebrachtes, hysterisches Lachen sind ebenfalls Symptome eines Verhaltens, das sich zweifelsfrei als überaktiv bezeichnen läßt.

Künstliche Lebensmittelzusätze – Konservierungstoffe, Lebensmittelfarben und Geschmacksstoffe – sind vielfach für die Hyperaktivität von Kindern verantwortlich gemacht worden, und man hat auch festgestellt, daß bestimmte Lebensmittelzusätze allergische Reaktionen auslösen können. In einem solchen Fall mag die Behandlung den Verzicht auf bestimmte Lebensmittel miteinschließen, die geduldig und systematisch eines nach dem anderen überprüft werden müssen, bis man den tatsächlichen Verursacher ermittelt hat. Gelingt das, kann man in Zukunft auf diese Lebensmittel verzichten, worauf das Kind eine merkliche Besserung erfährt.

Die Behandlung der eigentlichen Ursache ist unverzichtbar, wenn das Kind seine normale Ausgeglichenheit und sein ihm gemäßes Temperament wiedergewinnen soll. Es hat wenig Sinn, nur lindernde Maßnahmen zu ergreifen oder das Kind künstlich ruhigzustellen. Damit wird nichts gelöst, und schon gar nicht wird die Hyperaktivität behoben. Nun könnte man annehmen, daß die Blütenessenzen im Falle der allergiebezogenen Hyperaktivität auch nur die akute Symptomatik des Problems angehen oder bestenfalls eine passive Behandlung der *Folgen* ermöglichen. In Wirklichkeit können sie eine sehr große Unterstützung sein, vorausgesetzt, die Ursache des Problems wird ebenfalls behoben. *Walnut* kann sich in dieser Übergangsperiode als sehr nützlich erweisen, weil ein Kind, das beispielsweise eine Abhängigkeit von einem Nahrungsmittelzusatz entwickelt hat, unter regelrechten Entzugssymptomen leiden kann. *Walnut* hilft, diesen Abhängigkeitskreis zu durchbrechen.

Abgesehen von den Kindern, deren Hyperaktivität physische oder materielle Ursachen hat, gibt es auch jene, bei denen sie auf Gefühlslabilität beruht, und hier kommen die Blütenessenzen erst richtig zur Geltung. Symptomatisch betrachtet wirken Essenzen wie *Impatiens* auf die hohe Geschwindigkeit ein, mit der sich solche Kinder zu bewegen pflegen; *Vervain* geht die Verspannung, den Eifer und die Erregung an, während *Cherry Plum* für hysterisches Verhalten und Kontrollverlust zuständig ist; diese drei Essenzen werden am häufigsten bei Hyperaktivität eingesetzt. Ebenfalls häufig indiziert sind Blütenessenzen wie *Vine* für außerordentlich fordernde Kinder, die aggressiv und kraftvoll sind, sowie *Holly* für Kinder, die ein bösartiges, haßerfülltes oder eifersüchtiges Verhalten an den Tag legen.

Manchmal sind es auch bestimmte andere Bedingungen, die ein hyperaktives Verhalten hervorbringen, und auch hier können ähnliche Essenzen gleichermaßen greifen, sofern sie an die Bedürfnisse des Kindes angepaßt werden.

Es bedarf eigentlich keiner weiteren Erläuterung, warum die Hyperaktivität des Kindes auch die Eltern belastet. Auch sie können also von den Essenzen profitieren: *Impatiens,* wenn sie reizbar oder ungeduldig werden – vielleicht auch gegenüber anderen Mitgliedern der Familie und nicht nur, was das betroffene Kind angeht; *Beech,* wenn sie wütend und aufgebracht sind und es ihnen schwerfällt, das Kind oder die ganze Situation zu ertragen; *Willow,* wenn sie einen Groll hegen, weil sie mit solchen Schwierigkeiten belastet werden – was übrigens eine ganz natürliche Reaktion ist, für die man sich nicht zu schämen braucht; *Cherry Plum,* wenn sie das Gefühl haben, daß ihre geistige Gesundheit unter dieser Belastung zu leiden droht; *Sweet Chestnut* bei Verzweiflung, wenn sie glauben, völlig am Ende zu sein; *White Chestnut* bei kummervollen Gedanken und innerem Zwist, der ihnen wahrscheinlich immer wieder durch den Kopf geht, ihnen nachts den Schlaf raubt und sie auch tagsüber quält; *Red Chestnut* für die ganz natürliche elterliche Sorge um das Wohlbefinden des Kindes; und last but not least, *Olive* bei völliger Erschöpfung!

Kapitel 4

Das Leben in der Familie

Auch wenn Kinder Individuen sind, die ihr eigenes Leben führen, für das sie später auch selbst die Verantwortung werden übernehmen müssen, dreht sich in der Kindheit das ganze Leben um die Familie. Menschen setzen Kinder in die Welt, ernähren und kleiden sie, drücken sie an sich, wenn sie gestürzt sind, sorgen für sie, wenn sie krank sind, und doch *gehören* Kinder ihren Eltern nicht wirklich. Eltern sind nur da, um ihre Kinder vorübergehend zu beschützen, denn eines Tages werden sie für sich selbst sorgen müssen, und deshalb ist es auch wichtig, ihnen Unabhängigkeit zu gewähren, wenn die Zeit dafür gekommen ist. Allerdings obliegt es den Eltern, eine Umgebung herzustellen, in der die kleinen Seelen, die sie in die Welt geführt haben, in Sicherheit leben können und glücklich und gesund werden.

Damit Kinder auf ihnen gemäße Weise durchs Leben reisen können, müssen bestimmte Grundbedürfnisse gesichert sein: körperliche Fürsorge und Schutz, Anregung und Belehrung, Zuneigung und Anerkennung, durchgängige und angemessene Disziplin sowie die Gelegenheit und die Ermutigung, nach und nach immer unabhängiger zu werden. Werden diese Grundbedingungen nicht erfüllt, dann fehlt ein Teil des Puzzles, möglicherweise sogar mehrere, und die Entwicklung des Kindes, vor allem die seines Gefühlslebens, bleibt unvollständig. Manchmal ist dies aufgrund der Lebensumstände einfach unvermeidbar, und sicherlich ist es nicht möglich, Kinder vor sämtlichen Gefahren und widrigen Umständen zu schützen.

Wenn wir unseren Kindern auf ihrem Weg bestmöglich behilflich sein wollen, sollten wir wissen, was dabei alles schiefgehen kann und weshalb sie sich oft so verhalten, wie sie es tun.

Deshalb wollen wir uns als nächstes einige beispielhafte Situationen und ihre Auswirkungen auf die Kinder in den davon betroffenen Familien betrachten.

Familienzuwachs

Die durchschnittliche Kleinfamilie besteht aus zwei Eltern und den statistischen «2,4» Kindern. Das bedeutet, daß in den allermeisten Familien irgendwann ein zweites Baby geboren wird. Für die Eltern ist dies (normalerweise) etwas, worauf sie sich schon lange gefreut haben. Für das Erstgeborene hingegen kann sich die ganze Sache völlig anders darstellen ...

Manche Kinder stellen sich außerordentlich gut auf das neue Baby ein und hegen wenig oder gar keine Eifersucht oder Abneigung dagegen. Anderen fällt es sehr viel schwerer, das Eintreffen eines neuen Bruders oder einer neuen Schwester zu akzeptieren, und so kann diese Situation für sie zu einer sehr aufwühlenden Sache werden.

Am Anfang ist die Schwangerschaft der Mutter noch interessant, weil sie einfach etwas anderes ist; und auch ein neues Familienmitglied mag anfangs noch Vergnügen bereiten. Doch wenn das ältere Kind erst einmal begriffen hat, daß das Baby nun für immer dableiben wird, kann es sehr schnell zum Ausbruch ziemlich negativer Gefühle kommen: Eifersucht, Ablehnung, der Einsatz verschiedenster Mittel, um Aufmerksamkeit zu erregen, Wutanfälle ... Es dürfte wohl jede Menge Mütter und Väter geben, die mit solchen Reaktionen nur zu vertraut sind. Zwar kann es den Schock ein wenig lindern, wenn man das Kind nach und nach an das neue Geschwisterchen gewöhnt – indem man es an den Geschehnissen beteiligt und es ermuntert, bei der Pflege des Säuglings mitzumachen, damit es sich nicht ausgeschlossen fühlt. Doch den allerbesten Vorsätzen und wohldurchdachtesten Plänen zum Trotz reagieren Kinder nun einmal selten so, wie wir es von ihnen erwarten!

Die Blütenessenzen können helfen, das ganze ein wenig erträglicher zu machen, indem sie den Gefühlsschwall unter Kontrolle bringen, unter dem das Kind leidet. *Holly* ist die Blütenessenz, die man bei Eifersucht verabreicht; *Vine* wirkt gegen Aggression und sturen Ungehorsam; *Willow* gegen das Schmollen, das aus der Ablehnung des Babys resultiert und sich auch gegen die Eltern richtet, weil diese das ältere Kind (scheinbar) vernachlässigen; und *Chicory* gegen das Gefühl, ausgeschlossen zu sein, und den Wunsch, mehr Aufmerksamkeit zu bekommen. Diese vier Blütenessenzen werden während solcher Phasen häufig in Anspruch genommen. Hilfreich ist außerdem noch *Walnut,* weil es für Veränderungen und Umstellungen zuständig ist und dem Kind hilft, sich an den neuen Lebensrhythmus der Familie zu gewöhnen. Darüber hinaus sollten Sie berücksichtigen, wie sich Ihr Kind normalerweise, zu anderen Zeiten, verhält; berücksichtigen Sie seine Persönlichkeit und sein gewöhnliches Temperament und verabreichen Sie ihm eine Blütenessenz, die auf seine Individualität zugeschnitten ist.

Wenn in der Familie ein zweites Baby eingetroffen ist, kommt es sehr häufig vor, daß sich das erste Kind ausgeschlossen fühlt. Sehr kleine Kinder begreifen noch nicht so recht, was das zu bedeuten hat, und wenn sich die Mutter auch alle Mühe geben mag, ihr Erstgeborenes weiterhin aufmerksam wahrzunehmen, ist es doch eine nackte Tatsache, daß sie ihren beiden Kindern nicht gleichzeitig ungeteilte Aufmerksamkeit zuteil werden lassen kann. Wenn das neue Baby unruhig ist, wird alles nur noch schwieriger, und auch sonst ist die Situation schon heikel genug. Die Blütenessenz für die Mutter, die sich von ihrer Verantwortung überfordert fühlt, ist *Elm.*

Manche Kinder fürchten sich vielleicht vor dem neuen Baby oder davor, nun fortgeschickt oder nicht mehr gewollt oder geliebt zu werden. *Mimulus* hilft, mit dieser Art von Furcht zurechtzukommen. Sehr häufig fühlt sich das Kind jedoch einfach nur «irgendwie unbehaglich» – es hat zwar Vorbehalte gegen das Baby, weiß aber selbst nicht so recht, warum. Dieser Form der Furcht kommt die Blütenessenz *Aspen* bei.

Einige Kinder behandeln das Baby möglicherweise bösartig, indem sie es kneifen, stoßen oder hauen. Dagegen hilft *Holly,* obwohl auch Angst mit im Spiel sein kann, so daß man möglicherweise noch ein zusätzliches Angstmittel verabreichen muß (*Mimulus, Aspen, Cherry Plum*). Es gibt auch Kinder, die gar nicht so recht begreifen, daß das Baby, das doch aussieht wie eine Puppe, gar keine Puppe ist. Sie spielen mit ihm wie mit jedem anderen Spielzeug auch, und in diesem Fall ist ein eventuelles unfreundliches Verhalten wohl eher unabsichtlich.

Während manche Kinder etwas gegen die Ankunft des neuen Babys haben und dementsprechend mit Bösartigkeit, Eifersucht oder störendem, aufmerksamkeitsheischendem Verhalten reagieren, gibt es auch Kinder, die nun sehr beschützerisch werden, auf das Baby aufpassen und es regelrecht «bemuttern». Das ist ein *Chicory*-Verhalten: Überbesorgtheit und übertriebene Fürsorge. Die meisten Eltern werden zwar dankbar darauf reagieren, weil ihr Kind das neue Baby so liebevoll angenommen hat, und das ist ja auch tatsächlich der positive Aspekt der *Chicory*-Natur. Diese Blütenessenz wäre allerdings angezeigt, wenn das Kind allzu besitzergreifend wird. Auch *Centaury*-Kinder haben einen natürlichen Fürsorgeinstinkt. Sie sind nicht selbstsüchtig und werden stets sanft und in ehrlicher Sorge um das Wohlergehen des Babys vorgehen. Sie werden es sehr vorsichtig anfassen, sollen sie es einmal halten, und reagieren vielleicht sogar nervös, wenn sie dies allzu lange tun sollen. Manchmal geraten sie auch regelrecht in Panik, sobald das Baby anfängt zu schreien, weil sie das Schlimmste befürchten. Bei dieser Art von Besorgtheit ist *Red Chestnut* hilfreich.

Die Ankunft eines Babys kann die Fragen aufwerfen, wo die Babys überhaupt herkommen, und das vielleicht sehr viel früher als erwartet, nämlich in einem Alter, in dem man Kinder meist noch nicht für alt genug hält, um die biologischen Vorgänge zu verstehen. Doch wenn ein Kind, und sei es noch so klein, genug verstanden hat, um sich zu fragen, wo ein Baby wohl herkommen mag, wird es sicherlich auch über ausreichendes Auffassungsvermögen verfügen, um wenigstens eine stark vereinfachte

Fassung der Wahrheit zu begreifen. Natürlich würde man in einem solchen Stadium noch nicht sämtliche Einzelheiten erörtern, doch genügt es ja auch schon oft, zu erzählen, daß das Baby in Mamis Bauch heranwächst, um die Neugier vorläufig zu stillen. Doch hat das Kind diese Vorstellung erst einmal verdaut, wird die nächste unvermeidliche Frage lauten: «Wie ist es dort hineingekommen?» Und: «Wie ist es da herausgekommen?» Diese Fragen sind – aus elterlicher Sicht betrachtet – schon um einiges kniffliger! Neugierige kleine Geister fragen ständig «Warum?» und «Wie?», und es ist wahrscheinlich das beste, sich etwas Zeit zu nehmen, um die Fragen des Kindes so zu beantworten, daß es den Vorgang verstehen lernt. Sollte sich eine Gelegenheit bieten, Tieren beim Gebären/Werfen zuzuschauen – ob Lämmer, Hündchen oder Kätzchen –, wäre das eine großartige Möglichkeit, sanft in das Thema einzuführen und alles zu erläutern. Erlauben Sie Ihrem Kind, Ihren schwangeren Bauch zu betasten, dem Herzschlag des Babys zu lauschen, seine Bewegungen zu spüren und so weiter. Auf diese Weise erhält das Kind die Chance, den Vorgang wirklich zu verstehen und sich beteiligt zu fühlen.

Rivalität zwischen Geschwistern

Obwohl die Rivalität zwischen Geschwistern im allgemeinen mit der Pubertät in Verbindung gebracht wird, kann sich auch zwischen jüngeren Kindern ein gewisses Rivalitätsdenken entwickeln. Jeder heischt nach Aufmerksamkeit, möchte am meisten gelobt und beachtet werden. Das kann zu einer Menge Bösartigkeit, Selbstsüchtigkeit und provozierendem Verhalten führen, so etwa Lügengeschichten, die dem anderen die Schuld in die Schuhe schieben sollen, oder das absichtliche Verursachen eines Unfalls – sei es, daß die Milch verschüttet, sei es, daß das beste Porzellan zertrümmert wird –, um auch dafür das Geschwister verantwortlich zu machen. Es ist sogar vorgekommen, daß zwei Kinder gleichzeitig dieselbe Krankheit bekamen, nur um auf diesem Wege um den ersten Platz zu konkurrieren. *Chicory* hilft, die Selbstsüchtigkeit zu lindern, während *Holly* sich der Eifersucht und Bösartigkeit annimmt. *Centaury* ist jenen eine Unterstützung, denen es schwerfällt, sich zu wehren, und *Walnut* hilft den Rivalen, sich aneinander zu gewöhnen und miteinander zu leben.

Beziehungsprobleme der Eltern

Partnerprobleme sind leider sehr weit verbreitet, und wenn auch nicht alle turbulenten Beziehungen gleich völlig zerbrechen, durchlaufen viele eine Phase der Trennung oder machen eine andere stürmische Entwicklung durch. Ein Kind, dessen Eltern sich ständig streiten und das zu Hause nur Disharmonie erfährt, leidet erheblich. Schließlich ist sein Zuhause seine ganze Welt, und seine Eltern sollen diese zusammenhalten. Wenn das Kind seine eigene Geborgenheit bedroht sieht, reagiert es meist mit Angst, mit Sorge oder mit Einkapselung. Viele Kinder behalten dann ihre Gefühle für sich und sprechen nur ungern darüber, was sie bedrückt. Da sind so viele Dinge, die sie nicht verstehen, daß es ihnen schwerfällt, sie zu erklären und ihre Gedanken irgendwie logisch zu ordnen.

Die Bachblütenessenzen sind zwar nicht in der Lage, auf wundersame Weise die Beziehung der Eltern zu heilen, aber sie können dem Kind helfen, mit den Geschehnissen besser zurechtzukommen. Eine der wichtigsten Essenzen in diesem Zusammenhang ist *Walnut,* weil es den Schutz gegen äußere Einflüsse verstärkt und das Kind somit davor bewahrt, in den Konflikt hineingezogen zu werden. Darüber hinaus wirkt diese Essenz förderlich in Zeiten der Umstellung und Veränderung uund kann dem Kind im Ernstfall helfen, sich an ein Leben mit nur einem Elternteil zu gewöhnen. Auch *Aspen* ist eine hilfreiche Essenz, weil sie sich der Bangigkeit annimmt, daß «irgend etwas» passieren könne – der Ahnung, daß eine Katastrophe bevorsteht. *White Chestnut* hilft bei hartnäckigen sorgenvollen

Gedanken, beispielsweise bei der immer wiederkehrenden Vision, das Kind könne einen Elternteil verlieren, und ist daher ebenfalls als äußerst hilfreich einzustufen. *Agrimony* hilft, die innere Zerrissenheit, Qual, Bangigkeit und Furcht zu lindern, die das Kind vor anderen verbirgt und über die es nur ungern spricht. Kinder, die darunter leiden, durchleben oft schlaflose, gestörte Nächte – sie leiden vielleicht unter Alpträumen, schreien im Schlaf, haben Schweißausbrüche, wälzen sich herum und beginnen im Schlaf zu sprechen oder sogar schlafzuwandeln, während ihr Unterbewußtsein versucht, die aufgestauten Gefühle loszuwerden. *Agrimony* kann helfen, diesen Prozeß etwas leichter und angenehmer zu machen. *Rock Rose* ist hilfreich, wenn sich Alpträume als Problem erweisen sollten, die Panik und Entsetzen auslösen. Manche Kinder verarbeiten ihre Furcht, indem sie bestimmte Verhaltensauffälligkeiten entwickeln: Aggressivität, simulierte Krankheit, Lügen, Essensverweigerung, Destruktivität, Ungehorsam, Aufsässigkeit oder Bösartigkeit. Blütenessenzen wie *Vine, Holly* und *Chicory* können nen dieses Verhalten abmildern, aber viel wichtiger sind die Essenzen für die allem zugrundeliegende Furcht.

Die tatsächliche Trennung der Eltern, sollte es dazu kommen, ist entweder der Gipfel der negativen Ereignisse, kann aber auch als regelrechte Erleichterung empfunden werden, weil sie der Ungewißheit, dem bohrenden Forschen und vor allem den Streitereien, dem Geschrei und der allgemeinen Bösartigkeit ein Ende setzt. Es kann kaum überraschen, daß sich ein Kind innerlich zerrissen fühlt, wenn es ständig Zeuge der Streitereien zwischen seinen Eltern ist. Es liebt beide Eltern, und nun soll es womöglich Partei ergreifen oder sich zwischen ihnen entscheiden. Manche Kinder verlieren angesichts dessen ihr Selbstvertrauen und ihre Identität, und manche glauben sogar, sie selbst seien der Grund für den Streit. Das Ende dieser deprimierenden Situation wird folglich als willkommene Erleichterung empfunden; immerhin löst es eine bestehende Spannung auf und weckt die Hoffnung, daß zu Hause bald wieder die Normalität einkehrt. Obwohl viele Paare versuchen, ihre Kinder vor diesem

Trauma zu bewahren, indem sie sich vor ihnen ganz «normal» gebärden, spüren Kinder ganz genau, daß irgend etwas nicht in Ordnung ist.

Alle in diesem Abschnitt bereits erwähnten Mittel mögen auch hier angebracht sein; es gibt aber noch weitere, die besonders geeignet sind, wenn es tatsächlich zu einer Trennung kommt. *Walnut* hilft bei der Anpassung an die veränderten Lebensumstände, *Scleranthus* bei Verunsicherung und *Clematis* bei Verstörtheit. Manche Kinder machen sich selbst für die Zerrissenheit der Familie verantwortlich. *Pine* kann ihnen helfen, wenn sie sich selbst die Schuld für alles geben oder sogar glauben, daß ihre Eltern immer noch glücklich wären, wenn sie selbst nicht zur Welt gekommen wären. *Elm* hilft jenen Kindern, die die Verantwortung für das, was von der Familie übrig bleibt, übernehmen wollen, sich dieser Aufgabe aber nicht gewachsen sehen.

Während manche Kinder mit Erleichterung reagieren, wenn der Konflikt endlich beendet ist, selbst wenn sich die Eltern darüber getrennt haben, sind andere bereit, buchstäblich *alles* über sich ergehen zu lassen, nur um die Eltern zusammenzuhalten. Ist die Trennung dennoch unvermeidlich, bereiten Trauer, Bestürzung und Zorn natürlich große Qualen, so daß sich das Kind völlig hilflos und ausgebrannt fühlen mag. Hier wäre besonders *Star of Bethlehem* geeignet, um den Schock und den Schmerz des Kummers lindern zu helfen und Trost zu spenden. Das gilt natürlich besonders für Kinder, die einen Elternteil durch den Tod verloren haben. Weil Gedanken, die ständig nur um die Vergangenheit kreisen, den Heilungsprozeß verhindern, kann *Honeysuckle* eine Hilfe sein. Es bietet auch jenen Kindern Unterstützung, die unter Heimweh leiden, weil sie wegziehen mußten. Manche Kinder fressen ihre Trauer in sich hinein, verbergen sie möglicherweise hinter einem Schutzpanzer aus erzwungener Fröhlichkeit (*Agrimony*), oder sie hegen eine Menge Groll und werden zänkisch oder defensiv, sobald das Thema zur Sprache kommt. Zorn ist in diesem Zusammenhang etwas ganz Natürliches, aber wenn er sich als Haß ausdrückt, als verzweifelte Wut und als Vorsatz, es dem Leben heimzuzahlen, kann *Holly* helfen. *Willow* lindert die Verbitterung, und *Vervain* hilft gegen das bohrende Gefühl, vom Leben ungerecht behandelt worden zu sein. *White Chestnut* nimmt sich der geistigen Zerrissenheit und der Schlaflosigkeit an. *Pine* ist geeignet, wenn Schuldgefühle oder Selbstbezichtigung ins Spiel kommen, *Sweet Chestnut* hilft gegen das Gefühl der Leere und der Verzweiflung, die beide suggerieren, daß das Leben nicht mehr lebenswert sei.

Manchmal richten sich die Gefühle der Kinder auf den verbliebenen Elternteil, der gerade damit beschäftigt ist, die eigene Trauer zu bewältigen. In einem solchen Fall ist ein gesunder Egoismus auf seiten des Elternteils durchaus angebracht, denn besonders in Situationen wie diesen sollten alle Beteiligten so stark wie möglich sein, um sich gegenseitig unterstützen zu können.

Bisher haben wir uns hauptsächlich mit den Auswirkungen des Partnerkonflikts auf die Kinder beschäftigt, aber natürlich können auch die Eltern selbst in dieser spannungsreichen Zeit von den Bachblüten profitieren, wobei sich die folgenden als besonders hilfreich erweisen: *Elm* bei dem Gefühl, der Sache nicht gewachsen zu sein. Im allgemeinen verbinden wir *Elm* mit der Überforderung am Arbeitsplatz, doch dieser Gemütszustand tritt auch angesichts der Verantwortung daheim in Erscheinung – manchmal kann schon die schiere Verantwortung für das eigene Leben überwältigend sein. Daher ist *Elm* eine außerordentlich wichtige Essenz für alle, denen das Ruder zu entgleiten droht, über denen alles zusammenbricht und die das Gefühl haben, dem nicht mehr gewachsen zu sein. *Beech* ist angezeigt bei gegenseitiger Intoleranz; *Holly* bei Haß, Argwohn und Eifersucht sowie bei Zorn, der sich aus einem dieser Gefühle entwickeln und sich vielleicht auch gegen «den andern Mann/die andere Frau» richtet, sowie bei den bösartigen Zornesausbrüchen, zu denen es in diesem Zusammenhang kommen kann; *Olive* wirkt bei Erschöpfung und Mattigkeit, die ohnehin für viele negative Stimmungen verantwortlich zeichnet, denn wenn wir übermüdet sind, genügt oft die kleinste Kleinigkeit, um alles aus dem Gleichgewicht zu bringen. *Pine* ist angezeigt bei etwaigen Schuldgefühlen, sei es, daß sich die Eltern für die Entfremdung verantwortlich machen, dafür, daß sie ihren Kindern dieses Durcheinander nicht ersparen konnten, und dafür, daß überhaupt alles falschgelaufen ist. Auf ähnliche Weise kann *Crab Apple* jenen helfen, die sich selbst wegen ihrer vermeindlichen Bösartigkeit verachten und verurteilen, die den Anblick ihres eigenen Spiegelbilds nicht mehr ertragen, weil sie darin irgend etwas Böses zu sehen wähnen. Dieses Gefühl hat eine enge Verwandtschaft mit *Pine,* denn meist ist es das Gefühl der Schuld, welches zum Selbsthaß führt. *Honeysuckle* hilft bei Reue, gegen die Sehnsucht, die Uhr wieder zurückzudrehen, und gegen den Wunsch, daß doch alles noch einmal so sei wie früher; *Walnut* hilft, sich an die neuen Lebensumstände zu gewöhnen; *Rock Water* und/oder *Vine* ist eine Unterstützung, wenn die Situation noch in der Schwebe hängt und noch nicht eindeutig aufgelöst wird, weil keine der Parteien nachgeben mag. Diese Essenzen können auch jenen Menschen helfen, die sich beharrlich weigern nachzugeben, ja sich selbst geradezu *zwingen,* unglücklich zu sein. *Vervain* hilft, wenn man nicht nachgeben will, weil einen die Ungerechtigkeit der ganzen Situation wütend macht. *White Chestnut* hilft gegen die stummen Streitgespräche, die damit unweigerlich einhergehen.

Die ganze Situation kann auch von großen Zweifeln, von Mutlosigkeit und Unentschiedenheit gekennzeichnet sein, wie nun weiter zu verfahren sei. *Wild Oat* hilft jenen Menschen, die das Gefühl haben, an einem Wendepunkt ihres Lebens angelangt zu sein, und sich unsicher sind, welche Richtung sie nun einschlagen sollen. *Mimulus* läßt jene Mut schöpfen, die sich nicht trauen, ihren eigenen Überzeugungen zu folgen. *Larch* unterstützt Sie, wenn Sie nicht genügend Vertrauen in Ihre eigenen Fähigkeit haben, es allein zu schaffen; *Cerato* hilft, wenn man seiner eigenen Intuition nicht vertraut und ständig den Rat anderer sucht, um sicher zu sein, daß man das Richtige tut.

Scleranthus ist für Menschen, die völlig ratlos sind und stehenbleiben, weil sie sich nicht entscheiden können, was das Beste für sie wäre. Wer sich völlig in die Ecke gedrängt und von Verzweiflung gepackt fühlt, ohne einen Ausweg zu erblicken, dem wird *Sweet Chestnut* helfen, weil es das Herz tröstet und wieder einen Lichtstreif am Horizont erscheinen läßt. *Star of Bethlehem* hilft gegen die Trauer, wenn man sich eigentlich nicht trennen möchte, und es nur tut, weil es das Beste zu sein scheint.

Ablehnung

Alle Menschen müssen sich damit abfinden, gelegentlich Ablehnung zu erfahren. Eine gescheiterte Partnerschaft, ein erfolgloses Vorstellungsgespräch oder der Korb, den wir bekommen, wenn wir jemanden zum Ausgehen einladen – all dies führt zu dem Gefühl, abgelehnt zu werden. Kinder können sich von ihren Schulkameraden abgelehnt fühlen, vielleicht, weil sie keinen Zutritt zu einem bestimmten Freundeskreis bekommen oder aus irgendeinem Grund ins Abseits gestellt werden. Dieses Gefühl ist also weit verbreitet, aber die fundamentalere Erfahrung, *als Mensch* abgelehnt zu werden, ist natürlich am schwersten zu ertragen.

Manche Kinder werden von ihren Eltern abgelehnt, weil die Eltern vielleicht nie Kinder haben wollten und das nicht sich selbst, sondern den Kindern zum Vorwurf machen. Wenn Eltern einem Kind mit unverhohlener Gleichgültigkeit begegnen, entwickelt das Kind zwangsläufig zahlreiche negative Einstellungen sich selbst gegenüber – das Gefühl, wertlos zu sein, Selbstabscheu, Verunsicherung, um nur einige Beispiele zu nennen. Diese können ein solches Ausmaß annehmen, daß sie sich dem Charakter des Kindes einprägen und deshalb später im Leben nur noch mit Mühe wieder zu beseitigen sind.

Meistens ist die Ablehnung jedoch sehr viel subtiler und nimmt die Form ständiger Kritik, verbaler Mißhandlung und des Versagens von Anerkennung oder Zuneigung an. Vielleicht begegnen die Eltern ihrem Kind auch mit übertriebenen Erwartungen, denen es unmöglich entsprechen kann. Das führt dann auf der Empfängerseite zu einem mangelnden Selbstwertgefühl, zu Schuldkomplexen und zur Selbstunterschätzung. Das Kind reagiert darauf vielleicht, indem es feindselig und aggressiv wird oder indem es eine passive Aggressivität entwickelt und eine negative Weltsicht, was bewirkt, daß es sich in seine Schale zurückzieht. In diesen Fällen können die Bachblütenessenzen eine große Hilfe sein: *Pine* gegen Schuldgefühle; *Crab Apple* bei Selbstvorwürfen oder dem Gefühl der Wertlosigkeit; *Larch* bei mangelndem Selbstwertgefühl und Selbstvertrauen; *Cerato* bei mangelndem Selbstvertrauen, Verletzbarkeit und dem verzweifelten Verlangen nach Bestätigung des eigenen Werts. Viele Kinder glauben sogar, daß sie eigentlich gar nicht am Leben sein dürften. Auch dies weist auf Schuldgefühle hin, weshalb hier *Pine und Cerato* gemeinsam angezeigt sein können. Auf der anderen Seite hilft *Willow* dem Kind, das seinen Eltern übel nimmt, was sie getan haben, und das einen Groll hegt, der sich nicht abschütteln läßt, um mit einer gewaltigen «Last auf den Schultern» heranzuwachsen, ohne jemals wirklich verzeihen oder vergessen zu können. *Holly* ist für das Kind, das seine Eltern regelrecht haßt.

Manchmal werden Kinder, die einen äußerst strengen Elternteil haben, der ihr Leben beherrscht, indem er Furcht und Zorn in ihren jungen Geist pflanzt, selbst zu Menschenschindern mit starren Ansichten, weil sie in dem Glauben aufwachsen, dies sei die *richtige* Art zu leben. Solche Kinder können von *Rock Water* profitieren, weil es ihnen hilft, sanfter zu sich selbst zu sein und sich etwas Freude im Leben zu gönnen.

Im Zusammenhang mit Ablehnung stellt die Furcht oder Angst höchstwahrscheinlich ein Problem für sich dar, vor allem, wenn das häusliche Umfeld nicht harmonisch ist und die Auflösung der Familie droht. «Was soll aus mir werden? Wo soll ich leben? Wird man mich in ein Heim geben? Werde ich bestraft?» Das Hauptmittel gegen Furcht/Angst ist *Mimulus,* weil es sich aller *bekannten* definierbaren Ängste annimmt. Es kann aber auch eine noch viel größere Furcht vorherrschen, bei der das Kind tatsächlich von *Entsetzen* erfüllt ist, dann wäre *Rock Rose* angebrachter, vielleicht auch als Ergänzung zu *Mimulus*. Häufig wird auch *Aspen* gebraucht, nämlich gegen die Bangigkeit und Angst ohne erkennbaren Grund – das vage Gefühl der Furcht, das es dem Kind unmöglich macht, sich jemals wirklich entspannt oder geborgen zu fühlen. Manche Kinder bangen auch *um* ihre Eltern. Für sie kann *White Chestnut* sehr hilfreich sein. Andere Kinder sind sanft und zaghaft, lassen sich schnell dominieren und tun immer, was ihnen gesagt wird, weil sie fürchten, sonst abgelehnt zu werden. *Centaury* ist das Mittel, mit dessen Hilfe Kinder diese Typs zu größerer innerer Stärke finden. Auch *Walnut* kann in vielen Fällen angezeigt sein, weil es vor äußeren Einflüssen schützt und davor, zum Opfer irgendeiner Disharmonie oder der Negativität anderer zu werden.

Adoption

Wir haben bereits darüber gesprochen, daß Adoptiveltern eine Verbindung zu ihrem Kind herstellen und ihm ebensoviel Liebe geben können wie leibliche Eltern. Aber was ist mit den Kindern selbst? Werden sie sehr früh adoptiert, also etwa im Säuglingsalter, fügen sie sich in das Familienleben ein und betrachten Mami und Papi als leibliche Eltern. Erst wenn die Kinder älter serden und man ihnen mitteilt, daß sie adoptiert wurden, können die Zweifel beginnen, wobei die Kinder durchaus unterschiedlich reagieren. Manche interessieren sich vielleicht überhaupt nicht für die Vergangenheit, ihnen ist nur die Familie wichtig, die sie kennen und lieben; andere dagegen stellen endlos Fragen, um herauszufinden, wer sie eigentlich sind. Es ist nur natürlich, daß sich ein Adoptivkind fragt, wer seine wirklichen Eltern sein mögen, wie sie aussehen, weshalb sie ihr Baby offenbar «fortgegeben» haben, warum sie, die Kinder, «nicht gewollt» wurden, und so weiter. Das kann den Adoptiveltern gehörig zusetzen, weil sie plötzlich das Gefühl bekommen, nicht mehr wichtig zu sein, während die leiblichen Eltern, die es nicht einmal kennt, von alleinigem Interesse für das Kind sind. Das liegt jedoch nicht daran, daß das Kind seine Adoptiveltern nicht mehr mag oder nichts mehr mit ihnen zu tun haben will. Es hat nur plötzlich das Gefühl, daß es nicht die Person ist, für die es sich bisher gehalten hat, und kommt sich vor, als hätte es sein Leben lang nur geschauspielert. Es kann sogar sein, daß das Kind sich fragt, ob es überhaupt verdient hat zu leben. Manchmal entwickeln Adoptivkinder Schuldgefühle und glauben, daß sie ganz fürchterliche Säuglinge gewesen sein müssen, weil man sie doch sonst bestimmt nicht weggegeben hätte. Gelegentlich sind sie auch auf alle Beteiligten wütend und reagieren frustriert, weil sie sich selbst nicht mehr kennen und das Gefühl haben, keine Familie und keine Herkunft zu besitzen. Wir neigen alle dazu, unsere Enttäuschungen an jenen auszulassen, die wir am meisten lieben, und in diesem Fall sind es die Adoptiveltern, die die ganze Wucht der kindlichen Gefühlsreaktion abbekommen. Es gibt mehrere Blütenessenzen, die Adoptivkindern helfen können, mit ihren Gefühlen fertigzuwerden:

Star of Bethlehem gegen den Schock und die darauf folgende Trauer um das Leben und die Familie, die das Kind nicht kennt;

Holly bei Mißtrauen und Haßgefühlen sowohl gegenüber den leiblichen Eltern als auch gegenüber den Adoptiveltern («Ich hasse euch, weil ihr mir das nicht gesagt habt.»);

Cerato, wenn das Kind sein eigenes Lebensrecht in Frage stellt und verzweifelt nach Sicherheit und Unterstützung sucht;

Wild Oat beim Gefühl des Alleingelassenseins, des Scheiterns, der Ungewissheit, welcher Weg einzuschlagen ist, was das Leben überhaupt noch soll …;

White Chestnut gegen die stummen Streitgespräche und nagenden sorgenden Gedanken;

Pine gegen Schuldgefühle und Selbstvorwürfe;

Willow bei Groll gegenüber den leiblichen Eltern, weil diese das Kind im Stich gelassen haben;

Mimulus gegen die Furcht, daß sich alles noch einmal wiederholen könnte, daß die Adoptiveltern ihr Kind ebenfalls im Stich lassen könnten.

Gewiß sind Taktgefühl, Geduld und Verständnis nötig, um mit einer solchen Situation angemessen umzugehen. Es ist wichtig, daß das Adoptivkind, das in dieser Weise reagiert, sämtliche Unterstützung bekommt, die es braucht, um die Antworten auf seine Fragen zu finden (vorher wird es ohnehin nicht ruhen). Dieser Prozeß muß abgeschlossen werden, damit sich das Kind unbeschwert weiterentwickeln und sein Leben neu ordnen kann.

Übertriebene Fürsorge

Es ist nur natürlich, daß Eltern ihre Kinder beschützen wollen – dies ist ja auch ein wesentliches Merkmal der Elternrolle –, aber manchmal tun sie dabei zuviel des Guten. Das hat zur Folge, daß das Kind in seinen Möglichkeiten, seinen eigenen Charakter weiterzuentwickeln oder zu vollständiger Autonomie zu gelangen, eingeschränkt wird, weil ihm die Eltern alles abnehmen. Die Versuchung, in diesen Fehler zu verfallen, ist außerordentlich groß, denn schließlich ist die übertriebene Fürsorge der Eltern ein Ausdruck der Liebe zu ihrem Kind.

Wenn das Kind größer wird und in das Alter kommt, wo es mehr Freiheiten haben und unabhängiger sein möchte, kann es auf große Schwierigkeiten treffen, wenn es nicht gelernt hat, für sich selbst zu sorgen. Es kann auch vorkommen, daß heranwachsende Kinder oder Teenager regelrecht *erwarten*, daß andere alles mögliche für sie erledigen, weil sie eben daran gewöhnt sind. So wachsen beispielsweise Jungen, die nie einen Finger zu rühren brauchten, um eine Mahlzeit zu bekommen oder saubere Kleider, um in einem gemachten Bett zu schlafen oder in einem sauberen Haus zu wohnen, häufig in der Erwartung auf, daß ihre Freundinnen oder Ehefrauen ähnliche Lebensbedingungen für sie zu schaffen haben.

Übertriebene Fürsorge ist ein Charakterzug, der der Bachblü-tenessenz *Chicory* entspricht, die in ihrem negativsten Aspekt den Wunsch zu helfen und großzügig zu sein in eine selbstsüch-tige Liebe verwandelt, die besitzergreifend an der Familie klam-mert. Die positiven Aspekte von *Chicory* sind in der Tat sehr angenehm, und dieser Menschentyp gibt die liebevollsten und fürsorglichsten Eltern ab. Manchmal fühlen sie sich allerdings verletzt, weil ihre Kinder sich gegen sie gewandt oder sie in irgendeiner Weise verärgert haben, und dann kann das Gleichge-wicht ihres Wesens umkippen, so daß sich die negativen Aspekte breitzumachen beginnen.

Es fällt schwer zu glauben, daß ein Übermaß an Liebe etwas Schlechtes sein kann, doch Kinder fühlen sich davon leicht erstickt und glauben, sie müßten ihren Eltern die ganze Zeit gefallen und sich ihren Wünschen beugen. So entgeht ihnen die Möglichkeit, sich selbst wirklich kennenzulernen, ihre eigenen Fähigkeiten, Schwächen und Begrenzungen, oder auch das, was sie sich wirklich vom Leben wünschen. Bevor es soweit kommt, kann *Chicory* also helfen, das Gleichgewicht wiederherzustel-len, damit *alle* Beteiligten als unabhängige Individuen leben, die Gesellschaft der anderen genießen und Liebe empfangen und geben können. So kann eine glückliche Familienbeziehung ohne Groll oder Verbitterung gedeihen.

Kindesmißbrauch

Es ist eine traurige Tatsache, daß manche Kinder zum Opfer von Grausamkeit oder sexuellem Mißbrauch werden. Die Medien werden nicht müde, über die Qualen jener Kinder zu berichten, die emotional oder körperlich verwundet und ver-letzt, in manchen Fällen sogar umgebracht wurden, sei es durch Vernachlässigung oder durch Gewalt. Solche Fälle mögen zwar Extreme darstellen, doch ist nicht zu bestreiten, daß Kindes-mißbrauch tatsächlich vorkommt und niemand von uns es sich leisten kann, dies zu ignorieren.

Körperlicher Mißbrauch kann alles mögliche umfassen, von übermäßig vielen Ohrfeigen bis zur regelrechten Quälerei, und die Gefühlsstörungen, die daraus resultieren, bedürfen wohl keiner Erklärung. Auch Liebesentzug ist eine Form von Grausamkeit, und wenn er auch keine erkennbaren körperlichen Narben zurücklassen mag, können seine Folgen ebenso verheerend sein.

Es gibt zwei Aspekte des Kindesmißbrauchs, mit denen wir uns befassen müssen – mit der Ursache und mit der Wirkung. Der Grund, *weshalb* Kinder mißbraucht werden, ist den meisten Menschen unverständlich; doch ganz gleich, welche Gefühle wir denen gegenüber hegen mögen, die zu solch scheußlichen Grausamkeiten imstande sind, dürfen wir uns nicht einfach vor dieser Frage drücken. Manche Menschen schreien förmlich um Hilfe, und letztlich ist es zum Besten aller, wenn man ihnen auch wirklich hilft, ihre emotionalen Schwierigkeiten zu bewältigen. Ein Akt der Kindesmißhandlung mag ein einmaliger «Ausrutscher» sein, die Folge eines ganzen Rattenschwanzes an Problemen, Traumata und Schwierigkeiten, die letztlich dazu geführt haben, daß da jemand einfach «durchdrehte» und alles an dem Kind ausließ. Eine Mutter, der es Mühe bereitet, mit drei Kindern im Vorschulalter und einem Baby zurandezukommen, das nicht müde wird zu weinen, erreicht möglicherweise irgendwann einen Belastungsgrad, den sie einfach nicht mehr erträgt, und so entwickelt sie vielleicht beim nächsten Mal, wenn das Baby losschreit, den Drang, es zu erwürgen, es heftig durchzuschütteln oder auch zu schlagen. Es mag schon sein, daß sie das dann hinterher bereut, aber das nützt dem verletzten Kind natürlich auch nichts mehr. Wichtig ist in erster Linie die *Verhinderung* einer solchen Situation, und wenn diese Frau auch professioneller psychologischer Hilfe und Unterstützung bedarf, wie natürlich auch der Hilfe ihres Partners und ihrer Familie, kommt den Blütenessenzen dabei ebenfalls eine gewichtige Rolle zu. So kann ihr die Essenz *Elm* beispielsweise helfen, sich ihrer Fähigkeit, die Situation zu meistern, bewußt zu bleiben. *Cherry Plum* hilft bei Verlust der

Beherrschung, etwa dem plötzlichen, drängenden Verlangen, ihrem Kind wehzutun; *Holly* hilft gegen Bösartigkeit und haßerfüllten Zorn.

Es, gibt aber auch Menschen, die eine sadistische Ader haben und es geradezu genießen, anderen Schmerz zuzufügen, selbst wenn es ein unschuldiges, wehrloses Kind trifft. Solche Menschen bemühen sich leider nur selten um therapeutische Hilfe, jedenfalls so lange nicht, bis sie nach einem solchen Ereignis vielleicht begreifen, was sie angerichtet haben, und von Reue erfüllt werden. Hier gibt es also keine Gelegenheit, die problematische Situation aufzulösen oder ihr wenigstens die Spitze zu nehmen, damit sie nicht in Gewalttätigkeit eskaliert.

Der sexuelle Mißbrauch von Kindern hat vor allem in den letzten Jahren immer wieder Schlagzeilen gemacht. Da erfährt man von Vätern, die ihre Töchter oder Söhne sexuell mißbrauchen, doch kann der Mißbrauch auch von einem älteren Bruder, einem Onkel, einem Babysitter, einem Kinderpfleger oder einer weiblichen Verwandten ausgehen. Manchmal nimmt der sexuelle Mißbrauch eine physisch gewalttätige Ausdrucksform an, aber häufig handelt es sich um etwas wesentlich Subtileres, das schon im jungen Alter beginnt, da der Täter sich des kindlichen Entgegenkommens versichert, indem er dem Kind einredet, es handle sich nur um ein Spiel. Doch kann eines Tages der Augenblick kommen, da das Kind begreift, daß das, was da vorgeht, nicht rechtens ist, worauf es ängstlich wird und zu protestieren beginnt, nur um zu erleben, wie ihm mit Bestrafung gedroht wird, sollte es irgend jemandem davon erzählen. So ist das Kind dann alleingelassen, macht sich Sorgen und ist verunsichert; es fürchtet sich vor dem, was vorgeht, aber auch vor den angedrohten Strafen, und wünscht sich doch nur verzweifelt, daß das alles endlich aufhören möge. Meldet sich das Kind dann *doch* endlich zu Wort, wird der Täter alles heftig abstreiten, worauf das Kind nicht nur weiterhin Opfer seines Mißbrauchs bleibt, sondern zu allem Überfluß auch noch bestraft und als Lügner bezichtigt wird. Es ist eine traurige Tatsache, daß manche Kinder immer wieder – Monat für Monat, Jahr für Jahr –

diese schrecklichen Torturen durchmachen müssen, bis endlich jemand etwas merkt.

Bedauerlicherweise können die Gefühlsnarben, die der sexuelle Mißbrauch hinterläßt, sehr langlebig sein. Die Folgen sind schier unüberwindliche Schwierigkeiten, wenn das Kind größer wird und erst einmal in das Alter kommt, in dem es normalerweise die ersten Beziehungen zum anderen Geschlecht aufnehmen würde. Gibt man die Blütenessenzen daher so früh wie möglich, kann dies helfen, den Schmerz zu lindern, damit das Kind eine Chance erhält, zu einem normalen Lebensrhythmus zurückzufinden.

ENTSETZEN/SCHRECKEN – Die hierfür zuständige Blütenessenz ist *Rock Rose*. Sie ist auch ein Bestandteil von *Rescue Remedy*, das alternativ dazu verabreicht werden kann. Das Entsetzen und der Schrecken gehören zu den tiefgreifendsten Gefühlserfahrungen, die jeder Mensch macht, der irgendeine Form des Mißbrauchs erleiden muß, und sie können zu Angstgefühlen beim bloßen Gedanken an Männer, an den Täter, an eventuelle Strafen und andere Konsequenzen führen und auch Alpträume auslösen.

SCHOCK – Auch dieser wird in einem solchen Zusammenhang wohl kaum zu vermeiden sein. Die Blütenessenz gegen Schock ist *Star of Bethlehem*. Auch diese ist in *Rescue Remedy* enthalten, und weil Schock und Entsetzen so oft im Verbund miteinander auftreten, kann *Rescue Remedy* auch die geeignetere Essenz sein, wenn es gilt, die Anfangsauswirkungen dieser traumatischen Tortur zu lindern.

SCHULDGEFÜHLE – Häufig machen Kinder sich selbst Vorwürfe und hegen Schuldgefühle wegen Mißbrauchs. In diesem Fall ist *Pine* die geeignete Blütenessenz, die ihnen hilft zu begreifen, daß die Schuld nicht wirklich bei ihnen liegt.

EKEL/ABSCHEU – Ein Gefühl des Selbstekels geht oft mit dem Schuldempfinden einher, und es kann ein grauenhafter Zustand sein, sich schmutzig, befleckt, manipuliert und vergewaltigt zu fühlen. Daraus entwickelt sich dann häufig Verzweiflung oder ein zwanghaftes Verhalten. *Crab Apple* ist die geeignete Essenz, wenn diese Form des Ekels auftritt.

ANGST/FURCHT – Abgesehen vom Entsetzen und der Panik, die ja meist offensichtliche Formen annehmen, stehen hinter allem höchstwahrscheinlich Angst und Unruhe: eine ständige Bangigkeit, was noch alles passieren könnte, die Sorge, was sein wird, falls es noch einmal vorkommen sollte. *Mimulus* ist die Blütenessenz gegen bekannte, klar umrissene Ängste, während *Aspen* sich den unbekannten, undefinierbaren Ängsten, der Unruhe und dem Gefühl des Unbehagens widmet. Es ist auch durchaus möglich, daß man beide Essenzen zusammen verabreichen muß.

DOMINANZ – Kinder, die zum Opfer von Grausamkeiten oder sexuellem Mißbrauch werden, fühlen sich verständlicherweise bedroht und dominiert. In Verbindung mit der Angst, die sie durchmachen, kann es vorkommen, daß sie unfähig werden, dem Täter die Stirn zu bieten, und so geben sie seinem Verlangen immer wieder statt. *Centaury* ist für Kinder von gütigem, sanftem, leicht beherrschbarem Charakter geeignet, kann aber auch jedem anderen Kind helfen, das das Gefühl hat, manipuliert und dominiert zu werden, ohne etwas dagegen ausrichten zu können.

VERZWEIFLUNG – Jedes dieser Gefühle kann durchaus auch zur Verzweiflung führen, also zu der Empfindung, daß es aus dieser Not keinen Ausweg gibt. Das Mittel gegen diese Qual ist *Sweet Chestnut*.

UNENTSCHIEDENHEIT – Das Kind weiß möglicherweise nicht, ob es den Täter verraten soll oder nicht. Zögert es noch, kann *Scleranthus* ihm helfen, die richtige Entscheidung zu fällen.

SORGEN – Alles, was belastet, führt auch zu Sorgen, innerem Zwist und ständigem geistigen Streß. Solche Gedanken können den Betroffenen nachts um den Schlaf bringen; und selbst wenn es ihm gelingt, sie zu vergessen und durchzuschlafen, wird er beim Aufwachen prompt wieder daran erinnert werden. *White Chestnut* ist geeignet, um den ständigen geistigen Aufruhr, den Sorgen und Kummer verursachen können, zu dämpfen.

VERBORGENE GEFÜHLE – Es liegt in der Natur der Situation, daß viele Kinder alles für sich behalten. Sie verraten keiner Menschenseele etwas und machen heimlich seelische Höllenqualen durch. Wenn es ihnen gelingt, stark und tapfer zu bleiben und sich davon nicht unterkriegen zu lassen, sind es *Oak*-Typen; doch normalerweise ist der äußere Anschein der «Normalität» nur Fassade – eine Schutzmaske, die das Kind aufgesetzt hat, um sich nicht anmerken zu lassen, wie sehr es leidet. Für solche Kinder ist *Agrimony* die geeignete Blütenessenz. Leider bleibt ihr Schmerz tatsächlich oft unbemerkt, weil sie ihre Gefühle so gut zu verbergen wissen. Manchmal aber blitzt hinter dem scheinbar sorgenfreien Verhalten kurz das wahre Gefühl auf. Dann kann die Blütenessenz verabreicht werden, um die innere Zerrissenheit zu lindern und das Kind in die Lage zu versetzen, sich zu offenbaren, damit es hoffentlich endlich die Hilfe bekommt, die es so dringend braucht.

Liebessentzug ist eine Form des Kindesmißbrauchs, die häufig verkannt wird. Sie hinterläßt keine Schrammen oder blauen Flecken auf der Haut und bleibt daher häufig unbemerkt. Dabei kann die Vernachlässigung der emotionalen Bedürfnisse eines Kindes seine Gesundheit und sein Wohlbefinden ebenso beeinträchtigen wie die der körperlichen. Es mag schwierig sein, die Mechanismen der Liebe zu erklären, doch ist sie nun einmal ein unverzichtbarer Bestandteil des Glücks, weshalb Kinder sich nicht wohlfühlen und es in späteren Partnerschaften schwer haben, zu geben oder zu nehmen, wenn ihnen die elterliche Liebe versagt wird. Wir haben bereits gesehen, daß ein Kind sich abgelehnt fühlen kann, wenn die Ehe seiner Eltern in eine Krise gerät, und ganz ähnliche Gefühle entstehen, wenn das Kind mit Liebesentzug konfrontiert wird. Aus diesem Grund werden hier auch ganz ähnliche Essenzen benötigt, besonders *Star of Bethlehem* gegen das Gefühl des Verlusts oder der Trauer, *Cerato* für die Sehnsucht nach Bestätigung und Unterstützung, sowie *Chicory* bei dem verzweifelten Verlangen nach Liebe.

Kapitel 5

Die Kindheit ist ein Lebensabschnitt, in dem man mit einer Infektionskrankheit nach der anderen rechnen muß. Wenn die Bachblütenessenzen die Krankheit an sich auch nicht heilen können, verhelfen sie Kindern doch zu einer besonderen Gefühlsstabilität, die wiederum dazu führt, daß ihr ganzer Organismus schneller gesunden kann.

Wenn Kinder krank werden

Das Neugeborene wird mit einer passiv von der Mutter empfangenen Immunität geboren, und Kinder, die mit Muttermilch gestillt werden, nehmen damit auch bestimmte Antikörper auf. Diese Antikörper schützen sie in den ersten Lebenswochen und helfen ihnen, eine Resistenz gegen allergische Zustände wie Asthma und Ekzeme zu entwickeln. Doch das hält nicht ewig an, und es ist nahezu unvermeidlich, daß kleine Kinder immer wieder krank werden.

Die Bachblütenessenzen stellen keine Heilmittel für körperliche Beeinträchtigungen oder Krankheiten selbst dar, und sie sind auch kein Ersatz für eine eventuell erforderliche medizinische Behandlung. Wenn ein Kind unter einer akuten Infektion leidet, kann es keinen Zweifel geben, daß es eine bestimmte Medizin braucht, um diese zu bekämpfen, ob es sich nun um eine allopathische oder um eine homöopathische Behandlung handeln mag. Allerdings können die Bachblütenessenzen den Genesungsvorgang unterstützen, indem sie die damit verbundenen Gefühlstraumata lindern und die Wiedergewinnung des inneren Gleichgewichts fördern. Unabhängig davon, um welche Krankheit es geht, steht bei der Behandlung mit den Bachblüten stets die Gemütsverfassung und die Stimmung des Kindes im Vordergrund. Dr. Bach hat während eines Vortrags, den er an seinem Geburtstag, dem 24. September 1936, zwei Monate vor seinem Tod, hielt, ein perfektes Beispiel dafür geschildert. Er sagte:

«Wir wissen alle, daß identische Krankheit je nach Individuum unterschiedliche Wirkungen zeitigen: Wenn Tommy die Masern bekommt, so reagiert er vielleicht äußerst reizbar, während Sissy nur ruhig und schläfrig daliegt; Johnny wiederum möchte gehätschelt werden, der kleine Peter ist ängstlich und nervlich völlig aufgelöst, während Bobby in Ruhe gelassen werden möchte und so weiter.

Wenn aber eine Krankheit so verschiedene Wirkungen zeigt, dann genügt es ganz offensichtlich nicht, allein die Symptome zu behandeln, vielmehr sollte man sich um Tommy, Sissy, Johnny und Peter beziehungsweise Bobbie kümmern und jeden von ihnen individuell heilen – und dann heißt es: Masern ade!

Man kann jedoch gar nicht häufig genug betonen, daß nicht die Symptome der Masern selbst den Weg zur Heilung weisen, sondern die Reaktion des Kindes auf das entsprechende Krankheitsgeschehen. Und die vorherrschende Stimmung des Kindes läßt den sichersten Aufschluß darüber zu, was der spezielle kleine Patient tatsächlich braucht.

Und genau wie die Stimmungen uns bei der Behandlung von Krankheiten den Weg weisen, so geben sie uns auch im Vorfeld bereits einen Hinweis auf etwa drohende gesundheitliche Gefährdungen, so daß wir rechtzeitig eingreifen und Schlimmeres verhindern können.

Zum Beispiel kommt der kleine Tommy ungewöhnlich müde oder schläfrig oder reizbar von der Schule nach Hause, oder er möchte gehätschelt oder allein gelassen werden und so weiter. Er ist «nicht ganz er selbst», wie wir sagen. Freundliche Nachbarn kommen herein und erklären: «Bei Tommy ist eine Krankheit im

Anzug. Ihr müßt noch ein wenig warten, bis ihr Genaueres wißt.» Aber warum warten? Wenn Tommy rechtzeitig entsprechend seinem Stimmungszustand behandelt wird, so kann man dafür sorgen, daß er wieder «ganz er selbst» wird und die Krankheit gar nicht erst zum Ausbruch kommt Und so verhält es sich immer: Bevor eine Krankheit zum Ausbruch kommt, fühlt sich der Betroffene meistens eine Zeitlang erschöpft und ermattet. Dies ist genau der rechte Zeitpunkt, um den Gemütszustand des potentiellen Patienten zu behandeln, ihm neue Spannkraft zu geben und so eine weitere Fehlentwicklung zu unterbinden.

Vorbeugen ist besser als heilen, und diese Essenzen bewirken, daß wir uns wohlfühlen, außerdem schützen sie uns vor Krankheitsattacken.»

Edward Bach.
Die nachgelassenen Originalschriften, Seite 187–188

Demnach gibt es Essenzen, die auf ganz spezifische Weise helfen; und es gibt auch Gelegenheiten, wo wir einige davon anwenden können, um bestimmte Symptome zu lindern. So läßt sich beispielsweise die Hautreizung bei Windpocken durch die Anwendung von *Rescue Remedy* Creme lindern. Überhaupt können wir bei jeder äußeren Reizung oder Hautwundheit eine Lotion auftragen – ein paar Tropfen *Rescue Remedy* und *Crab Apple,* wegen seiner reinigenden Eigenschaften, in etwas lauwarmem, abgekochtem Wasser, mit Watte auf die Haut aufgetragen. Kompressen mit einer solchen Lotion lassen sich an Stirn, Brust, Hals und Handgelenken anbringen, und wir können auch die auf die persönlichen Bedürfnisse des Kindes abgestellten Blütenessenzen (falls erforderlich zusammen mit *Rescue Remedy*) in einem Getränk verabreichen, um die Wiederherstellung eines gelassenen Gemütszustands zu unterstützen und dadurch die Genesung zu fördern.

Wenn wir einmal das Beispiel von Dr. Bach nehmen, nämlich Tommy, Sissy, Johnny, Peter und Bobby, dann wären hier die Blütenessenzen *Impatiens* für Tommy angebracht (wegen seiner Reizbarkeit), *Clematis* für Sissy (weil sie ruhig und schläfrig

135

reagiert), *Chicory* für Johnny (weil dieser umsorgt werden will), *Mimulus* für Peter (weil dieser nervös und ängstlich reagiert) und *Water Violet* für Bobby (weil er allein gelassen werden möchte). Alle diese Kinder leiden zwar unter derselben Krankheit, in diesem Falle Masern, und doch brauchen sie alle unterschiedliche Bachblütenessenzen.

Krankheit laugt aus, sie zehrt an unseren Kräften. Und weil *Olive* das Mittel gegen Erschöpfungszustände ist, hilft es dem Organismus, diese verlorengegangenen Kräfte wiederzugewinnen und genug Stärke zu entwickeln, um die Erkrankung zu bekämpfen und wieder zu genesen.

Willow findet ebenfalls häufig bei Erkrankungen Verwendung. Es ist für Menschen, die sich selbst bemitleiden und auch für jene, die es verabscheuen, krank zu sein. *Chicory* hilft Kindern, die «klammern» oder «weinerlich» werden, wenn sie krank sind, und die ständig nach Aufmerksamkeit verlangen. Es kann vorkommen, daß *Chicory* und *Willow* gemeinsam verabreicht werden müssen. Für ein Kind, das in seiner eigenen Krankheit zu schwelgen scheint und gar nicht wirklich wieder gesunden will, weil es die Aufmerksamkeit, die ihm dies einbringt, genießt, könnte ebenfalls *Chicory* angezeigt sein, doch ist auch *Heather* nützlich für Hypochonder und Menschen, die das Kranksein genießen. *Heather*-Kinder neigen dazu, ihr Befinden immer wieder in allen Einzelheiten zu schildern und jedem einen genauen Bericht über ihre Krankheit zu geben.

Im allgemeinen bleiben Kinder jedoch nicht länger krank, als es unbedingt sein muß. Sobald sie sich wohler fühlen, wollen sie das Bett auch schon wieder verlassen, möchten spielen und in die Normalität zurückkehren, selbst wenn sie immer noch am ganzen Leib mit Flecken übersät sind. Bei Kindern dauern Krankheiten meist nicht so lange wie bei Erwachsenen, was teilweise an ihrer Jugend und ihren stärkeren Selbstheilungskräften liegt, teilweise aber auch daran, daß sie geistig aufgeschlossener und sorgloser sind.

Erkältungskrankheiten

Husten und Erkältung kennen wir wohl alle, ich bezweifle sogar, daß es Menschen gibt, die noch nie im Leben eine Erkältung hatten. Obwohl Erkältungen weit verbreitet sind und eigentlich eine eher geringfügige Erkrankung darstellen, bereiten sie dennoch großes Unbehagen und können äußerst deprimierend wirken, ganz besonders bei Kindern. Völlig verschleimt zu sein, unter Atembeschwerden zu leiden, müde zu sein und einen dicken Kopf zu haben, genügt, um selbst das gelassenste Kind reizbar zu machen, und wenn die Bachblütenessenzen auch die Erkältung selbst nicht behandeln können, so können sie doch die begleitenden Stimmungen harmonisieren.

Crab Apple ist eine hilfreiche Substanz bei allen Erkrankungen, weil es reinigt und dementsprechend hilft, das «kranke Gefühl» loszuwerden. Andere Essenzen sind in ihrer Wirkung abhängig vom Temperament und der Stimmung des einzelnen Kindes, doch seien hier ein paar gängige Blütenessenzen aufgelistet, die in der Regel zur Anwendung kommen, wenn das Kind durch Erkältung geschwächt ist: *Hornbeam* gegen Energiemangel, Mattigkeit und Lethargie, wenn es bereits zuviel Mühe macht aufzustehen, sich zu waschen oder etwas zu essen; *Wild Rose* gegen die Apathie, die bei manchen Kindern dazu führt, daß sie sich einfach mit ihrer Erkrankung abfinden und jedes Interesse daran verlieren, aktiv für ihre Genesung zu sorgen; *Olive* ist die Blütenessenz gegen *tatsächliche* Ermüdung; und da jede Krankheit dem Körper Kräfte entzieht, kann *Olive* den Genesungsprozeß dadurch unterstützen, daß es dem Kind hilft, seine Kräfte wiederzugewinnen. Weil Erkältungen so oft bewirken, daß die von ihnen Betroffenen sich niedergeschlagen und von Mitleid erfüllt fühlen und nach Mitgefühl heischen, können auch *Willow*, *Chicory* und *Heather* aus den bereits beschriebenen Gründen nützliche Blütenessenzen sein, deren Verabreichung eine Überlegung wert wäre.

Manche Kinder reagieren verängstigt, wenn eine verstopfte Nase ihnen das Atmen erschwert, ganz besonders in der Nacht.

Rescue Remedy ist wahrscheinlich die beste Blütenessenz, wenn das Kind in Panik gerät, aber bei allgemeineren Ängsten ist *Mimulus* angebrachter.

Kindern, die im Erkrankungsfall übellaunig und mürrisch werden, ist mit *Impatiens* gegen Reizbarkeit und mit *Beech* gegen Verärgerung und Unduldsamkeit geholfen.

Hilfreich kann es übrigens auch sein, einige der Blütenessenzen ins Badewasser des Kindes zu geben: *Olive, Crab Apple* und *Rescue Remedy* seien hier an erster Stelle genannt (ungefähr 10 Tropfen pro Essenz). Und sollte das Kind erhöhte Temperatur haben, kann eine Lotion aus wenigen Tropfen der passenden Blütenessenzen, in kühlem Wasser verdünnt, mit einem Frotteetuch als Kompresse auf die Stirn gegeben werden, was ebenfalls eine lindernde Wirkung hat.

Ganz kleine Babys sind «Nasenatmer», und so kann eine Erkältung eine ziemlich ernste Sache werden, wenn sie die Nase verstopft. Aus diesem Grund ist es immer ratsam, in einem solchen Fall den Kinderarzt aufzusuchen, der möglicherweise noch eine andere Behandlung oder weiterführenden Rat bieten kann. Ein Säugling, dem es schwerfällt, durch eine verstopfte Nase zu atmen, wird meistens unruhig und gereizt: von Symptomen frustriert, die er nicht begreift. Das dürfte beim Stillen oft am auffälligsten werden, denn obwohl Babys eine fast unheimliche Fähigkeit haben, gleichzeitig zu atmen, zu saugen und sich durch Lautstärke in Erscheinung zu bringen, bereitet es ihnen doch Unbehagen, wenn sie beim Stillen nicht richtig atmen können. Hier wäre *Rescue Remedy* am angebrachtesten, um das erregte Gemüt ein wenig zu beruhigen.

Allergien

Sehr häufig fühlen sich Kinder mit allergischen Reaktionen, ob es nun Asthma, Heuschnupfen oder Hautausschlag sei, noch schlimmer, wenn sie irgend etwas bedrückt – beispielsweise vor einer Prüfung, bei Problemen mit den Schulaufgaben, mit einem

Lehrer oder einem Mitschüler, oder wenn zu Hause eine spannungsgeladene Stimmung vorherrscht.

Wir haben alle unsere ganz besonderen Schwächen, und wenn uns irgend etwas bekümmert, wenn wir müde sind, aufgeregt, deprimiert oder uns ganz allgemein «nicht so» fühlen, neigen unsere «Schwächen» dazu, sich zu verschlimmern, egal worum es sich handeln mag: Hautprobleme, Migräne, Asthmaanfälle, Verdauungsstörungen oder Heuschnupfen. In gewisser Weise stellen diese konstitutionellen Schwächen eine Art Ventil dar, denn wenn sich erst einmal Streß aufgebaut hat, muß er früher oder später irgendwo entweichen. Manche Menschen schaffen es leichter als andere, diese Spannungen wieder aufzulösen, und während einige nie körperlich zu leiden scheinen, scheinen andere ihr ganzes Leben lang von irgendwelchen körperlichen Beschwerden heimgesucht zu werden.

Für Allergien wie Heuschnupfen, Hautausschläge und Asthma wird eine Vielzahl von Stoffen und Ursachen verantwortlich gemacht. So sollen beispielsweise Hausstaub, Katzenhaare oder bestimmte Nahrungsmittel für Asthmaanfälle verantwortlich sein. Wir sollten uns allerdings auch überlegen, weshalb manche Kinder mit Asthma reagieren, sobald sie mit Katzen oder Hausstaub in Berührung bekommen, während andere dies nicht tun, und weshalb einige Kinder bei Pollenflug einen ganz furchtbaren Heuschnupfen entwickeln, während andere wiederum völlig unbeschwert im hohen Gras spielen können, ohne auch nur einmal zu niesen. Die wahre *Ursache* der Allergie muß daher in der individuellen Verfassung des Kindes selbst begründet sein. Deshalb ist es auch wichtig, stets die Persönlichkeit mitzuberücksichtigen, ebenso wie die Stimmungen und die Gemütslage, um auch wirklich die richtigen Blütenessenzen zu bestimmen. In der Begrifflichkeit der Bachblütentherapie ausgedrückt: Wir müssen die jeweilige «Typen-Essenz» ausmachen. Wir dürfen dabei weder generalisieren noch irgend eine Allzweckkombination empfehlen. Jedes Kind muß individuell beurteilt werden, damit wir ihm seine ganz persönlichen Essenzen verabreichen können.

Heuschnupfen

Heuschnupfen kann etwas außerordentlich Unangenehmes sein, das den Sommer zur Hölle macht. Manche Menschen leiden erst im Erwachsenenalter darunter, häufiger aber entsteht er bereits in der Kindheit, bis wir schließlich aus ihm «herauswachsen», und wenn er auch in gewissem Umfang stets eine gesundheitliche Schwäche bleiben mag, lassen die Symptome in der Regel mit zunehmendem Alter immer mehr nach.

Zu den klassischen Heuschnupfen-Symptomen gehören Niesen, Halsreizung, eine gleichzeitig verstopfte und doch laufende Nase, juckende, geschwollene Augen, Kurzatmigkeit (was bis zum akuten Asthmaanfall gehen kann) sowie Husten. *Rescue Remedy* ist in dringenden Notfällen immer hilfreich, aber auch *Crab Apple* ist hier angezeigt, weil es die reinigende Essenz ist. *Crab Apple* und *Rescue Remedy* können sowohl oral eingenommen als auch, entsprechend verdünnt, äußerlich auf die Augen aufgebracht werden (entweder mit Hilfe von Augentüchern, die man in einer Lösung aus Wasser und Essenzen tränkt, oder in Form eines Augenbads). Das kann die irritierenden Symptome lindern und den wunden, aufgedunsenen Augen Erleichterung verschaffen. Auch *Olive* ist eine sehr hilfreiche Essenz – es wirkt gegen Müdigkeit und Ermattung und läßt sich ebenfalls sowohl äußerlich als auch innerlich verabreichen. Ist das Kind alt genug dafür, kann es hilfreich sein, gegen einen wunden Hals mit *Rescue Remedy* und *Crab Apple* in Wasserlösung zu gurgeln.

Ekzeme

Diese ärgerliche und manchmal auch schmerzhafte Hauterkrankung kann bereits im Säuglingsalter einsetzen. Sehr oft dauert sie nur kurz an, und das Kind hat sie bereits überwunden, noch bevor es eingeschult wird. Andere Kinder aber leiden die ganze Kindheit über darunter, manchmal auch noch als Erwachsene. Meistens treten die Symptome an den Ellenbogen und in den Kniefalten auf, am Hals und in der Schamgegend. Manche Kinder leiden sehr stark darunter, bei ihnen sind Gesicht, Hals und

Hände ebenfalls davon betroffen, und wenn die Ekzeme sichtbar sind, ist es natürlich für die Leidenden noch schlimmer, weil sie sich häufig deswegen genieren. Das wird noch durch die Taktlosigkeit von Leuten verstärkt, die jeden allzu engen Kontakt mit dem unter seinen Ekzemen ohnehin schon Leidenden meiden. Geflüster, Hohn und abfällige Bemerkungen lassen sich oft außerordentlich schwer verkraften, und weil Ekzeme, genau wie andere Allergien, häufig mit Streß zu tun haben, kann dies das Problem noch verschlimmern. Die Bachblütenessenzen, die sich der Gemütsverfassung des Kindes widmen, können daher auch helfen, diesen Teufelskreis zu durchbrechen, damit es weniger verärgert, aufgebracht oder deprimiert wird.

Allerdings gibt es auch andere Faktoren, die dafür verantwortlich sein können – Waschpulver, bestimmte Bekleidungsmaterialien oder auch Shampoo, um nur ein paar Beispiele zu nennen, und so ist es stets angezeigt, diese möglichen Übeltäter als erstes zu eliminieren, anstatt davon auszugehen, daß Ekzeme allein durch Streß hervorgerufen werden. Ist das Kind aber tatsächlich aus irgendeinem Grund emotional aufgewühlt, können die Bachblütenessenzen Hilfe leisten, indem sie den Streß mildern, damit der Organismus des Kindes ungehindert seine Selbstheilungskräfte aktivieren kann. *Rescue Remedy* ist eine gute Beruhigungsessenz für alle Zwecke, doch *Crab Apple* ist ebenfalls wichtig, weil es das Gemüt von Kindern beruhigt, die Probleme mit ihrem Aussehen haben oder geradezu davon besessen sind, weil sie sich krank oder häßlich *fühlen. Gentian* hilft Kindern, die darauf – wie auch auf die Reaktion anderer Kinder – mit Depression reagieren. *Walnut* wiederum schützt sie vor solchen Einflüssen. *Centaury* hilft dem Kind, das sich leicht dominieren läßt und nicht über genügend Widerstandskraft verfügt, um anderen die Stirn zu bieten. *Cerato* ist für das Kind geeignet, das Bestätigung braucht und an sich selbst zweifelt. *Larch* hilft dem Kind, dem es an Selbstvertrauen fehlt, während *Mimulus* das verängstigte Kind unterstützt und *Willow* das Kind fördert, das sich einkapselt, selbst bemitleidet oder Groll gegenüber anderen hegt, die nicht genauso leiden wie es selbst.

Vervain-Kinder sind überspannt, verkrampft und ständig auf Achse. *Impatiens*-Kinder brausen schnell auf, bleiben nur selten am Ball, sind ständig gehetzt und reagieren ungeduldig auf jede Langsamkeit. Diese Blütenessenz lindert auch die geistige Irritation, die mit der Hautreizung einhergeht. *Agrimony* ist für das Kind geeignet, das zwar so tut, als könne ihm nichts etwas anhaben, in Wirklichkeit aber nur seinen Schmerz hinter einer fröhlichen Fassade versteckt. Die meisten Menschen werden gar nicht merken, daß hier irgend etwas nicht stimmt, und selbst die Eltern mögen zwar spüren, daß etwas los ist, können es aber nicht genau bestimmen. So kann es geschehen, daß das *Agrimony*-Kind aufgrund seiner Wesensart beträchtliche innere Qualen durchmacht. *Water Violet*-Kinder verbergen ihre Gefühle auch, aber anders als die *Agrimony*-Typen. *Water Violet*-Menschen kapseln sich einfach nur ab und reagieren hochmütig und abweisend auf andere, um sich auf diese Weise vor verletzenden Bemerkungen zu schützen. *Rock Water*-Kinder gehen bis zur Selbstaufgabe in dem Versuch, ihren Organismus von der «Krankheit» zu befreien.

Auch die äußerliche Anwendung bestimmter Blütenessenzen kann helfen, die Reizung zu lindern. *Rescue Remedy* Creme ist dafür ideal geeignet, weil sie sowohl lindert als auch ganz allgemein heilungsfördernd wirkt. Es gibt aber auch Ekzeme, die auf *alle* Cremes ungnädig reagieren. Dann ist es besser mit ein paar Tropfen der Essenz, in lauwarmem Wasser verdünnt, eine Lotion anzufertigen, die sich mit Hilfe eines Wattebauschs auftupfen läßt. Hier kommt wieder *Rescue Remedy* in Frage, genau wie *Crab Apple* – beide zusammen ergänzen sich vorzüglich. Es gibt zahlreiche positive Berichte sowohl von Erwachsenen, die unter Ekzemen leiden, als auch von Eltern, deren Kindern die äußerlich verabreichten Blütenessenzen gut bekommen sind.

Asthma

Asthma gehört zu den Beschwerden, die in der Kindheit häufiger auftreten als bei Erwachsenen, das heißt, die Symptome lassen in der Regel mit zunehmendem Alter nach. Asthma

bedeutet «Schnaufen» – das Atmungsgeräusch, welches entsteht, weil die Muskelwand des Bronchialtrakts sich verkrampft
und diesen dadurch verengt. Das Schnaufen wird beim Aus-
atmen noch schlimmer, und der Leidende muß nach Luft
schnappen.

Wir müssen atmen, weil unser Leben von Sauerstoff abhängt.
Das ist zwar eine ziemlich banale Feststellung, doch ist sie von
größter Wichtigkeit, wenn man Asthma genauer verstehen will.
Unser Körper nimmt Sauerstoff auf und produziert dafür sein
Abfallprodukt, Kohlendioxyd. Das Ansteigen von Kohlendioxyd im Blut bewirkt ein Signal an das Gehirn, das wiederum
die Ausdehnung der Lungen in Gang setzt, und während die
Lungen sich weiten, wird Luft durch Nase oder Mund eingezogen. Weil Asthmatiker Schwierigkeiten beim *Aus*atmen haben,
baut sich in ihrem Organismus immer mehr Kohlendioxyd auf,
was wiederum als Reiz fungiert, erneut *ein*zuatmen. Das führt
dazu, daß sich die Lunge verkrampft, während die Verengung
der Luftröhre das Atmen schon ganz allgemein erschwert. Asthmatiker keuchen, weil sie Sauerstoff brauchen, können aber das
Kohlendioxyd nicht aus ihrem Organismus entfernen. Deshalb
laufen sie Gefahr, an ihrer eigenen Einatmung zu ersticken, was
natürlich eine sehr beängstigende Erfahrung ist.

Wegen seiner fünf Ingredienzien, die bei der Linderung von
Entsetzen und Panik, Kontrollverlust, Hysterie, Schock, Irritation und Erregung helfen, kann *Rescue Remedy* auch in einer
solchen Krise hilfreich sein, indem es für einen etwas entspann-
teren Gemütszustand sorgt. Es muß jedoch darauf hingewiesen
werden, daß *Rescue Remedy* nicht etwa ein Heilmittel gegen
Asthma ist, obwohl es eine ausgezeichnete Unterstützung bietet.

Asthmaanfälle werden häufig in einen Zusammenhang mit
stressigen Lebensumständen gebracht. Deshalb ist es wichtig,
das Kind nicht nur konstitutionell mit seiner eigenen Typen-
Essenz zu behandeln, sondern ihm auch bei der Bewältigung
der für den Streß verantwortlichen Gemütszustände zu helfen.
So kann es sich bei dem Asthmatiker um ein schüchternes, ner-
vöses Kind handeln – was ein Hinweis auf *Mimulus* wäre. Wenn

die Anfälle dadurch provoziert werden, daß das Kind umgezogen ist und sich in seiner neuen Umgebung erst einleben muß, wäre *Walnut* angezeigt, das für Umstellung und Veränderung zuständig ist. Darüber hinaus macht das Kind vielleicht auch noch schlaflose Nächte durch, weil es sich sorgt, wie es neue Freundschaften knüpfen oder sich in der neuen Schule zurechtfinden soll, und ob die Lehrer freundlich oder unfreundlich zu ihm sein werden. Solche kummervollen Gedanken wären ein Hinweis auf *White Chestnut*. Für dieses spezifische Kind in dieser spezifischen Lebenssituation wäre eine Kombination aller drei erwähnten Essenzen angezeigt. Ein anderes Kind, das ebenfalls in eine neue Schule kommt, mag völlig anders reagieren. Vielleicht wirkt es selbstsicher, ja sogar arrogant, während sich hinter dieser Fassade seine wahren Gefühle und seine Ängstlichkeit verbergen. Diese Kind leidet vielleicht nicht unter Schlaflosigkeit, ist aber trotzdem rastlos und fährt möglicherweise gelegentlich aus Alpträumen auf. Auch ein solches Kind braucht *Walnut* wegen der veränderten Lebensumstände, aber nicht unbedingt *Mimulus* oder *White Chestnut*. Die in diesem Beispiel geschilderte Situation weist eher auf *Agrimony* hin, das die inneren Qualen des Kindes lindern könnte, und auf *Rock Rose,* das Mittel gegen Alpträume.

Lebensbedrohende Erkrankungen

Kinder scheinen sehr oft ganz gut mit belastenden Diagnosen oder Prognosen zurechtzukommen. Das mag daran liegen, daß sie noch nicht denselben Sinn für Gefahr entwickelt haben wie Erwachsene. Allgemein gesprochen sind Kinder sehr viel tapferer. Sie erklimmen ganz unbeschwert Bäume, um nur mal ein Beispiel zu nehmen, ohne jede Furcht vor dem Herunterfallen; sie finden «gefährliche» Dinge sogar aufregend, beispielsweise das Balancieren auf einer hohen Mauer, das Herunterrollen von einem steilem Hang oder das gefährliche Kopfunterhängen von einem Klettergerüst – all diese Dinge scheinen ihnen keine

144

Sorgen zu bereiten. Ähnlich furchtlos reagieren sie oft auch dann, wenn sie ernsthaft erkrankt sind. Zur großen Überraschung ihrer Familien sind sie in der Lage, sich der Diagnose einer lebensbedrohenden Krankheit völlig gelassen zu stellen, während es ihren Angehörigen sehr viel schwerer fällt, angesichts dessen mit ihren eigenen Gefühlen zurechtzukommen. Dennoch bleiben Augenblicke der Angst und der Traurigkeit auch bei den betroffenen Kindern nicht aus. In solchen Momenten können die Bachblütenessenzen eine große Hilfe sein. Natürlich muß bei der Auswahl der richtigen Essenzen auch hier wieder die Persönlichkeit des betroffenen Kindes im Vordergrund stehen, denn sie stellt letztlich den «ausgleichenden Faktor» dar, aber die folgende Liste kann einen Anhaltspunkt geben. Sie nennt die Blütenessenzen, die in solchen Fällen am häufigsten Verwendung finden.

Mimulus ist hilfreich bei Nervosität und Angstzuständen. Diese Ängste können sich um Untersuchungen, Behandlungen, Krankenhäuser, Ärzte, um Schmerz und um das Kranksein selbst drehen. Die Essenz *Mimulus* ist in der Lage, jede klar definierte Angst zu lindern. Darüber hinaus ist es die persönliche Blütenessenz für Kinder, die schüchtern und zaghaft sind, sich vor fremden Menschen und Orten fürchten und verängstigt reagieren, sobald die Eltern außer Reichweite sind.

Aspen unterstützt das Kind, das sich unbehaglich fühlt und unter einer undefinierbaren Bangigkeit leidet.

Agrimony hilft dem Kind, das zwar immer lächelt und mit dem Problem zurechtzukommen scheint, sich in Wirklichkeit aber doch nicht so stark fühlt. *Agrimony* lindert innere Qualen und Bangigkeit.

Cherry Plum ist dienlich für das Kind, das unter plötzlichen Anfällen von Panik und Hysterie leidet. Diese Essenz läßt sich mit *Rock Rose,* dem Mittel gegen Entsetzen, oder auch zusammen mit *Rescue Remedy* verabreichen. Sie bewirkt eine Beruhigung des aufgewühlten Gemüts.

Pine ist gut für das Kind, das sich schuldig fühlt und sich selbst Vorwürfe macht, weil es krank geworden ist und allen so viele Umstände macht. Das *Pine*-Kind entschuldigt sich, wenn es beispielsweise das Bett beschmutzt oder unordentlich ist. Es sagt immer wieder «es tut mir leid», selbst bei Dingen, die außerhalb seiner Kontrolle liegen oder für die es nicht das geringste kann.

Star of Bethlehem ist für das Kind, das einen Schock erlitten hat. Das kann durch eine betrübliche Nachricht geschehen sein, vielleicht handelt es sich aber auch um einen organischen Schock nach einer unangenehmen Untersuchung oder Behandlung. *Star of Bethlehem* ist auch die Essenz gegen Kummer und Trauer, und ein Kind, das weiß, wie ernst oder möglicherweise sogar lebensbedrohlich seine Krankheit ist, mag von einer tiefen Traurigkeit gequält werden. *Star of Bethlehem* kann ihm in dieser belastenden Situation Trost spenden und die Genesung seines verwundeten Herzens fördern.

Walnut ist für das Kind geeignet, dem es schwer fällt, mit seiner Erkrankung zurechtzukommen. Wenn es sich beispielsweise an etwas gewöhnen soll, das seine Lebensqualität verändern wird, etwa an Krücken oder einen Rollstuhl, ist diese Essenz angezeigt. *Walnut* hilft nämlich bei Veränderungen der Lebensumstände und wirkt als Aufbrecher eingefahrener Muster. Es kann dem Kind helfen, vorwärtszuschreiten und dem vor ihm liegenden Leben mit einer positiven, optimistischen Gemütsverfassung zu begegnen. *Walnut* kann auch Umstellungsschwierigkeiten lindern und dem Kind dabei helfen, die Krankheitsprognose besser zu verarbeiten.

Crab Apple hilft dem Kind, das unter dem Gefühl leidet, einen kranken Körper zu haben, das sich durch die Krankheit beschmutzt fühlt und davon bis zur Besessenheit getrieben wird. *Crab Apple* hilft, seinen Geist von diesen Gedanken zu entlasten.

Vine ist für das charakterstarke Kind, das dazu neigt, Leute herumzukommandieren, und sich stur weigert zu tun, was

Krankenschwestern, Ärzte und Eltern ihm sagen. Diese Grundhaltung kann eine Menge Spannungen auslösen, die der Genesung des Kindes nur im Wege stehen. *Vine* hilft einem solchen Kind, sich zu entkrampfen und eine größere Bereitschaft zu entwickeln, Hilfe anzunehmen und es ausnahmsweise zuzulassen, daß jene die Führung übernehmen, die es in diesem Fall nun einmal *tatsächlich* besser wissen.

Water Violet hilft Kindern, die sich zurückziehen und nur wenig über ihre Probleme oder ihre Erkrankung sprechen. Es sind zurückhaltende Individuen, die ihre Gefühle verbergen, doch nicht auf joviale Weise, wie es ein *Agrimony*-Typ täte, sondern auf eine ehrliche und würdevolle Art. *Water Violet*-Kinder möchten im Krankheitsfalle alleingelassen werden, sie mögen es nicht, wenn Leute Aufhebens um sie machen, verabscheuen Untersuchungen oder Pflegemaßnahmen und werden versuchen sich bedecktzuhalten, wenn herauskommt, daß sie krank sind. *Water Violet* hilft Kindern dieser Art, den Schutzpanzer, den sie um sich herum aufgerichtet haben, zu lösen, damit sie andere Menschen hereinlassen können, wenigstens für eine Weile, um ihnen Trost und Unterstützung zuteil werden zu lassen.

Oak hilft dem Kind, das nicht etwa *vorgibt* tapfer zu sein, wie es das *Agrimony*-Kind täte, sondern das *tatsächlich* tapfer ist und aus diesem Grund weder deprimiert noch niedergeschlagen wirkt. *Oak*-Menschen machen weiter, gleich welche Widerstände sich ihnen in den Weg stellen, und sie geben niemals nach oder auf. Die Essenz kann einem Kind dieses Typs helfen, sollte es Gefahr laufen, dieser inneren Kraft verlustig zu gehen oder sich frustriert zu fühlen, seine Entschlossenheit wiederzugewinnen und den Kampf fortzusetzen.

Gorse ist für das Kind geeignet, das sein Kampfgeist verlassen hat und das alle Hoffnung fahren läßt. Die Essenz kann den Pessimismus umkehren helfen und wieder für eine positivere und optimistischere Gemütsverfassung sorgen.

Sweet Chestnut ist für das Kind gedacht, das mit seinem Latein am Ende ist. Es fühlt sich völlig niedergeschlagen und im

Stich gelassen, so als sei das Leben nicht mehr lebenswert. *Sweet Chestnut* hilft, das Herz zu trösten und wieder einen Hoffnungsschimmer am Horizont aufsteigen zu lassen.

Wild Rose ist für das Kind geeignet, das weniger *auf*gegeben als vielmehr seiner Krankheit *nach*gegeben hat, das resigniert und apathisch wird und nicht mehr bereit ist, irgend etwas zu tun, um sich besser zu fühlen. *Wild Rose* kann einem solchen Kind helfen, dem Leben mit größerer Begeisterungsfähigkeit entgegenzutreten, und es motivieren, etwas Konstruktives zu tun, um sich selbst zu helfen.

Willow dient dem Kind, das sich selbst bemitleidet, das anderen mit Groll begegnet und ihnen die Verantwortung für seine Erkrankung zuschiebt – dem Kind eben, das schmollt und grollt und sich in ichbezogenes Mitleid zurückzieht. Diese Blütenessenz hilft ihm, auch wieder an etwas anderes zu denken als nur an sein eigenes Unglück und dem Leben ganz allgemein optimistischer entgegenzutreten.

Clematis ist für das Kind geeignet, das das Interesse an der Gegenwart verliert, weil seine Gedanken «davonspazieren». Dieses Kind ist nicht richtig geerdet und neigt zu Tagträumen. Es schläft viel, leidet unter Konzentrationsmangel und hängt Phantasien nach oder gleitet in einen Zustand geistigen Stumpfsinns ab. *Clematis* hilft Kindern dieser Natur dabei, sich sowohl auf die Gegenwart als auch auf das, was noch kommt, zu konzentrieren, damit das Leben im *Jetzt* wieder an Bedeutung gewinnt.

Olive hilft Kindern, die sich müde und erschöpft fühlen. Diese Essenz wird wahrscheinlich bei den allermeisten erkrankten Kindern angezeigt sein, weil Krankheit nun einmal an den Kräften zehrt. *Olive* hilft dem Kind, seine Erschöpfung sowohl während der Krankheit als auch in der Genesungszeit zu überwinden.

Hornbeam hilft dem Kind, das lethargisch und schwerfällig ist, dem es an Motivation fehlt, morgens aufzustehen, sich anzuziehen und dem vor ihm liegenden Tag ins Auge zu blicken. *Hornbeam* kann einem solchen Kind zu größerem Lebensmut verhelfen, was es ihm wiederum ermöglicht, seinen Kampfgeist zurückzugewinnen.

Der Tod eines Kindes

Auch wenn es heute glücklicherweise möglich ist, viele ernsthafte und potentiell lebensbedrohende Erkrankungen entweder durch Impfung zu verhindern oder wenigstens zu behandeln, scheinen sich manche Krankheiten immer noch jeder medizinischen Behandlung zu entziehen. Die modere Medizin bemüht sich darum, das phyische Leben um jeden Preis zu erhalten, und von einem rein materiellen Standpunkt aus betrachtet, ist das Interesse am Überleben des physischen Körpers auch durchaus verständlich. Wenn wir allerdings die spirituelle Dimension mit in Betracht ziehen, verliert die Materie an Bedeutung. Aber das verlangt den Glauben an die Existenz einer geistigen Dimension und die Überzeugung, daß das wahre Leben ewig ist und weit über die Begrenzungen der irdischen Existenz hinausgeht. Nicht jeder Mensch verfügt über diesen Glauben, und so erscheint der Tod des physischen Körpers vielen als das Ende des Lebens selbst, was natürlich viel schwerer zu akzeptieren ist.

Manchmal kommen Kinder in einem Zustand auf die Welt, der bedingt, daß ihr Leben nur kurz sein wird oder daß sie noch im Säuglingsalter chronisch oder tödlich erkranken müssen. Möglichwereise haben die Eltern noch Zeit, sich darauf vorzubereiten, doch macht dies den Anfangsschock und den späteren Kummer auch nicht erträglicher. Ob Eltern ihr Kind durch chronische Krankheit verloren haben oder sie das Trauma durchleben mußten, ein Kind nach einem tödlichen Unfall oder einer akuten Erkrankung zu verlieren – der Schmerz wird in beiden Fällen der gleiche sein. Auch die Prozedur der Trauerarbeit ist die gleiche und folgt einem ähnlichen Muster, unabhängig von den jeweiligen Umständen.

Die Bachblütenessenzen können zwar weder die Lebensumstände verändern noch die Uhren zurückstellen, erleichtern aber den Übergang und bieten eine sanfte, helfende Hand, um die Hinterbliebenen durch diese schwere Phase zu führen. Die folgenden Essenzen sind geeignet, um die Trauerarbeit zu unterstützen: *Star of Bethlehem* ist die tröstende Essenz, die hilft, den Schock und die intensive Trauer abzumildern. Auch Angst/Furcht tritt in diesem Zusammenhang oft auf – die Furcht, allem nicht gewachsen zu sein (*Mimulus*); hysterische Ängste, sich nie wieder davon erholen zu können (*Cherry Plum*); die Furcht, daß noch ein weiteres Kind in der Familie sterben oder schwer erkranken könnte (*Red Chestnut*); die Furcht vor dem Unbekannten, eine unruhige Bangigkeit voller düsterer Vorahnungen (*Aspen*), oder das nackte Entsetzen und die Panik angesichts irgendeines zukünftigen Schicksals (*Rock Rose*).

Auch Schuldgefühle sind recht häufig und stellen manchmal eine geradezu katastrophale Emotion dar, weil sie die Neigung haben, sich ins Innere des Menschen hineinzufressen und das rationale Denken ebenso zu zersetzen wie jeden Schutz und jegliches Selbstwertgefühl, das noch verblieben sein mag, so daß sich die Betroffenen schließlich selbst für etwas verurteilen, über das sie eigentlich gar keine Gewalt hatten. Gedanken wie «Warum habe ich nur nicht …» und «Wenn ich den Arzt doch bloß schon früher gerufen hätte …» setzen sich schnell fest und gewinnen schließlich sogar noch an Überzeugungskraft, bis den Betroffenen emotional gewissermaßen der Boden unter den Füßen wegsackt und sie immer tiefer im Sumpf der Selbstvorwürfe versinken. Die Essenz, die hilft, sich selbst wieder aus diesem Sumpf herauszuziehen oder, noch besser, es gar nicht erst so weit kommen zu lassen, ist *Pine. Honeysuckle* würde außerdem helfen, vergangenheitsbezogene Reue – «wenn doch nur» und «ich wünschte» – zu lindern und die Gedanken zurück in die Gegenwart zu bringen. Schuld drückt sich manchmal auch als Zorn aus. *Willow* kann helfen, den Groll abzumildern – wenn man beispielsweise dem Krankenhaus oder dem Arzt vorwirft, nichts getan zu haben, um das Leben des Kindes zu retten, ebenso, wenn man dem Partner Vorwürfe macht, daß er nicht häufig genug zu Hause gewesen sei, um dem Kind hinreichend

Zeit und Aufmerksamkeit zu widmen. Manche Männer machen ihren Partnerinnen sogar Vorwürfe, das Kind nicht gestillt zu haben. In solchen Fällen verhilft die Essenz *Willow* zu der Einsicht, daß sich die Schuld nicht an einer einzelnen Person, Situation oder an einem bestimmten Lebensumstand festmachen läßt. Es fällt oft schwer, dies zu akzeptieren, weil es schließlich die eigenen Schuldgefühle ein wenig erleichtert, wenn man die Ursache für das Unheil am anderen festmachen kann. Daher wird manchmal neben *Willow* auch noch *Pine* hilfreich sein.

Basiert der Zorn auf Haß oder dem Wunsch nach Rache, wird *Holly* angezeigt sein, vielleicht aber auch *Vervain,* wenn die Eltern glauben, daß ein Kunstfehler oder eine Fehlbehandlung schuld am Tod ihres Kindes ist und wenn sie deshalb wütend auf die Ungerechtigkeit des ganzen sind. In einer Zeit der tiefen Trauer entsteht manchmal die Neigung, sich zurückzuziehen und gesellschaftliche Kontakte entweder völlig abzubrechen oder sie zu vernachlässigen. Hier kann *Water Violet* helfen, da es für Menschen geeignet ist, die in aller Stille einsam vor sich hin trauern.

Zwangsläufig wird es auch zur Depression kommen, möglicherweise zu abgrundtiefer Verzweiflung und der Überzeugung, man könne nie im Leben wieder richtig glücklich werden. Hier ist *Sweet Chestnut* angezeigt. Es wärmt das Herz und lindert auf sanfte Weise die qualvolle Verzweiflung, die dem Geist so sehr zusetzt.

Von Zeit zu Zeit kommt es auch zu Ausbrüchen des Zorns und der Trauer, wenn schmerzvolle Erinnerungen wachgerufen werden, und es kann manchmal Jahre dauern, bis die Ereignisse wirklich verarbeitet sind. Zwar werden die Eltern das Geschehen nie vergessen und auch nie vergessen wollen, doch das Trauma wird nach und nach immer leichter zu ertragen sein. Und wenn es auch ein altes Klischee sein mag, so stimmt es eben doch, daß die Zeit alle Wunden heilt.

Kapitel 6

Kinder, die entweder mit einer Behinderung geboren wurden oder sich eine solche durch Unfall zuziehen, haben besondere Bedürfnisse, wenngleich der Begriff «Behinderung» oft nicht klar definiert ist. Ein Kind mit Diabetes ist natürlich in gewisser Weise eingeschränkt, aber ist es deswegen schon behindert? Grundsätzlich kann man sagen, daß alles, was ein Kind daran hindert, eine wichtige Entwicklungsphase zu erreichen oder ein geistig wie körperlich gesundes Leben zu führen, sich als Behinderung bezeichnen läßt.

Im Zusammenhang mit den Bachblüten spielt es keine Rolle, um welche Einschränkung oder Behinderung es sich handelt, weil sie nicht den körperlichen Zustand selbst behandeln, sondern sich an der Persönlichkeit und der Gemütsverfassung orientieren, um den von vielen Kindern erlittenen Gefühlsstreß zu lindern, und das ist völlig unabhängig vom körperlichen Zustand möglich. Dennoch wollen wir uns hier beispielhaft *einige* Schwierigkeiten betrachten, sowohl körperliche als auch geistige, die als behindernd gelten, und untersuchen, wie die Blütenessenzen nicht nur den davon betroffenen Kindern, sondern auch ihren Familien helfen können.

Die Bedürfnisse der Familie

Ein behindertes Kind großzuziehen, kann eine große Belastung darstellen und das normale Familienleben erheblich beeinträchtigen. Eine Mutter, die eigentlich geplant hatte, nach der Geburt wieder zu arbeiten, muß diese Pläne nun möglicherweise umwerfen, und auch der Vater muß vielleicht dafür sorgen, daß er im Beruf öfter freigestellt wird als bisher. Es kann auch sein, daß die Familie nun unter sozialer Ächtung leidet, weil sie vielleicht in einer abgeschiedenen Gemeinde lebt, wo sie keinerlei Unterstützung bekommt. Das sind nur ein paar Beispiele für Probleme, die eine Familie mit einem behinderten Kind eventuell bewältigen muß, aber es gibt auch jede Menge ganz normaler Tagesabläufe, die nun eine andere Handhabung verlangen und das tägliche Leben zu einem wahren Hindernislauf machen.

Eltern reagieren unterschiedlich auf die Verantwortung, die all dies mit sich bringt. Nach der Geburt des Kindes fragen sich manche, ob sie das Kind in ein Heim geben sollten, während sich diese Frage für andere gar nicht erst stellt. Vielleicht gab es schon während der Schwangerschaft etwas Zeit, um sich an den Gedanken an ein behindertes Kind zu gewöhnen, vielleicht ist das ganze aber auch als einziger Schock gekommen. Ob nun eine fundierte Diagnose oder nur ein intuitiver Verdacht vorgelegen haben mag, es läßt sich wohl kaum bestreiten, daß jeder bis zum letzten Augenblick darauf hofft, das Kind möge doch noch gesund zur Welt kommen. Auf jeden Fall ist die Geburt eines behinderten Kindes erst einmal ein Schock, auf den natürlicherweise eine Phase der Trauer über den Verlust des normalen, gesunden Kindes folgt, mit dem man gerechnet oder auf das man wenigstens gehofft hatte. Schock, Ungläubigkeit, Wut und Schuldgefühle sind nur einige der Emotionen, die man in diesem Zusammenhang durchmacht, und so können die Bachblütenessenzen sich in dieser schweren Zeit als ein wahres Bollwerk der Kraft erweisen.

Star of Bethlehem könnte helfen, den Schock abzumildern, der auf die anfängliche Konfrontation mit der Wahrheit folgt, ebenso die Trauer und Niedergeschlagenheit, die mit dem Abschied von einem schönen Traum einhergehen. *Vervain* hilft gegen die Wut darüber, wie ungerecht doch das ganze Leben ist. Diese Gefühle führen oft zu wütender Frustration und lösen gnadenlose stumme Streitgespräche sowie alle möglichen anderen Gedanken aus, die einem dann immer wieder im Kopf herumgehen. *White*

Chestnut kann helfen, diese hartnäckigen Gedanken zu beschwichtigen, während *Willow* den Groll und die Verbitterung angeht, die sich mehr im Innern abspielen und sich beispielsweise als nagender Groll gegen das Leben äußert, gegen Gott und gegen die Mütter, die gerade ihre vollkommen normalen Babys versorgen. *Holly* kann etwaige Eifersucht lindern, die man gegenüber anderen Müttern und Familien hegen mag, wie es auch Gefühle des Hasses abmildert, die sich vielleicht gegen die Hebamme richten, die das Kind zur Welt gebracht hat, gegen die Ärzte, den Partner oder sogar gegen das Neugeborene selbst. *Pine* hilft, Schuldgefühle abzumildern, die sich um Gedanken wie «Werde ich dieses Kind so sehr lieben können, wie ich muß?» oder «Werde ich dieses Kind ebensosehr lieben können wie meine anderen Kinder?» ranken. Manchmal reagieren die Eltern auch mit einem ausgeprägten Beschützerinstinkt, der dann allerdings von einem Gefühl des Abgestoßenseins durchsetzt ist. Dieser Ekel läßt sich mit *Crab Apple* behandeln, da es die reinigende Blütenessenz ist, die dabei hilft, solche Gedanken zu vertreiben. Die Schuldgefühle, die sich dadurch entwickeln, daß man sich *tatsächlich* abgestoßen und angeekelt fühlt, lassen sich mit *Pine* angehen, und es kann auch sein, daß ein auf Schuldgefühlen gründendes Verlangen, das Kind um jeden Preis zu beschützen, eine Kompensation für dieses Angewidertsein darstellt. Viele Eltern fühlen sich unzulänglich, was ihre Fortpflanzungsfähigkeit angeht, und glauben sich unfähig, ein normales, gesundes Menschenwesen hervorzubringen; oder sie haben Zweifel an ihrer Fähigkeit, ein Kind aufzuziehen, das so viele besondere Bedürfnisse hat. *Elm* kann jenen Menschen helfen, die sich von dieser Verantwortung überfordert fühlen.

Allerdings fühlen sich auch die allermeisten Eltern unzulänglich und überfordert, die ein *ganz gesundes* Kind zur Welt gebracht haben! Es ist also völlig normal, daß man seine diesbezüglichen Fähigkeiten unterschätzt, was aber nichts mit dem Kind selbst zu tun hat. *Larch* kann ebenfalls hilfreich sein, weil diese Essenz dazu dient, die Zuversicht und das Selbstvertrauen wiederherzustellen.

Längerfristig betrachtet kann sich der elterliche Umgang mit einem behinderten Kind in die verschiedensten Richtungen entwickeln. Manche Eltern lehnen das Kind geradewegs ab. Andere widmen ihm viel Aufmerksamkeit und Fürsorge, während wiederum andere es damit übertreiben. Es gibt hier keine richtige oder falsche Reaktion. Gegen unsere Gefühle können wir nun einmal nichts ausrichten, und was für die eine Familie richtig sein mag, kann für die andere durchaus falsch sein. Wir hatten sicherlich alle schon Gelegenheit, behinderte Kinder mit einem Elternteil oder einem Pfleger zu beobachten. Vielleicht bewundern wir, wie sich andere um ihr behindertes Kind sorgen, und werden Zeugen all der Güte, Liebe und Fürsorglichkeit, die auf dieser Welt möglich sind. Der Gedanke, wie gut andere Leute mit dieser Situation zurechtzukommen scheinen, kann sich allerdings auch einnisten und dazu führen, daß man unter permanenten Gewissensbissen zu leiden beginnt – unter einem Gewissen, das durch das beispielhafte Verhalten eines anderen geprägt wurde, der doch so völlig anders ist als man selbst, der höchstwahrscheinlich ein ganz anderes Temperament und eine völlig andere Lebensphilosophie hat. Manche Menschen mögen sich von der Gesellschaft unter Druck gesetzt fühlen, für ein Kind zu sorgen, das zu lieben sie unfähig sind. Doch wie Dr. Bach immer wieder betonte, muß jeder Mensch das tun, was für *ihn persönlich* das Richtige ist – und nicht etwa das, was andere Menschen für «richtig» halten mögen.

In keinem Fall ist es leicht zu entscheiden, welchen Weg man einschlagen soll, nachdem man erst einmal ein schwerbehindertes Kind zur Welt gebracht hat und sich mit den Aufgaben konfrontiert sieht, die nun vor einem liegen. Wichtig ist, daß man nun überhaupt daran glaubt, eine freie Wahl zu haben! Plötzlich geht es ja nicht nur darum, was man selbst am liebsten täte, sondern was für das Kind und die anderen Familienmitglieder ebenfalls am besten wäre. Und wieder wird das Schuldgefühl sein Gorgonenhaupt erheben. Aus diesem Grund könnte *Pine* hier hilfreich sein. Auch *Scleranthus* kann in diesem qualvollen Dilemma helfen, während *White Chestnut* in der Lage ist, das

155

ständige, nicht enden wollende geistige Geplapper abzumildern. *Rock Water* hilft jenen, die ein überstarkes Verantwortungsgefühl entwickeln, das sie zu einem Opfergang zwingt, zu dem sie eigentlich gar nicht bereit sind. *Rock Water* bietet Unterstützung, wenn es darum geht, das starre Denken etwas aufzulockern, das für solche Menschen typisch ist. *Red Chestnut* hilft jenen Eltern, deren ehrliche Sorge um das Wohlergehen des Kindes nichts als Bangigkeit, Furcht und Verunsicherung hervorbringt. *Chicory* hingegen kann helfen, wenn das Gefühl, «gebraucht» zu werden, sich in übertriebener, gluckenhafter Fürsorge zum Ausdruck bringt.

Auch äußere Einflüsse spielen für viele Familien eine große Rolle. Was werden die anderen Leute denken? Werden sie uns verachten, wenn wir uns entschließen, das Kind in Pflege zu geben? Werden sie uns schneiden, wenn wir beschließen, das Kind selbst aufzuziehen? Werden sie verlegen reagieren? Zeigt sich die Behinderung überhaupt – vielleicht bemerken sie ja gar nichts …? Das sind nur ein paar Beispiele für die Fragen und Gedanken, die den Eltern eines behinderten Kindes durch den Kopf gehen mögen. Wenn sie einen starken Willen haben und an das glauben, was sie tun, dürfte ihnen das kaum Probleme bereiten, weil sie sich damit trösten können, daß sie stets aus den richtigen Gründen so und nicht anders gehandelt und entschieden haben. Doch nicht jeder Mensch verfügt über so viel geistige Klarheit. Manche leiden von nun an ständig unter Zweifel, Depression, Selbstvorwürfen, Verbitterung und Schuldgefühlen. *Gentian* hilft, die Selbstzweifel abzumildern und neuen Mut zu fassen; *Sweet Chestnut* ist gegen die Depression der Ausweglosigkeit, eine Form der Verzweiflung, die viele Familien in dieser Lage packen kann; *Crab Apple* hilft bei Selbstvorwürfen und Selbstekel; *Willow* hilft gegen Verbitterung, *Pine* gegen Schuldgefühle.

Jedes Problem innerhalb einer Familie kann die Ehe oder Partnerschaft der Eltern belasten, weil wir nun einmal dazu neigen, unsere Frustrationen ausgerechnet an jenen auszulassen, die uns am nächsten sind. Aber gerade in schwierigen Zeiten ist es wichtig, sich gegenseitig zu unterstützen. Lauschen Sie Ihrem Herzen, sagen Sie, was Sie fühlen, umarmen Sie Ihren Partner und geben Sie Ihren Kindern Bestätigung und Sicherheit. Die Blütenessenzen werden das ihrige beitragen und dafür sorgen, daß Sie nicht mehr unter aufgestauten Gefühlen leiden, bis Sie nach und nach zu einer optimistischeren Sicht der Dinge finden.

Dr. Bach war der Auffassung, daß unser Leben hier auf Erden nur ein kleiner Ausschnitt unseres wirklichen Lebens ist. Er glaubte, daß das wahre Leben das unseres Geistes, unserer Seele oder unseres Höheren Selbstes sei, und daß wir im Laufe dieses Lebens alles erfahren müssen – emotionale Disharmonie, Schmerz, Leid, Liebe, Frieden, Krieg. Alles, was uns während unseres irdischen Lebens widerfährt, hat dennoch einen Zweck, nämlich unsere spirituelle Entwicklung zu fördern und uns einen weiteren Schritt in Richtung Vollkommenheit zu bringen. Wenn wir das «Behinderten»-Problem einmal aus spiritueller Sicht betrachten, dient das Trauma des Kindes, seiner Eltern und der anderen Familienmitglieder einem ganz bestimmten Ziel. Es ist möglich, daß dies die Lektion ist, die das betroffene Kind oder seine Eltern zu diesem Zeitpunkt ihrer Entwicklung zu lernen haben. Deshalb kann es auch keine richtige oder falsche Art und Weise geben, damit umzugehen. Jeder von uns muß tun, was für ihn persönlich richtig ist; und obwohl Schuldgefühle, Indifferenz, Verbitterung oder auch Herzschmerz schwer zu ertragen sind und den Betreffenden das Gefühl vermitteln mögen, unfähig oder sogar böse zu sein, haben auch diese Emotionen ihren Sinn. Es handelt sich dabei um Lebenserfahrungen, und indem wir sie konfrontieren und bewältigen, können wir die geforderte Lektion abschließen.

Manche Menschen wenden ein, daß es ja schön und gut sei, für diese und jene Stimmung irgendeine Essenz einzunehmen, daß das Kind davon aber auch nicht gesund werde; schließlich ändere das doch alles nichts an der Behinderung. Genau diese Hoffnungslosigkeit (*Gorse*) bringt Menschen dazu, aufzugeben oder nicht motiviert genug zu sein, um es einmal mit den

Bachblütenessenzen zu versuchen. Das ist um so trauriger, als wir alle wissen, daß die Blütenessenzen zwar nicht in der Lage sind, auf wunderbare Weise unser ganzes Lebensmuster zu verändern, daß sie aber sehr wohl für den nötigen Seelenfrieden sorgen können, den wir dringend brauchen, um uns selbst helfen zu können.

Die Bedürfnisse des Kindes

Es gibt viele Formen körperlicher und geistiger Beeinträchtigung, aber letztlich bleiben Kinder Kinder, und wenn es um Bachblütenessenzen geht, ist die emotionale Verfassung das Entscheidende, nicht der körperliche Zustand. Dann sollte man die Behinderung einmal beiseite lassen, um sich statt dessen der Stimmungslage und Persönlichkeit des individuellen Kindes zu widmen.

Dennoch kann es hilfreich sein, etwas über die spezielle Behinderung zu wissen, weil man dann auch in der Lage ist, die Bedürfnisse des betreffenden Kindes umfassender zu erkennen. Da es den Rahmen des Buches sprengen würde, wollte ich hier auf jede erdenkliche Behinderung eingehen, will ich beispielhaft einige der Beeinträchtigungen aufführen. Die Rolle, die die Blütenessenzen in jedem der hier beschriebenen Fälle spielen, läßt sich immer auf die Bedürfnisse eines *jeden* Kindes ummünzen, gleich unter welcher konkreten Beeinträchtigung es leiden mag.

Hirnlähmung

Menschen, die unter Hirnlähmung leiden, werden oft als «Spastiker» bezeichnet, doch nimmt diese Behinderung unterschiedliche Formen an, von unkontrollierten, abgehackten Bewegungen und Wachstumsstörungen bis zum Verlust der Gefühlsfähigkeit und zur Desorientiertheit. In den meisten Fällen handelt es sich dabei um einen Geburtsschaden, doch läßt sich manchmal auch gar keine Ursache dafür bestimmen. Zu den häufigen Symptomen gehören Hyperaktivität und unbegründete

Aggressivität, und einige der betroffenen Kinder können auch unter Epilepsie leiden. In ihrer gängigsten Ausdrucksform geht diese Behinderung mit der halbseitigen Lähmung des Körpers einher, was zwangsläufig zu einer verzögerten motorischen Entwicklung führt, obwohl das Kind durchaus die üblichen Entwicklungsstufen durchlaufen kann, wenn auch in einem sehr reduzierten Tempo. Es kann auch zu Lernschwierigkeiten kommen, aber das Sprachvermögen ist meistens nicht beeinträchtigt, und auch eine normale Schulausbildung ist durchaus möglich.

Eine sehr qualvolle Form dieser Erkrankung zieht den ganzen Körper in Mitleidenschaft, der sich bei jeder willkürlichen Bewegung zu winden beginnt. Das mangelnde Koordinationsvermögen kann zu Problemen bei der Nahrungsaufnahme und auch zu Sprachstörungen führen, doch wenn es auch vorkommen mag, daß die geistige Entwicklung ebenfalls betroffen ist, verfügen diese Kinder in der Regel über eine ganz normale Intelligenz. Bei richtiger Anregung und entsprechender Förderung können sie einen Intelligenzquotienten erreichen, der dem eines «normalen» Kindes entspricht oder diesen sogar übersteigt. Inzwischen weiß man mehr um diesen Zustand und die Intelligenz der davon Betroffenen, weshalb man ihnen auch eine sehr viel verbessertere Pflege und Unterstützung angedeihen läßt, aber es gab auch Zeiten, in denen man diese Kinder einfach in einer Irrenanstalt dahinvegetieren ließ und ihnen keinerlei Möglichkeit gab, ihre geistigen Fähigkeiten zur Geltung zu bringen. Eines der größten emotionalen Probleme, vor die sich Spastiker gestellt sehen, ist verständlicherweise die Frustration: Frustration darüber, in einem Körper gefangen zu sein, der nicht richtig funktioniert; Frustration über Menschen, von denen sie wie Debile behandelt werden; und Frustration darüber, daß sie nichts zum Unterricht beizusteuern können, indem sie an Diskussionen teilnehmen, Fragen stellen, Meinungen äußern oder ihren Mangel an Verständnis artikulieren, um nur ein paar Beispiele zu nennen. Diese Frustration dürfte bei jenen Kindern, die man einst aus der Gesellschaft ausstieß und als «verrückt» etikettierte, noch um einiges schlimmer gewesen sein. Zum

Glück sind diese Zeiten der Unwissenheit nun vobei, auf jeden Fall *sollten* sie es zumindest sein, denn in Anbetracht des heute zur Verfügung stehenden Wissens gibt es nicht mehr die geringste Ausrede für eine derartige Behandlung.

Die Frustration löst manches aus, von Verhaltensstörungen bis zu Wutanfällen, die zwar bei jedem Kind auftreten, bei den hier beschriebenen Kindern aber übertriebene Ausmaße annehmen. Die Auswahl der Blütenessenzen hängt davon ab, wie das Kind individuell reagiert. So kann Frustration beispielsweise ein feuriges, aufbrausendes Temperament auslösen, Irritation und Verärgerung über andere Menschen, die sich in das Leben des Kindes einzumischen oder sich ihm in den Weg zu stellen scheinen. Ganz allgemein hilft *Vervain* bei Frustration, weil diese Essenz die Auflösung der Spannung erleichtert, die mit dem Verlangen einhergeht, ein Problem bewältigen zu wollen, ohne körperlich dazu in der Lage zu sein. Ein Kind, das unfähig ist, anderen Menschen klarzumachen, was es will, und das sich aus diesem Grund in Zorn hineinsteigert, kann ebenfalls von *Vervain* profitieren. Für das Kind, das dabei innerlich erstarrt oder emotional unbeugsam bleibt, ist *Rock Water* dienlich. *Cherry Plum* dürfte in einem solchen Zusammenhang ebenfalls recht oft angezeigt sein, weil sie jenen hilft, die um ihre geistige Gesundheit fürchten oder glauben, sie würden gleich «explodieren» – ein Gefühl, das häufig mit Frustration einhergeht. Hier kann die Essenz die Selbstbeherrschung wiederherstellen. Äußert sich die Frustration jedoch als Aggressivität und Heftigkeit, wäre *Vine* angebracht. Eine Kombination aus *Vine* und *Cherry Plum* würde Kindern helfen, die sich hysterisch wehren. Manche Kinder werden aufgrund der Frustration auch regelrecht bösartig, was auf *Holly* hinweist. Andere wiederum kapseln sich ein und lassen sich äußerlich überhaupt nichts anmerken. Wenn sie Tagträumen nachhängen oder den Eindruck machen, geistig «weggetreten» zu sein, wäre *Clematis* gefordert oder auch *Wild Rose,* falls sie dabei apathisch werden und keinerlei Begeisterungsfähigkeit oder Motivation mehr zeigen. *Hornbeam* wäre hilfreich, sollte das Kind matt oder lethargisch wirken. Manche Kinder reagieren auf ihre Frustration, indem sie die Aufmerksamkeit anderer einfordern, angeben oder ungehorsam werden. *Vine* kann diesen rebellischen Naturen helfen, die über eine starke und dominante Persönlichkeit verfügen; *Chicory* hingegen wäre für jene geeignet, die sich einfach nur nach Aufmerksamkeit sehnen und deswegen versuchen, andere zu manipulieren. *Heather*-Kinder sind in diesem Punkt ganz ähnlich, erreichen dies aber auf verbale Weise, indem sie andere dazu bringen, ihnen zuzuhören, was sie dadurch herstellen, daß sie eindringlich auf sie einreden.

Natürlich gibt es auch Kinder, die ihre Gefühle zu verbergen trachten. Sie machen den Eindruck, als kämen sie gut mit allem zurecht, als seien sie glücklich und zufrieden, doch in Wirklichkeit ist ihre Qual gewaltig und verschafft sich nur in gelegentlichen gewalttätigen Ausbrüchen Luft. Diese Kinder brauchen *Agrimony,* eine Essenz, die auch dann zu verabreichen ist, wenn Kinder innerlich leiden, so extrovertiert sie auch zu sein scheinen, weil sie in einem Körper eingesperrt sind, der nicht in der Lage ist, auszudrücken, was der normale aktive Verstand im Innern so verzweifelt zu tun oder mitzuteilen versucht. Es ist durchaus verständlich, daß diese Qual zu furchtbaren Depressionsschüben führen kann. Dann wäre *Sweet Chestnut* die passende Essenz, weil es Verzweiflung und innere Qualen sind, die eine solche Belastung ausmachen. Ein weiteres Element, das für viele dieser Kinder ein Problem darstellt, ist Furcht/Angst: Furcht davor, was mit ihnen geschehen wird, Furcht vor den Menschen, die für sie sorgen, Furcht vor jenen, die sie unterrichten. Vielleicht ist es aber auch die Furcht vor dem Schmerz und davor, etwas tun zu müssen, was weh tun könnte oder ihre Möglichkeiten übersteigt. Bekannte, definierbare Ängste verlangen nach *Mimulus.* Grenzt die Furcht oder Angst schon an Entsetzen, was von Zeit zu Zeit vorkommen kann, wäre *Rock Rose* angebracht. Scheint das Kind sich aber ganz allgemein zu fürchten oder in Bangigkeit zu verfallen, ohne daß sich eine genaue Ursache dafür bestimmen ließe, wäre *Aspen* dienreich, weil sich diese Essenz vager, undefinierbarer Ängste annimmt, die das Gemüt ohne erkennbaren Grund heimsuchen.

In Zeiten großer Qual, Panik, plötzlicher Unruhe und anderer Notfälle wäre *Rescue Remedy* nützlich, weil es auf alle diese Elemente einwirkt.

Downsches Syndrom

Es gibt eine Vielzahl von Chromosomenstörungen, die wiederum zu zahlreichen Syndromen führen; das verbreitetste ist das Downsche Syndrom, auch als Mongolismus bekannt.

Die Zellen des normalen Menschen enthalten jeweils 23 Chromosomenpaare, insgesamt also 46 Chromosomen. Chromosomen sind die Träger der Gene, die uns zu dem machen, was wir sind, wobei jedes Paar eine andere Funktion hat: von der Bestimmung unserer Augenfarbe bis zur geschlechtlichen Entwicklung zum Mann oder zur Frau. Menschen, die unter dem Downschen Syndrom leiden, werden mit 47 statt mit 46 Chromosomen in jeder Zelle geboren. Solche Kinder haben zwar alle ähnliche Gesichtszüge, unterscheiden sich aber durch ihre Persönlichkeit voneinander, genau wie alle anderen Kinder auch. Dennoch haben sie manche Charakterzüge gemeinsam. So sind sie beispielsweise sehr liebevoll, geraten leicht in Erregung, wenn andere leiden, und lieben die spielerische Imitation. Im allgemeinen sind es glückliche und freundliche Kinder, und wenn ihre Entwicklung auch etwas langsam verlaufen mag, so sprechen sie doch großartig auf anregende Spiele und Lerngelegenheiten an, von denen sie sehr viel profitieren. Manchmal entwickeln sie ganz überraschende Fertigkeiten.

Wenngleich ich hier immer wieder betone, wie wichtig es ist, die Bachblütenessenzen individuell auszuwählen und *niemals* zu verallgemeinern, fassen die positiven Aspekte von *Chicory* (der Essenz für jene Menschen, die viel Liebe zu geben haben, andere gern bemuttern und sich um sie sorgen) viele Eigenschaften dieser Kinder recht gut zusammen. Natürlich sind auch Kinder mit Downschem Syndrom, wie alle anderen Menschen, gelegentlich schlecht gelaunt, und dann treten die negativen

Aspekte des *Chicory*-Charakters – Besitzansprüche, Selbstmitleid und Selbstsucht – zutage, aber insgesamt sind sie doch eher zufrieden und ausgeglichen. Weil sie meistens von sanftem Wesen sind, lassen sie sich leicht dominieren. Dann wäre *Centaury* nützlich, das ihnen hilft, genügend Widerstandskraft zu entwickeln, um für ihre eigenen Interessen einzustehen. Auch *Cerato* für jene, die sich leicht führen und überreden lassen, ist hier angezeigt, weil Kinder mit Downschem Syndrom von Natur aus gern andere nachahmen. *Walnut* wäre nützlich, um Schutz gegen äußere Einflüsse zu bieten. *Wild Rose* könnte ebenfalls angezeigt sein, weil diese Essenz für Menschen geeignet ist, die das Leben so mögen, wie es ist, und die ihren Tagerhythmus mit einer Grundhaltung ruhiger Akzeptanz bewältigen.

Wie im Leben jedes anderen Kindes auch, wird es auch im Leben dieser Kinder Zeiten geben, da Zorn, Schmollen und Selbsteinkapselung in den Vordergrund treten. *Willow* hilft bei Schmollstimmung, die zu Mißmut und Sturheit führt. *Holly* hilft gegen den Zorn, wenn er sich auf bösartige, haßerfüllte oder heftige Weise gegen andere richtet. *Cherry Plum* ist angezeigt, wenn die Wut außer Kontrolle gerät. Weitere Elemente, die in solchen Phasen auffällig werden können, sind Tagträumerei oder Gedankenverlorenheit. Dann wäre *Clematis* angezeigt.

Blindheit

Ein blind geborenes Kind weiß natürlich nicht, was Sehen heißt, und deshalb stellt die Unfähigkeit zu sehen für das Kind nicht unbedingt jenes riesige Problem dar, für das Sehende es oft halten, wenn sie sich darüber entsetzen, wie desorientiert, angstbeherrscht oder unerfüllt das Leben eines Blinden doch sein müsse. Ganz im Gegenteil, es kommt nämlich häufig vor, daß der Genuß und die Freude an gutem Essen und Musik, um nur zwei Beispiele zu nehmen, für einen Blinden sehr viel erfüllender sind, weil Tastsinn, Geschmack, Geruch und Gehör sich stärker entwickeln, um die Blindheit zu kompensieren. So ist etwa der Gaumen sehr viel empfindlicher, können vom Blinden feinste Geschmacksunterschiede viel genauer wahrgenommen werden. Fragen wir uns doch einmal selbst, wie oft wir die Augen schließen, um etwas, das hervorragend schmeckt, noch mehr zu genießen! Ganz ähnlich wird auch das Gehör geschärft, um allerfeinste Geräusche wahrzunehmen – Blinde lernen nämlich, wirklich zu *horchen*, anstatt einfach nur vordergründig zu hören. Auch der Tastsinn wird für den Blinden um einiges interessanter, und wenn man ihm einen Gegenstand zum Halten gibt, wird das blinde Kind ihn gründlich erforschen, ihn befühlen und sich dabei vorstellen, was es sein könnte. Schließlich muß man nicht sehfähig sein, um sich etwas vorstellen zu können, und die Vorstellungskraft blinder Kinder kann, *gerade weil sie blind sind*, sogar viel ausgeprägter sein, schließlich müssen sie ja mit dem *Geist* anstatt mit den Augen sehen. Blinde Kinder erschaffen sich also eine eigene Welt. Was sie in ihren Gedanken sehen und wie sie sich Menschen und Gegenstände vorstellen, mag zwar nicht unseren eigenen optischen Bildern entsprechen, aber das spielt schließlich keine Rolle, weil das Kind trotzdem eine Beziehung zu diesen herstellt, genau wie zum Geschmack, zum Geräusch und zu der Art, wie die Dinge sich anfühlen. So erkennen blinde Babys beispielsweise die Stimme ihrer Mutter, ihren Geruch und das Gefühl ihres Gesichts und Körpers, und das tun sie genausogut wie jedes Kind, das sich seines Gesichtssinns bedienen kann. Blinde Kinder freuen sich über griffige Spielzeuge, über Dinge die sie betasten und denen sie in ihrer Vorstellung eine Gestalt geben können.

Das Gefühlsleben von Kindern, die von Geburt an blind sind und die Erfahrung des Sehens nie gemacht haben, dürfte völlig unbelastet sein, obwohl sie sich vielleicht manchmal fragen, wie das wohl sein mag, was zu Niedergeschlagenheit und Trauer führen kann, weil klar ist, daß sie diese Frage nie werden beantworten können. Es gibt bestimmte Blütenessenzen, die besonders hilfreich sind, wenn diese Kinder sich ausgeschlossen fühlen oder aus den eben genannten Gründen niedergeschlagen sind.

Gentian lindert die Niedergeschlagenheit und hilft bei depressiven Gemütszuständen. *Willow* wäre angezeigt, wenn das

Kind Groll gegen andere, sehfähige Kindern oder auch gegen das Leben im allgemeinen hegt; *Sweet Chestnut* ist zu empfehlen, wenn das Kind von einer tiefen Trauer und Verzweiflung gepackt wird, weil das, wonach es sich sehnt, völlig außerhalb seiner Reichweite liegt. Das kann vorkommen, wenn man es ständig an seine mangelnde Sehfähigkeit erinnert oder wenn andere Kinder sich über seine Behinderung lustig machen. *Clematis* ist für Kinder angezeigt, die in eine imaginäre Scheinwelt flüchten und dadurch die Beziehung zur wirklichen Welt um sich herum verlieren.

Auch Kinder, die aufgrund eines Unfalls oder infolge einer Erkrankung erblindet sind, können einige der oben erwähnten Essenzen brauchen. Es ist durchaus verständlich, daß sie gelegentlich von Groll erfüllt oder unglücklich sind. Auch können sie unter Angst leiden, besonders am Anfang, weshalb *Mimulus* verabreicht werden kann, um die Furcht und die Nervosität zu lindern, die sie dann wahrscheinlich empfinden. Ganz zu Anfang wäre *Rescue Remedy* angezeigt, weil es sowohl *Star of Bethlehem* gegen den Schock als auch *Rock Rose* gegen panisches Entsetzen enthält. Erworbene Blindheit kann auch die allgemeine Gefühlsentwicklung des Kindes beeinflussen. Wenn es dadurch beispielsweise sein Selbstvertrauen verliert, wäre *Larch* dazu geeignet, um ihm dieses wiederzugeben. Solche Kinder fühlen sich manchmal sehr einsam und vom Leben und den Freunden, die sie so gut kannten, abgeschnitten. Diese Art der Einsamkeit ist eine Form des Trauerns: um den Verlust des Vertrauten, den Verlust des Augenlichts. *Star of Bethlehem* kann diese Trauer lindern helfen und ebenso *Water Violet,* wenn das Kind zwar auch sonst eher reserviert ist, sich nun aber noch mehr von Familie und Freunden entfremdet fühlt. *Walnut* wäre eine weitere hilfreiche Essenz, weil hier eine gewaltige Umstellung stattfindet und die Veränderung, mit der das Kind zurechtzukommen hat, oft dramatisch ist. *Walnut* hilft, die Übergangszeit etwas zu erleichtern, indem es das Kind darin unterstützt, mit der veränderten Lebensweise zurechtzukommen.

Kinder, die sich so sehr in ihren Erinnerungen an die Vergangenheit verlieren, daß sie nur noch an Dinge denken, zu denen sie vor dem Verlust ihres Augenlichts eine Beziehung hatten, können die Hilfe von *Honeysuckle* gebrauchen. Diese Essenz wird die Erinnerungen zwar nicht tilgen oder die Betroffenen vergessen lassen, wie Menschen, Orte und Gegenstände aussehen, aber es hilft zu begreifen, daß die Gegenwart ebenso wichtig ist wie die Vergangenheit.

Taubheit

Genau wie blinde Kinder müssen auch taube alternative Lernfertigkeiten entwickeln. Bei ihnen wird sich das Lernen vor allem auf Bildliches, auf Lesen, Schreiben und Malen konzentrieren. Zwar beeinträchtigt Taubheit nicht das Spielen an sich, aber ein sehr taubes Kind wird keine Gelegenheit haben, etwas über Geräusche zu erfahren, so daß es manche Erlebnisse wohl nur sehr schwer wird begreifen können. Beispielsweise wird eine Tasse, ein Teller oder ein anderer zerbrechlicher Gegenstand beim Fallenlassen «klirren» und in tausend Stücke zerspringen; und wir erkennen durch die Verbindung zwischen Anblick und Geräusch, in diesem Fall auch nur an letzterem, daß etwas zerbrochen ist, selbst wenn wir es nicht gesehen haben.

Musik und Umgebungsgeräusche wie Verkehrslärm, Türen, strömendes Wasser, die Wellen am Strand, Tiergeräusche und Vogelgezwitscher werden in gewissem Umfang (abhängig vom Grad der Taubheit) der Phantasie überlassen sein, genau wie ein blindes Kind sich vorstellen muß, wie irgend etwas vielleicht aussieht. Wenn ein Tauber einen Hund bellen und einen Vogel zwitschern sieht, vielleicht auch eine sich schließende Tür, gibt ihm das nicht allzu viele Hinweise, so daß es sehr schwerfallen mag, zu verstehen, was es mit Geräuschen auf sich hat. Dennoch können taube Kinder lernen, Musik durch Schwingung wahrzunehmen und zu genießen – indem sie nämlich das Instrument berühren und die unterschiedlichen Schwingungen zwischen zwei Noten spüren. Ganz ähnlich können sie auch Musikinstrumente spielen lernen, nämlich indem sie Schwingungen unterscheiden. Beethoven ist natürlich ein perfektes Beispiel dafür, zu welchen Leistungen ein tauber Mensch musikalisch imstande ist.

Wenn taube Kinder lesen und schreiben lernen wollen, müssen sie ihr Lernen insofern umstellen, als es gilt, das gesprochene Wort in eine Sprache zu übersetzen, mit der sie kommunizieren können. Lippenlesen und Zeichensprache ersetzen das Akustische in Form einer lautlosen verbalen «Kurzschrift», und diese Fertigkeiten wird das taube Kind meistern müssen.

Eines der größten Probleme, vor das sich taube Kinder gestellt sehen, ist die Auswirkung, die ihre Taubheit auf das eigene Sprechen hat. Ein Baby mit normalem Gehör begreift nach und nach, daß es die Geräusche, die es von sich gibt, selbst produziert, und so wird es dies immer wieder tun und seine neugewonnene Fertigkeit genießen. Dann folgen andere Geräusche, und schließlich werden sie mit jenen verglichen, die andere Menschen von sich geben, bis das Baby beginnt, die Formen des sprechenden Mundes zu imitieren und versucht, die gehörten Geräusche nachzuahmen. Das ist der Beginn des Sprechens, und selbst bevor das Kind gelernt hat, die Wörter richtig auszusprechen, drückt es sich bereits in einer Sprache aus, die es selbst für verständlich hält. Indem sie immer wieder Wörter ausgesprochen hören und ihnen eine Bedeutung zuweisen, bauen Kinder ihre Sprechfähigkeit auf und lernen auf diese Weise zu reden, zu kommunizieren und sich verständlich auszudrücken. Ist ein Kind jedoch nicht in der Lage, die Geräusche, die es hervorbringt, selbst zu hören, kann es seine eigene Sprache auch nicht weiter modifizieren. Das gilt nicht nur für die Aussprache selbst, sondern auch für die Betonung, die es auf bestimmte Wörter legt, auf die «Melodie», die zum Satzbau gehört, und für die Interpretation des Gesagten durch entsprechende Hervorhebung. Taube Kinder können zwar sprechen lernen, indem sie einen bestimmten Laut in Worte fassen, was dadurch geschieht, daß sie einfach die Bewegung von Zunge und Mund nachahmen und die Stimme projizieren. Doch es ist schließlich die Komplexität der Sprache – das Schwanken der Stimme und so weiter –, die dieser erst Gefühl verleiht. Deshalb hat es auch oft den Anschein, als würden taube Kinder sehr flach sprechen, obwohl sie bei entsprechender Sorgfalt, Aufmerksamkeit und besonderer Schulung auch die Intonation erlernen können. Glücklicherweise ist *völlige* Taubheit sehr selten, und wenn sie frühzeitig erkannt wird, kann man das Kind, übrigens schon den Säugling, mit einem entsprechenden Hörgerät ausrüsten. Dann kann die weitere Entwicklung ganz normal verlaufen, können Sprache und Sprechfähigkeit heranreifen und sich im Zuge der Gesamtentwicklung fest etablieren.

Manche Kinder kommen recht gut mit ihrer eigenen Taubheit und mit der Reaktion anderer zurecht, doch läuft *jedes* Kind, das sich irgendwie von anderen unterscheidet, Gefahr, gehänselt zu werden. So können auch taube Kinder Einsamkeit, Frustration, Verärgerung, Zorn und Verletztheit erfahren, aber die entsprechenden Bachblütenessenzen helfen ihnen, sich behaglicher zu fühlen und vom Verhalten anderer Kinder nicht beeinträchtigen zu lassen. So hilft beispielsweise *Mimulus* dem nervösen, schüchternen, zaghaften oder verängstigten Kind; *Larch* ist für das Kind geeignet, das nur über ein geringes Selbstvertrauen verfügt; *Centaury* ist für das Kind, das sich triezen, ausnutzen oder von selbstsichereren, durchsetzungsfähigeren Kindern dominieren läßt; *Vervain* ist hilfreich bei Frustration; *Gentian* ist gut für das entmutigte Kind; *Willow* nimmt sich des unglücklichen Kindes an; *Agrimony* ist für das Kind, das seine Gefühle versteckt; *Clematis* unterstützt das Kind, das in einer eigenen Welt zu leben scheint; *Walnut* hilft, einen Schutzpanzer gegen äußere Einflüsse aufzubauen. Diese Essenz kann übrigens auch dem Kind, das aufgrund von Trauma oder Erkrankung ertaubt ist, helfen, mit der starken Beeinträchtigung seiner Lebensqualität zurechtzukommen, die zunächst unweigerlich damit verbunden ist. Wie das Kind, das erst durch einen Unfall sein Augenlicht verliert, wird auch das ertaubte Kind höchstwahrscheinlich zu Anfang verängstigt sein und in Panik geraten, weshalb *Rock Rose* gegen den Schrecken verabreicht werden kann, *Star of Bethlehem* (oder *Rescue Remedy*) gegen den

Schock und *Mimulus* gegen Angst, Nervosität und Mangel an Mut. All diese Essenzen können die Auswirkungen eines derart traumatischen Erlebnisses abpuffern helfen.

Kinder, die mit einer Behinderung zurechtkommen müssen, geben sich oft sehr viel stärker und tapferer als viele Erwachsene in einer ähnlichen Situation. Im allgemeinen nehmen sie die Gegebenheiten viel besser hin und können sich auch sehr viel leichter an ein neues Leben gewöhnen, so daß sie uns immer wieder mit ihrer Widerstandkraft und ihrem Kampfesmut verblüffen – ganz wie aufkeimende *Oak*-Persönlichkeiten. Wenn die Blütenessenzen zur Verfügung stehen, um ihnen zu helfen, gefühlsmäßig stark und optimistisch zu bleiben, und wenn sie die richtigen Lernmittel bekommen, muß eine Behinderung, welcher Art sie auch sein mag, nicht zwingend eine *Beeinträchtigung* darstellen.

Kapitel 7

Die Pubertät

Körperliche und emotionale Veränderungen

Die Pubertät ist die Übergangszeit von der Kindheit zum Erwachsenenalter, und Kinder in diesem Alter bezeichnet man gern als «Heranwachsende». Die genaue Dauer dieser Phase ist individuell verschieden, aber meistens zieht sie sich über mehrere Jahre hin. Es ist dies der Lebensabschnitt, der geradezu berüchtigt ist für seine Turbulenzen und «Probleme» – eine Periode des Konflikts und der Zerrissenheit, in der Kind und Erwachsener im selben Individuum aufeinanderprallen.

Nicht nur, daß nun ganz gewaltige körperliche Umstellungen stattfinden, auch psychologisch entwickelt sich einiges, ebenso die Wachheit und das Bewußtsein, und so müssen junge Menschen mit vielen seltsamen Gefühlen zurechtkommen lernen, während sie ihren eigenen Körper entdecken. Junge Menschen scheinen von Zweifeln und Verwirrtheit heimgesucht zu werden, und diese machen einen großen Teil des Unglücks im Teenageralter aus. Die Zweifel ranken sich um die Frage, wer man ist, was man ist und ob man einen Körper hat, der es einem gestattet, auch wirklich die Person zu sein, die man sein möchte. Findet der junge Mensch keine Antwort auf diese Fragen, können schon bald Niedergeschlagenheit und Verzweiflung einsetzen. Es gibt zwei Blütenessenzen, die ideal für diese Verwirrung geeignet sind: *Cerato* hilft jenen, die Bestätigung bei anderen suchen und der Versicherung bedürfen, daß sie wertvolle Menschen sind; *Scleranthus* hingegen ist gut für jene, die von ihren Entscheidungsmöglichkeiten verwirrt sind, die von einer Stimmung zur nächsten schwanken und mal die eine, mal die andere

Identität annehmen, ohne sich entscheiden zu können, welche davon ihnen am besten paßt. *Scleranthus* hilft diesen Jugendlichen, ihr Denken zu stabilisieren und zu erkennen, wo sie wirklich hingehören.

Die Pubertät kündigt eine Reihe von Veränderungen an: Jetzt wird das Mädchen zur Frau, der Junge zum Mann. Der Grund für diesen Reifungsvorgang ist das Streben der Natur nach Überleben und Fortpflanzung. Deshalb sind die in der Pubertät stattfindenden Veränderungen hauptsächlich geschlechtlicher Natur. Dies ist ja auch die Phase, in der die sekundären Geschlechtsmerkmale in Erscheinung treten. Das beginnt bei Mädchen mit etwa 11 oder 12 Jahren, kann aber auch etwas früher oder gelegentlich später liegen. Jungen erreichen die Pubertät meist etwas später, mit ungefähr 13 oder 14 Jahren, wobei es auch hier individuelle Unterschiede gibt. Dieser Entwicklungsvorsprung bleibt jedoch meist bestehen, so daß Mädchen insgesamt früher ausgereift sind als Jungen.

Die körperlichen Veränderungen bei Jungen sind überwiegend äußerlicher Art und sowohl sichtbar als auch hörbar: Bartwuchs, Stimmbruch, ausgeprägtere Kieferlinie und so weiter, ebenso das allmähliche Wachstum von Körperbehaarung sowie natürlich die Weiterentwicklung der Geschlechtsorgane – ein größer werdender Penis und immer dichtere Behaarung im Unterbauchbereich und in der Schamgegend.

Beim Mädchen finden die Veränderungen eher innerlich statt, nämlich mit Beginn der Menstruation. Gleichzeitig entwickeln sich aber auch die Brüste sowie die Scham- und Achselbehaarung.

Von diesen offenkundigen körperlichen Veränderungen abgesehen, bringt diese Reifungsperiode einige Nebenerscheinungen hervor, die zu Aufruhr und Konflikten führen könnten und Jungen wie Mädchen gleichermaßen betreffen: Pickel, Schweißentwicklung und Körpergeruch, um nur drei Beispiele zu nennen. Das geht einher mit heftigen Gefühlswallungen, die zwangsläufig die ganze Psyche durcheinanderbringen. Der anschwellende Busen eines Mädchens oder das Quieken des

Jungen im Stimmbruch können außerordentlich peinliche Erfahrungen sein, und auch hier können die Bachblütenessenzen eine wichtige Rolle spielen, um den damit verbundenen Kummer in den Griff zu bekommen.

Mädchen

Menstruation

Die Menstruation steht im Mittelpunkt der weiblichen Pubertätsentwicklung. Dabei handelt es sich allerdings um einen ganzen Komplex von Veränderungen, die bereits sehr viel früher einsetzen, lange bevor es auch nur die Andeutung einer Periode gibt. Diese Veränderungen sind ein Produkt hormoneller Aktivität, die schließlich in einem regelmäßigen Monatszyklus gipfelt, wobei die Menstruation im Durchschnitt alle 28 Tage stattfindet, obwohl man auch hier feststellen muß, daß jedes Mädchen anders ist und der Zyklus durchaus länger oder auch kürzer ausfallen kann.

Eine Störung des Menstruationszyklus findet in der Regel zu Beginn und am Ende der weiblichen Fortpflanzungsfähigkeit statt. Manchmal setzt die Menstruation nur für kurze Zeit ein, um danach einige Monate lang überhaupt nicht mehr aufzutreten. Gelegentlich ist der Zyklus auch so unregelmäßig, daß die Blutungen vierzehntägig bis zweimonatlich stattfinden, doch das beruhigt sich meistens nach einer Weile. Ein unregelmäßiger Zyklus während der Pubertät ist ganz normal, hält er aber länger an, als man es für gewöhnlich erwarten dürfte, wäre es das Klügste, einen Frauenarzt aufzusuchen, der das betroffene Mädchen sicherlich beruhigen kann. Es gibt Mädchen, die zwar körperlich ausreifen – so entwickeln sich beispielsweise die Brüste und die Schambehaarung –, jedoch ohne daß dabei die Periode einsetzt. Das ist auch nicht unbedingt etwas Anomales, da jede von uns sich in unterschiedlichem Tempo entwickelt. Irgendwann wird die Menstruation mehr oder weniger spontan einsetzen, doch sollte ein Mädchen mit etwa 16 Jahren noch keine Periode bekommen haben, wäre es wiederum klug, den Arzt aufzusuchen, der gegebenenfalls eine Voruntersuchung einleiten kann, um sicher zu gehen. Eine verzögerte oder unregelmäßige Menstruation kann allerdings sehr viel Streß mit sich bringen, was wiederum den reibungslosen Ablauf dieses äußerst empfindlichen Zyklus stören kann.

Hormone sind sehr empfänglich für Streß und lassen sich leicht davon beeinflussen. Es kann also durchaus vorkommen, daß der Zyklus so nachhaltig unterbrochen wird, daß die Perioden gänzlich ausbleiben. Da die Bachblütenessenzen den Streß mildern, können sie *indirekt* auf den Zyklus einwirken, falls dieser durch Gefühlsschwankungen unterbrochen wurde. So kann *White Chestnut* beispielsweise helfen, etwaige Sorgen und Kummer zu lindern; *Mimulus* nimmt der Furcht davor, was alles gesundheitlich verkehrt sein *könnte*, die Spitze; *Walnut* erleichtert die Umstellung in dieser an Veränderungen so reichen Zeit; *Agrimony* ist bei Mädchen angezeigt, die niemandem von ihren Sorgen erzählen und so tun, als sei alles in Ordnung, während sie innerlich Höllenqualen durchmachen.

Tatsächlich kann das Ausbleiben der Menstruation sehr große Sorgen bereiten. Das reicht von Gedanken wie «wo bleibt das Blut nur?» bis zur Befürchtung, daß Gift- und Abfallstoffe des Körpers nicht richtig ausgeschieden werden könnten. Die erwähnten Blütenessenzen können diese Sorgen lindern helfen, aber es kann auch nützlich sein, zusätzlich *Crab Apple* zu verabreichen, weil es die Reinigungsessenz ist, die jenen Mädchen helfen wird, die das Gefühl haben, daß es etwas Unsauberes sei, *keine* Menstruation zu bekommen, und die das Verlangen verspüren, etwas loszuwerden und aus ihrem Körper zu treiben. In Wirklichkeit handelt es sich bei der Menstruation gar nicht um einen Abfallentsorgungsprozeß, und wenn die Periode ausbleibt, staut sich im Uterus auch kein Blut. Die erste Menstruation kann ein sehr schockierendes Erlebnis sein, egal wie gut das Mädchen darauf vorbereitet sein mag. Es kann ja gar nicht wirklich wissen, womit es zu rechnen hat, bis die Menses tatsächlich eingetreten ist. Mädchen, die *nicht* entsprechend vorbereitet wurden, weil sie beispielsweise keinen Sexualkundeunterricht haben und nichts über Menstruation und Fortpflanzung wissen, erschrecken nun vielleicht und befürchten, sie könnten zu Tode verbluten, oder sie glauben, daß sie irgendwie schwer erkrankt sein müßten. Es sind zwar durchaus Fortschritte in der Schulerziehung zu verzeichnen, was das Fach Sexualkunde angeht, doch häufig kommt die Aufklärung über dieses Thema viel zu spät, nämlich wenn schon alles passiert ist, und so bleibt es weiterhin den Eltern überlassen, ihre Kinder über diese Tatsachen des Lebens aufzuklären. Die Art und Weise, wie Eltern das Thema angehen, spiegelt natürlich ihre eigene Einstellung zu intimen Dingen wider. Sind die Eltern scheu und extrem reserviert, was alles Geschlechtliche angeht, kann sich diese Verlegenheit auf die Tochter übertragen, die daraufhin Sex als etwas Unangenehmes und ihre Perioden als etwas Schmutziges ansehen mag. Vielleicht glaubt sie aber auch aus irgendeinem Grund, mit ihren Eltern nicht über dieses Thema reden zu können, dann bleiben ihre Fragen unbeantwortet, ihre Befürchtungen und ihre Bangigkeit verstärken sich, und sie bekommt möglicherweise die falschen Auskünfte, wenn sie sich statt dessen bei ihren Freundinnen erkundigt. Wie dem auch sei, gegen unsere eigenen Gefühle können wir nun einmal nichts ausrichten, und wenn uns irgend etwas in Verlegenheit bringt, mögen wir uns noch so sehr bemühen – wir werden die Sache nie völlig unverkrampft betrachten. Es kann sein, daß Eltern ihren Kindern zwar gern die Tatsachen des Lebens erklären *würden*, dabei aber die Feststellung machen, daß sie es einfach nicht *können*. Dabei ist die Menstruation eigentlich ein völlig natürlicher Prozeß und nichts, wofür ein Mädchen sich zu schämen brauchte. Wenn es mit jemandem darüber reden kann – mit Mutter, Schwester, Tante oder einer anderen Frau, die in der Lage und auch willens ist, ihm eine klare, unverblümte Erklärung zu geben, was eigentlich los ist und wie damit umzugehen ist, wenn es soweit sein sollte, kann das schon eine großer Hilfe sein.

Setzt die Periode zum erstenmal ein, reagiert jedes Mädchen anders darauf. Manche geben sich gelangweilt, andere von Panik erfüllt. Manche möchten am liebsten aller Welt davon erzählen, weil sie es für etwas sehr Aufregendes halten, während andere alles tun, was in ihrer Macht steht, um ein Staatsgeheimnis daraus zu machen. Deshalb bedarf es auch unterschiedlicher Blütenessenzen. Dem verängstigten Mädchen kann *Mimulus* helfen, die eigene Nervosität zu lindern. Diese Essenz ist auch für Mädchen geeignet, die schüchtern oder verlegen auf die Veränderungen in ihrem Körper und das damit einhergehende Gefühl der Verletzbarkeit reagieren. *Rock Rose* dagegen unterstützt das Mädchen, das in Panik gerät – und sei es auch nur vor dem Anblick des Blutes. Der kann unter den gegebenen Umständen tatsächlich ein großer Schock sein, was nach *Star of Bethlehem* verlangen würde, zusammen mit *Rock Rose* gegen das Entsetzen und *Cherry Plum* gegen die Hysterie. Diese drei Essenzen sind in *Rescue Remedy* enthalten, so daß diese Mischung in einem solchen Fall oft mehr als angebracht erscheint. Dem Mädchen, das seine eigene körperliche Verfassung nicht erträgt, das die Blutungen nicht aushält und sich davon befleckt fühlt, kann *Crab Apple* eine Hilfe sein, mehr Selbstbehagen zu entwickeln, den eigenen Körper wieder zu *mögen* und zu begreifen, daß die Periode ja den Übergang zum Frausein signalisiert, worauf das Mädchen durchaus Stolz sein kann. *Agrimony* ist eine wichtige Essenz für Mädchen, die ihre Blutungen zu verheimlichen trachten, niemandem davon erzählen und einfach so tun, als sei nichts gewesen.

Abgesehen vom Anfangsschock und den anderen Gefühlswallungen, die die erste Menstruation begleiten, gilt es auch, sich über die praktische Handhabung derselben Gedanken zu machen. Monatsbinden werden heute glücklicherweise immer bequemer. Es gab einmal eine Zeit, da Mädchen gewaltige Lagen aus Watte tragen mußten, die aus den Höschen hervorzuquellen pflegten, so daß jedermann sofort sah, daß sie ihre Periode hatten, was besonders während des Sportunterrichts ein furchtbarer Alptraum sein konnte. In diesen Ungetümen mußte man dann herumlaufen, als hätte man eine Babywindel an, sie waren nur schwer zu entsorgen und mußten mit einem steifen Strapsgurt befestig werden, um nicht zu rutschen! Vor dieser Zeit mußten Mädchen Stoffetzen und alles mögliche verwenden, was sie nur auftreiben konnten, wenn es nur entsprechend saugfähig war. Da verwundert es wohl kaum, daß man die Periode als einen regelrechten «Fluch» verstand! Heutige Monatsbinden dagegen sind selbstklebend, schmal und doch hochgradig saugfähig – und sehr viel bequemer zu tragen. Sie werden in säuberlichen kleinen Verpackungen geliefert, so daß es keine Probleme bereitet, sie in die Schule mitzunehmen, und einem die Verlegenheit erspart bleibt, mit einer Schultasche voller hervorquellender Binden und Handtücher aufkreuzen zu müssen. Manche Binden sind etwas dicker, um größeren Schutz während der stärkeren Blutungen zu bieten, doch selbst diese sind noch hauchdünn, verglichen mit ihren klobigen Gegenstücken, mit denen sich junge Frauen früherer Zeiten herumzuplagen hatten.

Tampons sind für junge Mädchen im allgemeinen nicht zu empfehlen, hauptsächlich wegen der Schwierigkeit des Einführens. Das kann nämlich sehr schmerzhaft sein und mehr Probleme mit sich bringen als es löst. Nach einer Weile kann das Mädchen allerdings vielleicht ein größeres Interesse an diesem internen Blutungsschutz entwickeln. Beim allerersten Mal kann sich das Einführen des Tampons als ungeheuer schwierig erweisen, so daß das Mädchen vielleicht die Flinte ins Korn wirft oder zumindest dem nächsten Mal mit Bangigkeit entgegensieht, weil es Angst vor den Schmerzen hat und befürchtet, es könnte sich eine Verletzung zuziehen und dadurch noch stärker bluten. In einem solchen Fall wäre es besser, noch ein wenig zu warten und es später noch einmal erneut zu versuchen, wenn das Mädchen etwas älter und reifer geworden ist, was die Sache merklich vereinfachen dürfte. Es gibt jedoch auch Blütenessenzen, die die geistige Verspannung auflösen helfen, ganz besonders *Rescue Remedy* gegen den Schock, das Entsetzen, die Panik und das Gefühl der Mattigkeit, die eine unangenehme Erfahrung meist begleiten. *Mimulus* wäre gegen die Furcht vor Schmerz oder Verletzung geeignet; *Oak* unterstützt das Mädchen, das sich weiterhin abplagt, koste es was es wolle, bis es das Problem schließlich gemeistert hat; *Rock Water* hilft dem Mädchen, das sich selbst dazu *zwingt*, den Tampon zu gebrauchen, und das damit fortfährt, *obwohl* es ihr wehtut und sie es gar nicht ausstehen kann. In einem solchen Fall kann auch *Crab Apple* angezeigt sein, weil die treibende Kraft dahinter die Abneigung gegen die «schmutzigen» Binden sein könnte.

Menstruationsbeschwerden (Dysmenorrhoe) sind ein weiteres Symptom der Periode, das genausoviel – wenn nicht sogar noch mehr – Schwierigkeiten bereiten kann wie die Blutungen selbst. Diese Beschwerden sind weit verbreitet, können aber von Zyklus zu Zyklus und von Frau zu Frau in ihrer Heftigkeit ziemlich unterschiedlich ausfallen. Meistens beginnt der Krampfschmerz etwa 12 bis 24 Stunden vor dem Einsetzen der eigentlichen Periode und dauert 24 bis 48 Stunden an. Er kann zu Mattigkeit und Übelkeit führen, und die Schmerzen selbst können eine ziemlich große Belastung sein. Die ideale Blütenessenz in einem solchen Fall ist *Rescue Remedy,* weil es *Star of Bethlehem* gegen den Schock für den Organismus enthält, *Rock Rose* gegen die große Angst, welche von einem derart furchtbaren Schmerz ausgelöst wird, *Cherry Plum* gegen die Panik, *Clematis* gegen die Mattigkeit und *Impatiens* gegen die Verärgerung und die Ungeduld, die nur weitere Verspannungen auslösen und den Schmerz noch verschlimmern. Hilfreich kann es auch sein, *Rescue Remedy* nicht nur oral einzunehmen (4 Tropfen auf ein Glas Wasser oder Obstsaft), sondern die Essenz auch äußerlich anzuwenden: Ein Flanelltuch wird in warmem Wasser getränkt, in das man einige Tropfen *Rescue Remedy* gegeben hat, dann auf den Unterbauch gelegt, was sehr entspannend wirken kann. Tropfen der Essenz lassen sich auch dem Badewasser beifügen (etwa 10 Tropfen), was ebenfalls beruhigend wirkt. Übrigens wäre auch *Olive* in diesem Zusammenhang hilfreich, weil der anhaltende Schmerz sehr erschöpfend wirken kann.

Das prämenstruelle Syndrom, der Gefühlsaufruhr vor einer Periode, stellt ebenfalls viele Mädchen und Frauen vor Probleme, verursacht es doch Reizbarkeit, Depressionen, Ärgerlichkeit, Irritation und so weiter. Im Extremfall kann es sogar einen fast völligen Persönlichkeitswandel auslösen. *Walnut* ist die Essenz, die allgemein dabei behilflich ist, das Gleichgewicht wiederherzustellen, um es dem Organismus zu ermöglichen, einen etwas reibungsloseren Rhythmus zu entwickeln. Für die Gefühlssymptome der prämenstruellen Verspannung sind Blütenessenzen wie *Impatiens* gegen Reizbarkeit und Ungeduld, *Beech* gegen Verärgerung und Unduldsamkeit, *Mustard* gegen Depressionen, *Holly* gegen das aufbrausende Temperament, *Cherry Plum* gegen unkontrollierte Wut und *Crab Apple* gegen das Gefühl häßlichen Aufgedunsenseins angezeigt.

Brüste und Büstenhalter
Es ist ein merkwürdiges Gefühl, das erste Mal einen Büstenhalter zu tragen, und wenn ein Mädchen auch noch die einzige in ihrer Klasse ist, die tatsächlich einen *braucht*, wird sie möglicherweise schon bald die Erfahrung machen, daß man mit dem Finger auf sie zeigt und über sie tuschelt, was ihrem Selbstvertrauen nicht gerade zuträglich sein dürfte und dem Gefühlsaufruhr, mit dem sie ohnehin schon zu kämpfen hat, noch eine weitere Last hinzufügt. Gerade weil die meisten Mädchen in diesem Alter so verunsichert sind, ist es sehr wichtig für sie, irgendwo dazuzugehören. Niemand möchte gern im Abseits stehen, aber die Verunsicherung kann schnell zur Verzweiflung führen, wodurch das Mädchen vereinsamt und unglücklich wird. Am anderen Ende des Spektrums steht das Mädchen, das als *letzte* in ihrer Klasse einen BH anziehen muß, nur daß sich das Blatt mittlerweile gewendet haben dürfte, so daß *sie* nun außen vor bleibt und zum Gespött der anderen wird.

Vor ähnlichen Problemen stehen auch Mädchen, die zu dünn sind, zu dick, zu gepflegt, zu ungekämmt, zu sommersprossig … was immer der Vorwand für den Sarkasmus anderer auch sein mag, das Gefühl bleibt stets dasselbe, und die Blütenessenzen sollen schließlich die Gefühlslage und nicht die Lebenssituation behandeln. Einige der in diesem Kapitel bereits erwähnten Essenzen können sich hierbei als sehr hilfreich erweisen, doch am häufigsten dürften wohl folgende Mittel Verwendung finden: *Crab Apple* gegen Selbstabscheu und das

Gefühl, den eigenen Körper verstecken zu müssen, weil er einem angeblich Schande macht; *Sweet Chestnut* gegen die Verzweiflung und die Qualen, die dem Mädchen den Eindruck vermitteln, daß sich die Dinge wohl nie wieder zum Besseren kehren werden; *White Chestnut* gegen die innere geistige Zerrissenheit; *Willow* bei Groll gegen andere Mädchen; *Larch* zur Wiederherstellung des Selbstvertrauens; *Centaury* als Unterstützung, um Widrigkeiten die Stirn zu bieten und sich nicht von den Bemerkungen und Verurteilungen der anderen Mädchen unterkriegen zu lassen; *Water Violet* gegen die Einsamkeit, das Gefühl, ausgestoßen oder isoliert zu sein, vor allem dann, wenn das Mädchen ohnehin ein zurückhaltendes Wesen hat.

Brüste gibt es natürlich in einer Vielzahl von Formen und Größen. Nicht einmal die beiden Brüste eines Paars sind völlig gleich. Es gibt auch keine «richtige» Größe, denn jede Frau ist nun einmal anders. Manche haben große Brüste, andere sehr kleine. Aber das, womit uns die Natur gesegnet hat, macht uns leider nicht immer glücklich. Vollbusige Mädchen wünschen sich oft kleine, runde Brüste, während «flachbrüstige» Mädchen sich vielleicht nach einem großen, üppigen Busen sehnen.

Während manche Mädchen mit ihrer Figur unzufrieden sind, sich dafür schämen, sie verbergen möchten oder deswegen in Depressionen verfallen, gibt es wiederum andere, die stolz auf ihren Körper sind und keinerlei Komplexe deswegen hegen. Die meisten Mädchen jedoch liegen irgendwo dazwischen – einigermaßen glücklich, aber gleichzeitig immer auch ein bißchen verlegen und verunsichert.

Jungen

Weil die pubertären Veränderungen bei Mädchen so offensichtlich und die damit einhergehenden Schwierigkeiten so gut dokumentiert sind, wird oft angenommen, daß Jungen die Pubertät völlig problemlos im Sauseschritt durchlaufen. Das mag auf manche Jungen zwar zutreffen, doch für andere kann diese Zeit ebenso traumatisch ausfallen wie für das durchschnittliche Mädchen – wenn nicht sogar noch schlimmer.

Die körperlichen Veränderungen, die in dieser Phase stattfinden, sind ein Resultat der Produktion des Hormons Testosteron. Es regt die Entwicklung des Glieds und der Prostata an und sorgt auch für das Wachstum von Scham-, Achsel- und Gesichtsbehaarung sowie für die Vergrößerung des Kehlkopfs, was wiederum zu einer tieferen Stimme führt, für die Entwicklung von Muskulatur, Knochenbau und so weiter. Die Dicke der angespannten Muskeln, die Breite der Schultern und andere Körpermerkmale lösen bei Jungen oft einen Wettbewerbsinstinkt aus. Für einen Jungen von kleinem Körperbau kann es sehr unbehaglich sein, wenn man hinter seinem Rücken über ihn tuschelt oder darüber kichert, daß er «ein Würstchen» sei. Da bleibt es nicht aus, daß dieser äußere Einfluß einen großen Teil seines Selbstvertrauens zerschmettert und furchtbare Verunsicherung auslöst.

Jungen stehen also oft unter dem Druck, einem bestimmten «Macho»-Image zu entsprechen, und wenn sie nicht so kräftig und zäh sind, wie es der jeweils vorgegebene Stereotyp verlangt, wirft man ihnen häufig vor, «weibisch» zu sein, was ihrem Selbstvertrauen den sofortigen Todesstoß versetzen kann! Jungen, die als weibisch oder memmenhaft angesehen werden, sind meistens auch jene, die bei bestimmten Streichen nicht mitmachen mögen, die etwas Gefährliches verweigern oder ungern irgendwo spielen, wo sie sich die Kleider schmutzig machen könnten. Jungen, die Kontakt zu Mädchen unterhalten, werden ebenfalls häufig als weibisch bezeichnet, und oft behauptet man, sie würden noch mit Puppen spielen oder irgend etwas ähnlich «Mädchenhaftes» tun. Ebenso wirft man Jungen, die ziemlich viel Aufhebens darum machen, pünktlich zum Essen zu Hause zu sein, vor, sie seien «Waschlappen» oder «Muttersöhnchen». Während manche Jungen alles einfach wegstecken und sich davon nicht weiter beeindrucken lassen, weil sie auf eine stille, unaufdringliche Weise von dem überzeugt sind und bleiben, was sie tun, entwickeln andere darob ein schier verzweifeltes Unbehagen und reagieren deprimiert, nervös und tränenreich.

Bedauerlicherweise werden die Gefühle, die ein aus der Fassung geratener Junge artikuliert, den anderen Kindern nur noch mehr Munition liefern, weil das Weinen wohl der beste Beweis für eine angebliche «Memmenhaftigkeit» ist! Die Forderung «Jungen weinen nicht!», die den Männern von der Gesellschaft aufgezwungen wird, setzt die Jungen unter großen Druck, sobald sie tatsächlich einmal starke Gefühle hegen. Schließlich sind sie keineswegs weniger fähig zu weinen, Mitleid oder Schmerz zu empfinden als Frauen, und doch duldet die Gesellschaft im allgemeinen zwar weibliche Tränen, verachtet jedoch den weinenden Mann. Aus diesem Grund stehen Jungen unter dem Druck, ihre Gefühle für sich zu behalten: hart zu werden und nur nicht weich, zäh und bloß nicht schwach, dominant und ja nicht nachgiebig. Aber es sind nun einmal nicht alle Jungen gleich. Es gibt ebenso viele sanfte, friedliebende und bescheidene Jungen, wie es extrovertierte, lärmende, grobschlächtige Typen gibt.

Welche Blütenessenzen ein Junge braucht, der sich abmüht, der von ihm erwarteten Rolle zu entsprechen, hängt sehr stark davon ab, wie er das tut. Wenn der Junge sein Selbstvertrauen dabei verliert, wäre *Larch* hilfreich. Läßt er sich leicht von anderen dominieren und herumschubsen und fällt es ihm schwer, für seine Interessen einzustehen, ist *Centaury* angezeigt, wobei es sehr bedauerlich ist, daß ein solcher Junge ausgerechnet wegen seines sanften Wesens zum leichten, willfährigen Opfer anderer wird. Ein Junge, der sich zurückzieht, in Selbstmitleid versteigt und vor Groll zu weinen beginnt, könnte *Willow* gebrauchen, um sich wieder etwas aufheitern zu lassen. *Mimulus* hilft dem Jungen, der schüchtern und nervös ist und dem es an Mut fehlt, sich zu wehren. *Chicory* ist dem Jungen eine Unterstützung, der geliebt, gewollt, akzeptiert werden muß und deshalb anfängt zu klammern – an Gleichaltrigen, selbst wenn diese ihn beschimpfen, wobei er bei ihnen ausharrt, um ihr Freund zu werden; oder der sich an seine Eltern klammert, um Trost und Aufmerksamkeit zu erheischen. *Chicory* ist die Blütenessenz für den Jungen, der in Wirklichkeit zu intensiv liebt und als Reaktion auf eine

Abfuhr ebenjene Menschen förmlich zu ersticken droht, denen er doch eigentlich nur nahekommen will. *Heather* hilft dem Jungen, der übermäßig geschwätzig und auf verbale Weise besitzergreifend ist, der von sich selbst besessen ist und versucht, sein Image aufzupolieren, indem er mit seinen Eigenschaften prahlt, mit seinem neuen Fahrrad, mit dem vielen Taschengeld, das er bekommt, und so weiter, weil er hofft, dadurch Anerkennung zu bekommen. *Heather*-Menschen fühlen sich einsam, wenn sie nicht von Freunden umgeben sind, und daher vereinsamen *Heather*-Kinder, -Heranwachsene und -Teenager um so leichter, wenn man sie schneidet.

Andererseits gibt es aber auch Jungen, die trotz aller Sticheleien anderer kühl und gelassen bleiben und alles beiseite wischen, als spielte es nicht die geringste Rolle. Jene, bei denen dieses Verhalten wirklich echt ist, dürften *Oak*-Typen sein, und diese Essenz könnte ihnen dabei helfen, ihre Kräfte zu regenerieren, falls diese innere Triebkraft einmal zu ermatten droht. Wenn der Junge jedoch nur nach außen hin tapfer und zuversichtlich zu sein scheint, sich in Wirklichkeit aber innerlich zurückzieht oder vor anderen Jungen zurückscheut, wenn er sich zum Clown entwickelt, der andere zum Lachen bringt und sich dabei geradezu überschlägt, nur um die Aufmerksamkeit von seinen eigenen vermeintlichen Schwächen abzulenken, und wenn sich hinter dem heiteren und fröhlichen Äußeren eine gequälte, kummervolle und niedergeschlagene Seele verbirgt, ist die Blütenessenz *Agrimony* angezeigt, um all diese Qualen zu lindern und dem Jungen zu einer größeren Lockerheit zu verhelfen.

Körpergeruch

Während der Körper dem Erwachsenenalter entgegenreift, entwickeln sich auch die Haarfollikel unter den Armen und in der Schamgegend. Zusammen mit den Haarfollikeln werden aber auch die Poren und Schweißdrüsen aktiviert. Diese Aktivität bewirkt das Schwitzen, vor allem unter den Armen, und das führt wiederum zu «Körpergeruch». Während der ganzen Kindheit hat sich das Mädchen oder der Junge niemals Gedanken um ein Deodorant oder Antischweißmittel zu machen brauchen, weshalb sie sich ihres Körpergeruchs und der aktiven Schweißdrüsen möglicherweise auch erst bewußt werden, wenn eine Freundin oder ein Freund erwähnt, daß sie «verschwitzt» riechen. Auch hier kann die akute Verlegenheit zu einem Problem werden, ja es ist sogar möglich, daß sich daraus eine regelrecht Geruchsparanoia entwickelt. In diesem Zusammenhang erweist sich *Crab Apple* als äußerst nützliche Essenz, weil es jedem, der sich mit sich selbst unwohl fühlt, begreifen hilft, was hier geschieht, um es in aller Gelassenheit richtigzustellen, anstatt Selbsthaß daraus entstehen zu lassen. Es leuchtet ja auch ein: Weil wir uns darüber aufregen, daß wir schwitzen, schwitzen wir nur noch mehr! Und so wird das ganze schnell zum Teufelskreis, der ein immer größeres Unbehagen verursacht. *Crab Apple* kann jenen Jugendlichen helfen, die geradezu besessen von Hygiene werden, sich *ständig* waschen und überbesorgt auf Gerüche und Schweiß achten. Darüber hinaus kann *Mimulus* die ängstlichen Naturen unterstützen, damit sie mehr Mut fassen, den anderen die Stirn zu bieten, während *Larch* bei der Wiederherstellung eines zerstörten Selbstvertrauens hilft.

Pickel

Die Talgdrüsen, die besonders auf der Gesichts- und Kopfhaut zu bemerken sind, produzieren eine ölige Substanz, nämlich Talg, der in den Haarbalg einsickert und mit dem Wachsen des Haars an die Hautoberfläche tritt. Hier hat er die positive Eigenschaft, das Haar weich und glänzend zu machen, der Haut eine gewisse wasserabweisende Eigenschaft zu verleihen und als Bakterizid zu fungieren, das die Haut vor dem Ansturm schädlicher Bakterien schützt. Der Hauttalg dient auch als Schmiermittel und bewahrt die Haut davor, an der freien Luft auszutrocknen und schuppig zu werden, ebenso schützt er bei Sonneneinwirkung und heißer, trockener Atmosphäre. Zu seinen negativen Auswirkungen kommt es, wenn das Haarfollikel durch Hauttalg oder Sebom verstopft wird. Dieser Talgpfropf wird nun von Mikroorganismen in der Luft sowie durch die per Hautberührung übertragenen Bakterien infiziert. Das infizierte Follikel läßt unter der Haut eine Beule entstehen (einen Pickel), die oft einen weißen oder schwarzen Kopf aufweist. Manche dieser Pickel sind zwar recht groß, haben aber keinen Kopf und lösen durch den Druck, den sie innerhalb der Haut aufbauen, Schmerzen aus. Alle Pickel entstehen auf diese Weise, und so gehören sie auch alle der Akne an, obwohl man unter Akne als Hauterkrankung im allgemeinen eher den vermehrten Ausbruch solcher Pickel versteht. In der Regel läßt die Pubertätsakne mit Erreichen des frühen Erwachsenenalters nach, in besonders schweren Fällen kann sie aber auch länger andauern und sogar Narben zurücklassen.

Acne vulgaris, wie sie vollständig heißt, ist verständlicherweise eine sehr ärgerliche Beschwerde. Man ist ständig in Versuchung, den Pickel auszudrücken oder daran zu kratzen, um den Talg freizusetzen. Es ist jedoch ratsam, diesem Drang zu widerstehen, weil dadurch nur noch weitere Bakterien eindringen, was die Infektion und den allgemeinen Hautzustand verschlimmert. Außerdem besteht die Gefahr, durch das unentwegte Drücken die Haut selbst zu beschädigen und im Gesicht dauerhafte Spuren zurückzulassen, die später nur um so schlimmeren Ärger bereiten. Das tägliche Waschen mit einer milden Seife, das Sauberhalten des Haars, sobald es sich fettig anzufühlen beginnt (also möglicherweise drei- oder viermal pro Woche), und eine Frisur, die verhindert, daß das Haar die Gesichtshaut reizt, helfen gemeinsam, die Bakterien abzuhalten, eine Infektion zu vermeiden und damit den Gesamtzustand nicht zu verschlimmern.

Viele Menschen, die unter Akne litten, haben die Feststellung gemacht, daß die Anwendung von *Crab Apple* hier sehr nützlich sein kann. Geben Sie einfach ein paar Tropfen in hinreichend sauberes Wasser, um das Gesicht damit zu spülen, oder, noch besser, zwei Tropfen in einen Eierbecher voll Wasser, um die betroffenen Stellen mit einem Wattebausch abzutupfen. Geschieht dies morgens und abends nach dem Waschen, kann die Blütenessenz ihre hilfreiche Wirkung optimal entfalten. Der Gebrauch von Cremes wird im allgemeinen nicht empfohlen, weil die Haut ja schon fetthaltig genug sei. Diese Annahme ist aber nicht ganz richtig. Wenn die Haut nämlich erst einmal *sauber* ist, wenn sie also regelmäßig gewaschen wird, dürfte eine Feuchtigkeitscreme keine zusätzlichen Bakterien übertragen und folglich auch keine schädliche Wirkung haben, obwohl manche Hauttypen trotzdem sehr empfindlich auf Cremes, Lotionen und Befeuchtungsmittel aller Art reagieren. *Rescue Remedy* Creme ist eine aromafreie Salbe ohne Lanolin. Die Grundsubstanz besteht aus Honig und anderen natürlichen Stoffen, die mit *Rescue Remedy* und *Crab Apple* versetzt wurden, was das ganze zu einer sehr vielseitig anwendbaren, beruhigenden und heilenden Salbe macht. Sie hat sich schon mannigfach bei Akne bewährt, doch auch hier gilt, daß sie erst nach einer Reinigung der Haut aufgetragen werden sollte. Wird sie abends aufgebracht, können die in der Creme enthaltenen Essenzen ihre Wirkung in der Nacht voll entfalten. Die abendliche Hautbehandlung könnte folgendermaßen aussehen: 1) Waschen; 2) Spülen oder Betupfen mit Crab Apple-Lotion; 3) Auftragen von Rescue Remedy Creme auf einzelne Hautverletzungen, wobei sie mit einem sauberen Finger sanft einmassiert werden sollte. Es kann erforderlich sein, diese Prozedur eine ganze Weile lang eisern zu wiederholen, doch wenn es dann zu einer tatsächlichen Besserung kommt, steigert dies das Vertrauen in das Rezept, was wiederum die Motivation erhöht, damit weiterzumachen.

Abgesehen von der körperlichen Belastung durch dieses Hautproblem gilt es, auch die emotionale Seite zu berücksichtigen. Wer unter Akne leidet, kann in außerordentlich große Verlegenheit geraten, was sein eigenes Aussehen betrifft, und nicht selten führt dies sogar zu Selbstekel. *Crab Apple* ist auch in diesem Zusammenhang von großer Bedeutung, da es hilft, mehr Selbstbehagen zu entwickeln, und weil es als Reinigungsmittel ohnehin angezeigt sein dürfte.

Die Auswirkungen dieses Zustands auf das Gefühlsleben können gewaltig sein. Nicht nur der Selbstekel, sondern auch die Hemmungen und die Verlegenheit, die dieser bewirkt, können zu den furchtbaren Gemütszuständen führen, die der Heranwachsene erleidet, während er doch gerade sein Bestes tut, um mit allen Aspekten seiner Körperlichkeit zurechtzukommen. Das Wissen darum, daß die überwiegende Mehrheit der Heranwachsenden unter diesem Problem leidet, wenn auch in unterschiedlichem Ausmaß, wird einen Schwerbetroffenen nur selten wirklich trösten. Deshalb kann außer *Crab Apple* auch *Larch* angezeigt sein (für Selbstvertrauen) und *Gentian* (gegen Niedergeschlagenheit). Einige Heranwachsende leiden unter Depressionen, und dafür kann es eine ganze Reihe von Ursachen geben. Die Hormonstörungen, die mit Beginn der Pubertät einsetzen, sind begleitet von wachsender Selbstverunsicherung und der Suche nach der eignen Identität, was schon Grund genug für Depressionen sein könnte; fügt man dem noch eine schlimm verunstaltete Haut hinzu, den Verlust des Selbstwertgefühls und die Erfahrung, von anderen deswegen abgelehnt zu werden, kann aus Niedergeschlagenheit sehr schnell furchtbarste Verzweiflung werden. *Sweet Chestnut* ist die angezeigte Blütenessenz, um diese verzweifelte Qual und das tiefsitzende Unglück zu lindern. *Gorse* kann dabei helfen, wieder Hoffnung zu schöpfen und optimistischer zu werden, während *Willow* den Blick aufs neue nach außen richtet und die Erkenntnis fördert, daß das Leben trotz allem auch seine glücklichen Seiten hat.

Wenn Akne nicht nur eine Reizung der Haut bewirkt, sondern auch eine Reizung des Gemüts, ist *Impatiens* nützlich, weil es jenen zu helfen vermag, die mit Ungeduld reagieren, wenn ihnen das Abheilen der Pickel zu lange dauert.

Das Verlangen, schlank zu sein

Während der ganzen Pubertät spielt die Sorge um das eigene Aussehen eine sehr große Rolle. Dabei ist es weniger wichtig, wie der Teenager tatsächlich aussieht, sondern viemehr, wie er gern aussehen *würde* und wie er auszusehen *glaubt*. Dann vergleichen sich die Jugendlichen vielleicht mit anderen und beneiden diese um ihr Aussehen, fühlen sich selbst möglicherweise schäbig und wünschten, sie hätten mehr Sinn für Kleidung oder Farbkombinationen oder eine völlig andere Figur, die sich besser einkleiden läßt. Zwar spielt es in jedem Lebensalter eine Rolle, wie wir für andere aussehen und wie wir uns selbst dabei fühlen, aber besonders wichtig ist dies für den imagebewußten Teenager, der ja gerade erst beginnt, der Welt seinen Stempel aufzuprägen, und der doch so gern gemocht, attraktiv und begehrt wäre.

Nur wenige Heranwachsende sind mit sich selbst zufrieden – sei es, daß ihnen ihre Gesichtszüge nicht gefallen, daß die Beine angeblich die falsche Form haben, das Haar die falsche Farbe, daß es zu kraus oder zu glatt ist, daß sie sich für zu groß oder zu klein, für zu pummelig oder zu schlacksig halten. In ihrem Bemühen, ihr Äußeres zu verbessern, können sich Mädchen wie Jungen geradezu besessen verhalten und die gewaltigsten Anstrengungen unternehmen, um das gewünschte äußere Bild zustandezubringen. Dann fangen Mädchen möglicherweise ernsthaft mit einer Diät an, um eine schlanke Figur zu bekommen. Aber auch Jungen haben Komplexe, was ihre Figur, Körpergröße und Gesichtszüge angeht; und obwohl das extreme Erhungern von Schlankheit früher als rein weibliche Domäne galt, gibt es inzwischen immer mehr Jungen, die sich ebenfalls kasteien, um überschüssiges Gewicht abzubauen und gut auszusehen. Das verbindet sich oft auch noch mit einem strengen Fitneßprogramm, um den Muskelbau zu fördern, doch da solche körperlichen Aktivitäten sehr viel Energie brauchen, kann der Gewichtsverlust zu schnell vonstatten gehen und zu körperlicher wie geistiger Ermattung führen. Dann besteht die Gefahr der Magersucht. Magersucht (*Anorexia nervosa*) ist eine tragische Krankheit, bei der die/der Betroffene kaum etwas zu sich nimmt und sich aufgrund ihres/seines panischen Verlangens, schlank zu sein, förmlich aushungert. Das kann soweit gehen, daß sie/er sich selbst immer noch dick und häßlich findet, obwohl sie/er tatsächlich nur noch aus Haut und Knochen besteht. Das ist ein äußerst unglücklicher Zustand, und jeder Mensch, der unter solchen und anderen Eßstörungen leidet, braucht viel Hilfe und Unterstützung.

Oft steckt dahinter ein gewisser Selbstekel und eine beträchtliche Menge an Zweifeln und Unsicherheit, was den eigenen Selbstwert anbelangt, aber hinter diesem steht meistens noch etwas: der Grund, warum die/der Betreffende überhaupt unter diesem Mangel an Selbstachtung leidet. Vielleicht hat sie/er das Gefühl, nicht genügend gelobt zu werden, weshalb es ihr/ihm an Selbstvertrauen mangelt; vielleicht wurde ihr/ihm aber auch gelegentlich der Vorwurf gemacht, dick zu sein. Auch Beziehungsprobleme – seien es familiäre Probleme oder Probleme mit Freunden oder Freundinnen – können zu dieser Form der Selbstbestrafung führen. Schuldgefühle und der Wahn, Strafe regelrecht *verdient* zu haben, können ebenso dahinter stehen wie Groll oder schiere Bösartigkeit. Es bedarf wohl keiner Erklärung, daß es von größter Bedeutung ist, die Ursache zu bestimmen, weil sich erst dann die richtige Blütenessenz verabreichten läßt. Es folgt nun eine Liste von Essenzen, die in einem solchen Zusammenhang sehr nützlich sein können.

Crab Apple: Die Essenz hilft bei Selbstekel, gegen das Gefühl, häßlich und dick zu sein, und gegen Selbstverdammung, ebenso bei Abscheu gegen jegliche Nahrung und gegen das Gefühl, daß diese schmutzig sei und den Organismus vergiften könne. Bulimie ist die Schwesterkrankheit der Magersucht; hier durchlaufen die Betroffenen Phasen exzessiver Nahrungsaufnahme mit darauf folgendem Erbrechen und anschließender intensiver Diät. Hier ist der Selbstekel ebenso deutlich die Ursache wie bei der Magersucht. Die Essenz *Crab Apple* hilft den daran Leidenden,

188

sich selbst zu erkennen, zu respektieren und so zu akzeptieren, wie sie sind.

Rock Water: Diese Essenz hilft, die mit der Selbstkasteiung einhergehenden Spannungen und Erstarrungen zu lösen; so etwa, wenn Menschen sich zwingen, eisern an einer Diät festzuhalten, oder sich so hart selbst abrichten, daß sie sich entweder übergeben oder hungern müssen. *Rock Water*-Menschen machen sich selbst Vorwürfe wegen ihrer Schwächen und lieben Aktionen der Selbstkasteiung, bei denen sie sich selbst die schlichtesten Freuden versagen müssen. Dieser Zustand kann durch Selbsthaß (*Crab Apple*) ausgelöst worden sein oder mit Schuldgefühlen (*Pine*) zusammenhängen, möglicherweise entsteht er aber auch ganz von selbst und ist sozusagen ein Teil des Wesens (Typen-Essenz). *Rock Water* hilft auch jenen, denen durch die Selbstgerechtigkeit ihrer Umgebung das Leitbild des strengen Zuchtmeisters eingeimpft wurde. Gleich, welche Ursache dieser Gemütszustand hat, hilft die Blütenessenz dem Leidenden, loszulassen und weniger streng mit sich zu sein, und sie läßt ihn auch erkennen, daß das Leben nicht nur aus Opfern und Entbehrung besteht, sondern daß es ein Geben und Nehmen ist und Freude ebenso einschließt wie Schmerz.

Pine: Diese Essenz hilft, ein schlechtes Gewissen oder einen Schuldkomplex wegen einer vermeintlichen Missetat aufzulösen. Sie ist für Menschen geeignet, die sich Selbstvorwürfe machen und glauben, daß sie die Schuld an irgendwelchen Fehlentwicklungen trifft. Die Essenz hilft ihnen, diese Schuldgefühle zu vertreiben oder wenigstens ins rechte Licht zu rücken.

Walnut: Diese Essenz bietet Schutz vor äußeren Einflüssen und den beunruhigenden Auswirkungen, die andere auf den natürlichen Gang des eigenen Lebens haben können. *Walnut* hilft, die Persönlichkeit vor solchen Einflüssen abzuschirmen, und versetzt sie in die Lage, ihrer eigenen Berufung und Entwicklung in dem ihr gemäßen Tempo zu folgen.

Willow: Diese Essenz hilft, Gefühle des Grolls oder der Verbitterung, des Selbstmitleids und der Ich-Bezogenheit zu überwinden, die dafür verantwortlich sein können, daß der Teenager sich selbst bestraft – die «Denen werde ich es zeigen»-Einstellung. Leider ist es der Teenager *selbst*, der zum eigentlichen Opfer dieser Haltung wird. *Willow* hilft jenen, die so empfinden, das Leben ganz allgemein wieder etwas optimistischer zu sehen, anderen zu verzeihen und den Geist verstärkt nach außen zu richten.

Elm: Diese Essenz hilft allen, die das Gefühl haben, dem Leben nicht gewachsen zu sein; die sich von der Verantwortung des nahenden Erwachsenenalters überwältigt fühlen, von den geschlechtlichen Veränderungen, die damit einhergehen, oder von dem Spektrum neuer, unbekannter Emotionen und Erfahrungen, die das Erwachsenwerden begleiten.

Cerato: Diese Essenz hilft dem Teenager, der verunsichert ist und verzweifelt nach Bestätigung durch andere sucht. Andere sollen ihm versichern, daß das Leben doch noch lebenswert sei, daß er noch einen wertvollen Beitrag zu leisten habe, damit er den Wert der eigenen Existenz erkennt und auch wieder daran zu glauben lernt.

Mimulus: Diese Essenz wirkt gegen Angst/Furcht und kann daher all denen helfen, die sich vor Übergewichtigkeit fürchten oder auch davor, überhaupt etwas zu essen, weil sie davon vielleicht ein paar Gramm zunehmen könnten. Solche Teenager befürchten, daß das Essen ihnen schaden könnte, und so wird ihre Diät immer kärglicher, bis daraus eine immer tiefersitzendere Angst vor dem Essen überhaupt resultiert. Die infolge solcher extremen Gewohnheiten auftretende Ausmergelung kann ihrerseits zu weiteren Ängsten führen, aber auch zu völliger Erschöpfung (*Olive*), Resignation (*Wild Rose*) und zum Fahrenlassen aller Hoffnung (*Gorse*).

Wenn ein Teenager tatsächlich übergewichtig ist und etwas dagegen unternehmen möchte, braucht er Hilfe, Unterstützung und Ermutigung, um es zu schaffen, ohne sich dabei zu gefährden. Übergewicht ist nun einmal ungesund und kann die Lebensqualität beeinträchtigen, und deshalb besteht der erste Schritt darin, das allgemeine Selbstwertgefühl zu verbessern, und der zweite, eine vernünftige Diät zu finden. Die Pubertät ist eine Wachstumsperiode, in der der Körper sehr viel Kalorien zu sich nehmen muß. Das verlangt nach einer wohlausgewogenen und nahrhaften Diät. Die «Abmagerungsdiät» eines Teenagers verlangt also nicht etwa nach irgendwelchen abstrusen Eßgewohnheiten. Ganz im Gegenteil, die Diät sollte so normal wie möglich sein, weil Übergewichtigkeit (jedenfalls in den allermeisten Fällen) eher auf den maßlosen Verzehr der *falschen*, vor allem zuckerhaltiger Nahrung zurückgeht. Indem man diese unnötigen, dickmachenden Nahrungsmittel vermeidet, läßt sich durchaus ein gesundes Körpergewicht wiederherstellen, ohne daß dem Organismus wichtige Nährstoffe oder die erforderlichen Kalorien vorenthalten werden.

In diesem Zusammenhang kann *Gentian* hilfreich sein, um das Durchhaltevermögen zu stärken; *Crab Apple* fördert das Selbstwertgefühl; *Centaury* verhindert, daß der Teenager zum Sklaven seiner Ernährung wird; *Hornbeam* gibt ihm die Kraft, die neue Diät durchzuhalten; *Impatiens* steuert dem Gefühl der Dringlichkeit und der Ungeduld gegen, das auf eine möglichst schnelle Abmagerung aus ist. *Gorse* hilft bei eventueller Hoffnungslosigkeit oder dem pessimistischen Glauben, daß nichts funktionieren könnte; *Sweet Chestnut* lindert die Hilflosigkeit und die Verzweiflung, die so viele Teenager empfinden, wenn sie an ihr Gewichtsproblem erinnert werden; und *Walnut*, das festgefahrene Muster auflöst, hilft dem Teenager, sich an eine neue Lebensweise zu gewöhnen, um frühere Gewohnheiten zu überwinden. Wenn die ganze Geschichte sich immer nur wiederholt, verleiht *Chestnut Bud* die nötige Einsicht, um die für die erneute Gewichtszunahme verantwortliche Kettenreaktion beim zweiten- oder drittenmal endlich zu durchbrechen.

Der behinderte Heranwachsende

All die vielen Komplexe, unter denen körperlich gesunde Heranwachsende leiden, wirken geradezu trivial im Vergleich zu dem, was behinderte Heranwachsende durchmachen müssen. Sie müssen sich nicht nur mit denselben Problemen herumplagen, wie alle anderen ihrer Altersstufe auch, sondern haben zusätzlich das Kreuz ihrer Behinderung zu tragen.

Allerdings entwickeln behinderte Kinder und Jugendliche häufig eine gewaltige innere Stärke, die es ihnen ermöglicht, einiges zu überwinden, was ihrer Selbstliebe und Selbstakzeptanz sonst im Weg stünde. Sie haben gelernt, mit den unangenehmen Bemerkungen anderer zu leben, und auch damit, daß man sich über sie lustig macht, über sie redet, sie auslacht und so weiter. Um das alles durchzustehen, müssen sie nun mal stark sein, und genau das sind sie auch oft. Dabei kann es sich um *Oak*-Persönlichkeiten handeln, falls ihre Tapferkeit echt ist, oder um *Agrimony*-Typen, wenn diese nur eine Fassade darstellt. Dennoch bleiben auch bei behinderten Teenagern Augenblicke des Unglücklichseins, der Angst, der Unruhe, der Niedergeschlagenheit und der Verzweiflung nicht aus.

Die Bachblütenessenz bei Niedergeschlagenheit oder Depression *aus bestimmtem Grund*, vielleicht wegen negativer Gedanken über ihre Behinderung, und darüber, daß sie ihre Fähigkeit beeinträchtigt, ein normales Leben zu führen, ist *Gentian; Gorse* dagegen kommt in Betracht, wenn es sich bei der Niedergeschlagenheit um eine morbide Hoffnungslosigkeit handelt. *Sweet Chestnut* hilft jenen, die sich völlig in die Ecke gedrängt fühlen und keinen Ausweg aus ihrer Situation mehr sehen, die sich so verlassen und hilflos vorkommen, daß sie dieser Essenz bedürfen, um endlich wieder einen Lichtstreif am Horizont wahrzunehmen. Manchmal enden auch gerade jene, die fröhlich zu sein vorgeben (*Agrimony*-Menschen), schließlich im *Sweet Chestnut*-Zustand, weil sie ihre Sorgen und Gefühle so nachhaltig verbergen, daß sie nur innerlich leiden, unfähig, dies irgend jemandem mitzuteilen, bis kein Ausweg aus dieser Isolation mehr möglich scheint. Irgendwann kann sich dieser innere Schmerz nämlich in schiere Qual verwandeln, und wenn das der Fall ist, dürfte eine Kombination aus *Agrimony* und *Sweet Chestnut* angezeigt sein.

Behinderte Heranwachsende können sich außerdem noch vor ganz andere Schwierigkeiten gestellt stehen: Leute kennenzulernen, Zutritt zu bestimmten Lokalen oder Veranstaltungen zu bekommen, davon abhängig zu sein, daß andere sie mitnehmen und wieder nach Hause bringen. Diese Abhängigkeit von anderen und der Mangel an Autonomie kann viele Gefühlsprobleme hervorbringen: Schuldgefühle (*Pine*), Selbstverdammnis und Ekel (*Crab Apple*), Selbstvorwürfe, Selbstbestrafungstendenzen (*Rock Water*), Niedergeschlagenheit (*Gentian*), Verzweiflung (*Sweet Chestnut*). Sie können aber auch ins gegenteilige Extrem verfallen und die ihnen gewidmete Aufmerksamkeit regelrecht *genießen* (*Chicory*). Jene, die über einen starken Willen und über ein entschlossenes Wesen verfügen, dominieren möglicherweise die Menschen, von denen sie abhängig sind (*Vine*), leiden unter Selbstmitleid und verargen es anderen, daß sie körperlich gesund sind (*Willow*), werden aggressiv (*Vine* bei dominierender Aggressivität oder *Holly* bei zorniger, bösartiger, rachsüchtiger oder haßerfüllter Aggression) oder völlig apathisch, bis sie sich haltlos durchs Leben treiben lassen und alles hinnehmen, was ihnen widerfährt oder eben nicht (*Wild Rose*).

Im allgemeinen ignoriert die Gesellschaft die Bedürfnisse Behinderter – viele Veranstaltungsräume sind nicht auf sie eingerichtet, was wiederum bedeutet, daß sie verschiedene Aktivitäten nicht wahrnehmen und kein normales, uneingeschränktes Leben führen können, und das nur, weil sie zur Minderheit gehören und eine Gesellschaft aus körperlich Gesunden es versäumt hat, ihre Bedürfnisse miteinzuplanen. So werden die sexuellen Bedürfnisse der Behinderten oft ebenso mißachtet und als belanglos oder unnötig beiseite geschoben, dabei unterscheiden sie sich darin durch nichts von den körperlich Gesunden. Bricht ein Mensch sich ein Bein, ist er zwar für eine Weile behindert, doch das bedeutet noch lange nicht, daß er, nur weil seine Bewegungsfreiheit eingeschränkt ist, kein Interesse mehr an Sexualität hätte. Ganz ähnliches gilt für die dauerhaft Behinderten – sie haben dieselben Bedürfnisse und dieselben Rechte wie alle anderen auch.

Kapitel 8

Die sexuelle Identität

Sexualität und Sex sind zwei verschiedene Themen, und doch werden sie häufig behandelt wie eins. Sex bezeichnet entweder das Geschlecht oder den körperlichen Geschlechtsakt. Bei der Sexualität hingegen geht es darum, welche Gefühle wir uns selbst gegenüber hegen, wie stolz wir auf unseren Körper und unsere sexuelle Identität sind.

Die Sexualität entwickelt sich bereits mit der Geburt, da sich das Geschlecht entscheidet und die Entwicklung als Mann oder Frau einsetzt. Viele Eltern sind skrupulös darauf bedacht, keine vorgefertigten Rollenmuster zu etablieren, und bemühen sich nachhaltig, ihre Kinder in Unisex-Kleidung zu stecken, Unisex-Spielzeug zu kaufen und so weiter. Aber es ist schwierig, völlig unparteiisch zu bleiben, und so bekommen die Jungen früher oder später unweigerlich doch ihre Schiffe, Eisenbahnen und Autos, die Mädchen dagegen ihre Puppen und Einkaufswagen. Trotzdem spielen Kinder *gern* «so tun als ob», und das auch mit Rollenmustern, indem sie nämlich ihre Eltern nachahmen. Überläßt man sie jedoch sich selbst, ohne den Einfluß einer traditionellen Mann/Frau-Rollenkonditionierung, widmen sie sich ganz geschlechtsunspezifisch jeder Aktivität. Mädchen würden sich höchstwahrscheinlich genauso für Automotoren interessieren, wenn sie ständig darum gebeten würden, Papi in der Garage zu helfen; und ebenso würden Jungen sich fürs Kochen interessieren, wenn man sie dazu ermuntern würde, Mami in der Küche behilflich zu sein. (Oder auch umgekehrt – manche Mamis kommen besser mit Autos zurecht und manche Papis können besser kochen.)

195

Wenn Mädchen und Jungen Gelegenheit bekämen, sich an allem zu beteiligen, wären sie später als Erwachsene wirklich unabhängig. Das ist möglicherweise leichter gesagt als getan, aber das, was wir von Kindern *erwarten*, und wie wir demzufolge – oft unterbewußt – ihre Aktivitäten planen, muß zweifellos Auswirkungen auf ihr Rollenverständnis haben.

Auch die Gesellschaft setzt Kinder und ganz besonders Teenager unter Druck und stellt Anforderungen an sie, denen sie sich manchmal nicht gewachsen fühlen. Die Medien können es den Heranwachsenden manchmal sehr schwer machen, ihrem eigenen Entwicklungstempo zu folgen, weil sie ihnen die Sexualität oft geradezu aufdrängen, so daß die Jugendlichen sich ihrer diesbezüglichen Identität schon bewußt werden, bevor sie überhaupt dazu bereit sind. Geschieht dies zu früh, führt es zu einer noch größeren Verunsicherung, und dann läuft die Sexualität *tatsächlich* Gefahr, mit Sex und sexueller Freiheit verwechselt zu werden.

Sexuelle Impulse

Die Entwicklung der Sexualität ist ein Produkt natürlicher Neugier. Hat das Baby erst einmal seine Zehen, Hände, Füße entdeckt, wird es natürlich auch beginnen, andere Teile seines Körpers zu erforschen. Oft sieht man kleine Jungen, wie sie an ihrem Penis ziehen oder damit spielen. Das bedeutet nicht etwa, daß sie masturbieren, sondern nur, daß sie etwas Neues zum Spielen entdeckt haben und es nun erforschen. Doch irgendwann kommt der Moment, da der Junge begreift, daß ihm dies auch Vergnügen bereitet, und selbst ein sehr kleines Kind kann schon eine Erektion haben. Das ist etwas ganz Normales und stellt nur eine weitere Entwicklungsstufe dar, auch wenn es das Kind – genau wie seine Eltern – ein bißchen überraschen mag.

Bei Jungen ist das Hormon Testosteron verantwortlich für die sexuellen Triebkräfte, und wenn sie auch als Kinder eine infantile Freude aus den Befingern ihrer Genitalien gezogen haben mögen, erfahren sie echte Sexualimpulse und körperliche Erregung doch erst mit dem Einsetzen der Pubertät.

So gut wie sämtliche Jungen – und übrigens auch Männer – werden früher oder später die Ejakulation im Schlaf erleben, die manchmal auch als «feuchter Traum» bezeichnet wird. Sie kann spontan auftreten oder infolge eines erotischen Traums. Das ist zwar etwas ganz Normales, kann aber durchaus wiederholt in Erscheinung treten und bereitet daher vielen Jungen Sorge, vor allem, wenn sie nicht wissen, worum es sich dabei handelt. Dann sind ihnen die Flecken im Bettlaken peinlich, und sie fragen sich, ob sie wohl überhaupt noch einmal bei einem Freund oder Verwandten übernachten können, wenn ständig die peinliche Gefahr besteht, daß sie alles schmutzig machen. Das kann eine geradezu verzweifelte Scham auslösen, das Gefühl, irgendwie schmutzig oder anomal zu sein, und es kann auch passieren, daß es dem betroffenen Jungen zu peinlich ist, um mit jemandem darüber zu reden. Jungen, die in dem Glauben erzogen wurden, daß Sex etwas Unanständiges sei, und die man davon abgehalten hat, Freundinnen zu haben, dürften wohl am verstörtesten auf nächtliche Ejakulationen reagieren. Deshalb ist es wichtig, sie darauf vorzubereiten, indem man ihnen erklärt, wie der Körper funktioniert, kurz, sie über die Tatsachen des Lebens aufklärt. Das hilft, ihre Befürchtungen aufzulösen, und führt dazu, daß sie etwas freimütiger über ihre Gefühle sprechen und Fragen über Sex stellen können.

Jungen, die aus dem Spiel mit ihren Genitalien Vergnügen gezogen haben, können dabei plötzlich vom ersten Samenerguß überrascht werden. Auch hier ist es wichtig, dem Jungen die Körperfunktionen zu erklären, damit er begreift, *was* da überhaupt geschieht. Nun ist die Masturbation zwar etwas Natürliches und stellt nur eine Weiterführung des Selbsterfahrungsprozesses dar, doch kann sie in manchen Fällen zu einer Obsession und somit gesellschaftlich unakzeptabel werden. Jungen, die regelrecht davon besessen sind, dürften allerdings auch noch andere emotionale Probleme haben, und wenn diese erst einmal gelöst sind, kehren sie meist wieder zu einem normalen Sexualverhalten zurück. Hier kann ein Psychotherapeut hilfreich sein, doch lassen sich die Bachblütenessenzen natürlich parallel zu einer Therapie verabreichen. Von großer Wichtigkeit ist es, zunächst den *Grund* für dieses Verhalten zu ermitteln – vielleicht gab es irgendeine einschneidende Umwälzung im Leben dieses Jungen, etwa eine Familienkrise, den Verlust eines Verwandten, die Scheidung der Eltern und so weiter oder auch eine große Umstellung und Veränderung, beispielsweise ein Umzug oder ein Schulwechsel, Schwierigkeiten mit Freunden oder ein belastetes Verhältnis zu einem Lehrer. Dann kann man die richtige Blütenessenz danach auswählen, wie der Junge auf dieses Ereignis reagiert hat. Bei Schock, Traurigkeit oder Niedergeschlagenheit wäre *Star of Bethlehem* hilfreich. Im Falle einer Veränderung, die die entsprechenden Umstellungsprobleme nach sich zieht, ist *Walnut* angezeigt, das außerdem hilft, das Suchtverhalten zu brechen. Im Falle von Furcht/Angst sollte *Mimulus* (bei alltäglicher Nervosität) oder *Rock Rose* (bei regelrechtem Entsetzen) in Erwägung gezogen werden. Darüber hinaus ist es wichtig, die Persönlichkeit des Jungen und sein allgemeines Temperament zu bestimmen und eine Essenz auszusuchen, die seinen persönlichen Bedürfnissen entspricht. Außerdem müssen wir seine Gefühle hinsichtlich des obsessiven Masturbierens selbst berücksichtigen, also *warum* er es tun muß, wie er dazu steht und so weiter, um die Essenzen zu bestimmen, die ihm helfen, es zu überwinden. *Crab Apple* kann dazu beitragen, die Zwanghaftigkeit abzumildern, wie es auch angezeigt wäre, sollte der Junge deswegen Ekel empfinden. *Pine* wirkt bei Schuldgefühlen; *Vervain* ist angezeigt, wenn er es tut, um Frustration und Spannungen abzubauen, beispielsweise wenn ihm irgend etwas nicht paßt und er nichts dagegen ausrichten kann; *Vine* ist geeignet, wenn er aggressiv ist und auf diese Weise seine Aggressivität herausläßt; *Cherry Plum* sollte verabreicht werden, wenn er nicht zur Selbstbeherrschung fähig ist; *Centaury* wird empfohlen, wenn er zu einem Sklaven dieser Gewohnheit geworden sein sollte.

Manche Jungen können deswegen Qualen erleiden – sie möchten zwar durchaus aufhören, schaffen es aber einfach nicht. Dann sind sie unglücklich und verzweifelt, befürchten, daß irgend etwas mit ihnen nicht in Ordnung ist, und reagieren verängstigt und besorgt. *Gentian* könnte ihnen wieder Mut geben und zu einer positiveren Sicht der Dinge verhelfen; *Mimulus* hilft, die Ängste zu lindern; *Aspen* ist empfehlenswert, wenn sie nicht wissen, wovor sie sich genau fürchten, aber unter einem merkwürdigen Gefühl der Bangigkeit oder unerklärlichen Aufgewühltheit leiden.

Dieses Verhalten betrifft natürlich nicht nur Jungen – auch Mädchen erkunden ihren Körper und können zu exzessiver Masturbation neigen; in diesem Fall sind möglicherweise ganz ähnliche Blütenessenzen angezeigt, jedoch immer abhängig von den individuellen Bedürfnissen. Obwohl Mädchen keine echten »feuchten Träume« haben, können sie immerhin erotische Träume erfahren und mit einem Orgasmus reagieren, aus dem sie dann erwachen. Auch sie können daraufhin Schuldgefühle entwickeln und verängstigt oder angewidert reagieren. Das kann ihr ganzes Gemüt heimsuchen, weil sie sich verwundert fragen, was da nur passiert sein mag, oder weil sie sich Sorgen machen, sie könnten irgendwie abartig veranlagt sein. Hier kann Unterstützung von außen und Aufklärung über Sex und Sexualität eine Menge bewirken, am meisten natürlich, wenn man damit anfängt, bevor etwas passiert ist.

Wenn Kinder die Pubertät erreichen, löst die mit ihrer sexuellen Entwicklung im Zusammenhang stehende Hormonaktivität sexuelle Impulse aus, die dazu führen, daß einer sich vom anderen angezogen fühlt. Meistens fühlen sich Jungen von Mädchen angezogen und umgekehrt, doch manchmal ist auch homosexuelles oder bisexuelles Verhalten zu beobachten. Auch das kann eine ganz normale Begleiterscheinung des Erwachsenwerdens sein, und die allermeisten Teenager, die sexuell mit dem eigenen Geschlecht experimentieren, führen später ein völlig normales heterosexuelles Leben. Dann hat das Experimentieren in der Pubertät ihnen geholfen zu bestimmen, wer sie wirklich sind, und hat ihre wahre sexuelle Identität befestigt.

Manche Heranwachsende fühlen sich jedoch dauerhaft von gleichgeschlechtlichen Partnern angezogen, und weil sie gesellschaftlich in der Minderheit sind, kann das zu schlimmen Gefühlsverwicklungen führen. So fragen sie sich beispielsweise, was nur mit ihnen los sein mag, wenn die Freunde beim Anblick von Illustrierten mit spärlich bekleideten Models schier in Ohnmacht fallen oder über irgend jemanden reden, den sie toll finden. Homosexuelle Heranwachsende verstehen ihre eigenen Gefühle oft nicht und zwingen sich daher selbst, sich der Begeisterung ihrer Freunde anzuschließen, obwohl sie eigentlich nie so recht mit dem Herzen dabei sind. Für sie ist die Pubertät eine Phase gewaltiger Verunsicherung, was Sex, Sexualität, die eigene Persönlichkeit und die eigene Stellung innerhalb dieses Gefüges betrifft. Sie fühlen sich sehr einsam, schamerfüllt oder entfremdet, was die Teenagerzeit zu einer einzigen Qual macht.

In einer solchen Situation hilft *Scleranthus* gegen die Ungewißheit, für welche sexuelle Rolle man sich entscheiden soll. *Cerato* wäre gegen den Mangel an Selbstvertrauen geeignet sowie beim Verlangen nach Stütze und Rückhalt, wenngleich dies häufig erst später auftritt, weil der Heranwachsende in der Anfangsphase oft viel zu verstört ist, um jemanden um Rat zu fragen. Heranwachsende, die sich die größte Mühe geben, ihre Gefühle zu kaschieren und zu tun, als hätten sie genausoviel Spaß wie alle anderen, obwohl sie in Wirklichkeit Seelenqualen durchmachen, können die Essenz *Agrimony* gebrauchen. *Crab Apple* hilft jenen, die sich für ihre Gefühle schämen; *Larch* unterstützt Jugendliche, die nicht genug Selbstvertrauen haben, um dem Druck der Gesellschaft die Stirn zu bieten. *Mimulus* steigert den Mut; *Water Violet* behebt die vereinsamte Entfremdung; *Cherry Plum* ist angezeigt, wenn sie befürchten sollten, den Verstand zu verlieren oder geistig erkrankt zu sein; *Walnut* bietet Schutz und hilft, die Fesseln abzustreifen, die sie möglicherweise daran hindern, weiterzugehen; *Cerato* ist für jene gedacht, die sich schnell an Rollenmuster anpassen und einfach mitmachen, weil sie nicht so genau wissen, was sie selbst wollen; *Centaury* ist für jene geeignet, die sich leicht von anderen beherrschen oder dominieren lassen, während *Pine* bei gräßlichen Schuldgefühlen empfehlenswert ist.

Die allermeisten Heranwachsenden fühlen sich jedoch vom anderen Geschlecht angezogen, und sobald ein Mädchen eine etwas weiblichere Figur zu entwickeln beginnt, wird dies den Jungen natürlich auffallen und sie herbeilocken. Da die Entwicklung beim Jungen in der Regel später einsetzt als beim Mädchen, sind es meistens ältere Jungen, die ein entsprechendes Interesse entwickeln.

Das kann für das junge Mädchen recht irritierend sein, obwohl die individuelle Reaktion zwangsläufig sehr unterschiedlich ausfallen dürfte. Selbstsichere und zuversichtliche Mädchen werden mit der Situation so umgehen, wie sie es möchten. Für Mädchen jedoch, die weder über einen starken Willen noch über besonders viel Selbstvertrauen verfügen, kann die erste Begegnung «erotischer Art» zu einer sehr kummervollen und traumatischen Erfahrung werden. Ich selbst erinnere mich noch sehr deutlich an das allererste Mal, und obwohl der Vorfall im nachhinein betrachtet eigentlich ganz harmlos war, irritierte er mich damals zutiefst. Ich war erst ungefähr zwölf Jahre alt, und als ich gerade im Schulgebäude zur nächsten Unterrichtsstunde ging, traf ich auf eine Gruppe von vier oder fünf Jungen, alle etwa im Alter von 15 Jahren. Einer von ihnen schnitt mir den Weg ab und sagte: «Ich mag dich.» Das war schon alles, aber es jagte mir Angst ein und brachte mich schier zur Verzweiflung. Wahrscheinlich war ich mir nicht sicher, was er wirklich damit meinte – wollte er mich etwa vergewaltigen? Ich war so durcheinander, daß ich lange Zeit mit niemandem darüber sprach, bis ich mich schließlich einer Lehrerin anvertraute. Doch als ich den Mund aufmachte, um den Vorfall zu schildern, hörte sich alles so albern an, daß die Lehrerin sich gefragt haben muß, was das ganze Getue eigentlich sollte! Doch das Ereignis selbst war ja nur ein Teil des Ganzen. Egal, was da geschehen oder, in diesem Fall, auch nicht geschehen sein mochte – meine Empfindungen waren alles andere als Getue.

Im nachhinein betrachtet hätte ich damals wohl *White Chestnut* gebraucht gegen die sorgenvollen Gedanken, die ich nicht aus meinem Geist verbannen konnte, *Mimulus* gegen meine Furcht und Unruhe und den Mangel an Mut, um mich der Situation zu stellen, *Star of Bethlehem* gegen den Schock, den sie bei mir auslöste, vielleicht auch *Rock Rose* gegen die alptraumhafte Panik, *Crab Apple* gegen meine akute Verlegenheit und das Gefühl der Verwundbarkeit und schließlich *Agrimony*, weil ich alles für mich behielt, obwohl sich die ganze Sache schließlich, als ich meinen Mut endlich zusammengenommen hatte, um es der Lehrerin zu erzählen, in die rechte Perspektive rücken ließ.

Verliebtsein

Die erste Beziehung zu einem Freund oder einer Freundin stellt für die meisten Teenager einen sehr wichtigen Lebensabschnitt dar. Das größte Hindernis, das sich einem in den Weg stellt, wenn man das erste Mal mit einem Mitglied des anderen Geschlechts Kontakt aufnimmt, ist die ursprüngliche Scheu. Die ersten Beziehungen können recht unbeholfen verlaufen und sind oft schwer zu handhaben. Wenn einem die Worte in der Kehle steckenbleiben, wenn man nicht weiß, was man tun oder sagen soll, wenn man sich vor dem fürchtet, was sich entwickeln könnte oder auch nicht, erzeugt dies schließlich eine Bangigkeit, die einer entspannten, lockeren Begegnung alles andere als förderlich sein dürfte!

In den Gemütern eines jungen Paars in einer solchen Situation wallen manche Gefühle auf, während der eine dem anderen beweisen will, daß er erfahren sei und alle Tricks kenne. In Wirklichkeit sind wahrscheinlich beide gleich naiv und unerfahren und leiden unter derselben Verzweiflung, nämlich die eigene Verlegenheit zu überwinden. Aber niemand ist eine

Insel, und diese Anfangsschwierigkeiten der frühen (und übrigens auch späterer) Partnerschaften sind etwas ganz Natürliches und laufen nach einem ganz bestimmten Muster ab. Es gibt natürlich auch bestimmte Blütenessenzen, die einem jungen Menschen helfen können, mit diesen Gefühlen besser zurechtzukommen:

Mimulus – gegen die Schüchternheit, Zaghaftigkeit und Nervosität, die vielen Jungen und Mädchen in dieser Phase zusetzt. Dieses Mittel ist besonders bei Jungen angezeigt, da von ihnen im allgemeinen erwartet wird, daß sie den ersten Schritt tun. Sie müssen genug Mut fassen, um ein Mädchen zum Ausgehen einzuladen, wobei sie Gefahr laufen, sich einen Korb zu holen, und so läßt die Furcht vor einer Abfuhr manche Jungen einen Rückzieher machen. *Mimulus* kann ihnen helfen, ihren Mut zusammenzuraffen, um die Gelegenheit beim Schopf zu packen, den ersten Schritt zu tun und dann höchstwahrscheinlich eine angenehme Überraschung zu erleben. *Mimulus* hilft aber auch jenen schüchternen Jungen, die schnell erröten und viel zu verlegen sind, um ein Mädchen anzusprechen, weil es ihnen Unbehagen bereitet und sie befürchten, sich vor ihr (und ihren Freundinnen) zu blamieren.

Larch – kann ein hilfreiches Zusatzmittel sein und wird oft zusammen mit *Mimulus* verabreicht, denn wo es an Mut fehlt, mangelt es auch oft an Zuversicht. *Larch* ist das Mittel, welches das Selbstvertrauen wiederherstellt, wodurch die Furcht vor dem Scheitern überwunden und der feste Glaube etabliert wird, daß die Annäherungsversuche von Erfolg gekrönt sein werden.

Scleranthus – Diese Blütenessenz hilft bei Unentschlossenheit und Zögerlichkeit, die doch nur Zeit und Energie vergeuden und wenig mehr hervorbringen als Frustration. *Scleranthus* hilft in einem solchen Zustand, entschlossener und überzeugter von dem zu sein, was man wirklich will, um dann mit entsprechender Nachhaltigkeit zu handeln.

Häufig machen Heranwachsende Popstars, Schauspieler und andere Prominente zu ihrem Idol. Sie verlieben sich auch oft in Lehrer und Lehrerinnen oder ältere Schulkameraden und sind dann wie gebannt von der Anziehungskraft des Betreffenden. In manchen Fällen dominiert dies schließlich das gesamte Denken, so daß sie jedes Interesse an anderen Aktivitäten, an ihren Schulaufgaben und Freunden verlieren und sich aus dem aktiven Familienleben zurückziehen. Ganz ähnlich kann sich im Vorfeld einer Beziehung eine «Liebeskrankheit» entwickeln, die dazu führt, daß der junge Mensch, nachdem er sich in jemanden verliebt hat (meist bevor eine Beziehung eingegangen wurde), geistig völlig davon vereinnahmt wird und an nichts anderes mehr denken kann als an das Ziel seiner Liebessehnsucht, sich vorstellt, wie es wäre, gemeinsam auszugehen und Händchen zu halten, wie der erste Kuß wohl sein wird, und so weiter. Diese Phantasiewelt kann bestimmt recht vergnüglich sein, sie kann aber auch ablenken und zu Konzentrationsverlust, exzessiver Tagträumerei und Fahrigkeit führen. *Clematis* ist die Blütenessenz, die dazu verhilft, das Denken auf das *jetzige* Geschehen zu konzentrieren, damit der Heranwachsende seine Jugend auch genießen kann, anstatt sie nur zu verträumen.

Die Teenagerzeit darf als eine Phase betrachtet werden, in der junge Menschen mit Beziehungen üben und experimentieren können, bis sie schließlich den Menschen gefunden haben, mit dem sie ihr Leben teilen möchten. Viele junge Leute haben zahlreiche Freunde oder Freundinnen und verlieben sich in regelmäßigen Abständen aufs neue, bis sich schließlich eine ernste, feste Beziehung entwickelt. Das mag zwar nicht unbedingt eine Beziehung sein, die bis ins Erwachsenenalter vorhält, mit Sicherheit aber hinterläßt sie bei den beteiligten Partnern einen tiefen Eindruck. Beziehungen, die in der Schulzeit eingegangen werden, können oft jahrelang halten, doch wenn die Beteiligten erst einmal Gelegenheit hatten, etwas Lebenserfahrung zu sammeln, bedeutet dies oft auch das Ende dieser ersten Beziehung. Das Ende einer Beziehung ist immer schmerzvoll, das Ende der allerersten Liebesbeziehung aber dürfte höchstwahrscheinlich für *beide* betroffenen jungen Leute geradezu traumatisch werden. Dieses Trauma kann sehr stark sein, und die Gefühle werden dabei auch kräftig übertrieben, weil die Beteiligten ja noch jung und unerfahren und so verletzlich sind wie die zarten Schößlinge einer Pflanze.

Die Bachblütenessenzen können eine große Hilfe sein, wenn es darum geht, die Wunden zu heilen, und weil der Schmerz so stark sein kann, ist dies möglicherweise auch die Zeit, in der die Essenzen für den Teenager am wertvollsten sind. Auch hier hängt das richtige Mittel von der individuellen Reaktion des Betroffenen und seiner spezifischen Persönlichkeit ab, aber die folgende Liste deckt zumindest die gängigsten Gefühlsprobleme ab:

Sweet Chestnut ist bei völliger Verzweiflung angezeigt, wenn der davon Betroffene glaubt, sein ganzes Leben breche auseinander. Die Zukunftsaussichten sind furchtbar trostlos, und das ganze Leben scheint nicht mehr lebenswert zu sein. Dies ist die Blütenessenz gegen den Seelenschmerz und das gebrochene Herz.

Cherry Plum – Weil ihre Gefühle so verletzlich sind, neigen Teenager dazu, in bestimmten Situationen überzureagieren. Weil ihr Gefühlsleben nun mal auf Hochtouren läuft, sind ihre Reaktionen oft viel extremer, als es ein außenstehender Betrachter vielleicht für angebracht hielte. Für die Teenager selbst jedoch ist das kein bloßes Schauspiel, ihre Gefühle erscheinen ihnen äußerst wirklich, was soweit gehen kann, daß sie voreilige Entscheidungen treffen oder sich von einem plötzlichen Drang überwältigt fühlen, einen später nicht wieder gutzumachenden Schaden anzurichten. Manchmal wollen sie sich diesen Schaden auch selbst zufügen, wenn es sie beispielsweise nach Selbstmord drängt (siehe auch Kapitel 9). *Cherry Plum* ist die Blütenessenz zur Stabilisierung irrationalen Denkens und Verhaltens. Sie hilft, den Geist zu beruhigen, bevor etwas Bedauerliches passiert. In der Regel ist das Motiv für einen Selbstmordversuch in einer solchen Situation die Gefühlsreaktion darauf, und so geschieht er denn auch meist aus Zorn, in Panik oder aus Verzweiflung. *Cherry Plum* wäre hilfreich, sollte eine solche Reaktion zu erwarten sein oder sollte der Teenager eine hysterische Verfassung in Erscheinung bringen, seien es unbeherrschte Gefühlsausbrüche, sei es, daß er die Drohung äußert, er könne sich etwas antun.

Star of Bethlehem hilft hauptsächlich gegen Schock und kann daher den plötzlichen Schlag abpuffern helfen, den die Nachricht vom Ende einer Beziehung bedeuten kann. Auch sonst wirkt diese Essenz dem Trauma entgegen – dem Gefühl der Trauer und der Niedergeschlagenheit wegen des Verlusts des geliebten Partners. Diese Essenz heilt die Wunden, tröstet das Herz und dient als beruhigende Brücke, die sich über die Leere spannt.

White Chestnut hilft dem Teenager, der über das Geschehen nachgrübelt, über die verpaßten Möglichkeiten, über das Warum und Wozu, und dies immer wieder, unfähig, Ruhe zu finden oder sich hinreichend zu entspannen, um wenigstens erholsamen Schlaf zu finden.

Honeysuckle ist bei Erinnerungen und Gedanken an die Vergangenheit angezeigt, die jedes Interesse an der Gegenwart überschatten. *Honeysuckle* ist die Essenz, die das Denken wieder in die Gegenwart zurückführt.

Gorse ist bei einer rein negativen, pessimistischen Gemütsverfassung angezeigt. Diese Essenz hilft, die Negativität in Optimismus zu verwandeln und den Glauben an die Zukunft und das Leben wiederherzustellen.

Pine – Es ist ganz natürlich, daß Teenager sich selbst die Verantwortung für das Scheitern einer Beziehung geben und glauben, daß alles ihre Schuld sei, daß sie sich wünschen, irgend etwas Bestimmtes nicht getan zu haben, oder sich schuldig fühlen, weil es eben doch geschehen ist. Diese Schuld kann sich bis in den Kern der Persönlichkeit hineinfressen und dazu führen, daß der Jugendliche die Last des Schuldgefühls und der Selbstvorwürfe noch lange, lange Zeit mit sich herumträgt. *Pine* ist die Blütenessenz, die das Gemüt von den aufgestauten Schuldgefühlen befreit und dieser destruktiven Emotion die Schwere nimmt.

Holly ist die Essenz, um eine weitere hochdestruktive Emotion abzumildern – den Haß. Haß kann sehr viel Zorn auslösen, und dieser Zorn wiederum kann im Innern eines Menschen weiterkochen, wo er ein Verlangen nach Rache oder aber auch Mißtrauen und Neid auf die Beziehungen anderer oder des entfremdeten Partners (beziehungsweise seines neuen Freundes oder seiner neuen Freundin) erzeugt. Die Essenz *Holly* hilft dabei, die zornigen, haßerfüllten Gefühle in wärmere, herzlichere Empfindungen zu verwandeln, damit die Liebe, die vorübergehend durch die Flamme des Hasses, der Eifersucht und des Zorns verzehrt wurde, wiederkehren kann. Anstelle von *Holly* oder als Ergänzung dazu kann auch *Willow* nützlich sein, weil es jenen hilft, deren Zorn sich tief eingefressen und zu einem nachhaltigen Groll sowie dauerhafter Verbitterung geführt hat.

Sexuelle Aktivität und Schwangerschaft

In früheren Generationen galt es als normal und richtig, daß ein Mädchen einen Mann kennenlernte, von ihm umworben wurde und ihn heiratete, und daß ihre Jungfräulichkeit bis zu dieser Eheschließung unberührt blieb. Es war völlig undenkbar, noch vor der Ehe Geschlechtsverkehr zu haben, nicht einmal mit dem Partner, der für einen bestimmt war. Damals wurde viel früher geheiratet als heute, und die Frauen akzeptierten ihre Rolle als Hausfrau und Mutter, wobei sich die überwiegende Mehrheit wahrscheinlich nie Gedanken über eine eigene berufliche

Karriere machte. Die Gesellschaft war männlich dominiert, und die Frauen fügten sich fraglos in die ihnen bestimmte Rolle ein.

Im Laufe der Zeit begannen Frauen zu erkennen, daß sie auch aus eigener Kraft etwas zur Gesellschaft beizutragen hatten. Das war der Beginn des gesellschaftlichen Wandels, und je mehr dieser fortschritt, um so mehr strebten junge Leute danach, ihre persönliche Identität und ihr Lebensglück zu verwirklichen, was wiederum dazu führte, daß man jetzt erst später heiratete, jeder der beiden einen Beruf erlernte und die Gleichberechtigung in den Vordergrund trat. Dazu gehörte auch das Bedürfnis, die eigene Sexualität als Individuum zu erfahren und Befriedigung durch sexuelle Erfüllung zu suchen. Das bedingte unweigerlich mehr als nur eine einzige Partnerschaft, und die älteren Generationen betrachteten diese neue «permissive» Gesellschaft, die da so schnell aus dem Boden geschossen war, mit allergrößtem Mißmut.

Im Zusammenhang mit diesem gesellschaftlichen Umbruch keimte auch die Erkenntnis, daß Sexualkundeunterricht erforderlich sei und junge Menschen mehr über ihren Körper und über die Fortpflanzung erfahren sollten. Doch trotz einer scheinbar ausreichenden Sexualerziehung gibt es nach wie vor eine beunruhigend hohe Anzahl jugendlicher Schwangerschaften, was weitere Fragen aufwirft: Sind diese Schwangerschaften ein Produkt der Unwissenheit? Sollte die Sexualerziehung stärker auf die Neun- bis Zwölfjährigen ausgerichtet werden? Ist Sex im elterlichen Heim etwa ein «schmutziges Wort», so daß die Kinder verwirrt sind, wenn sie die konträren Einstellungen ihrer Eltern und ihrer Lehrer beobachten? Bringen wir den Kindern vielleicht zu viel oder zu wenig bei, und sind es überhaupt die richtigen Dinge? Verführt die Sexualkunde vielleicht zum Experimentieren ohne fundiertes Wissen um die Auswirkungen solcher Experimente (oder sogar einem solchen zum Trotze)? Verfügen die Heranwachsenden *tatsächlich* über dieses fundierte Wissen und Verständnis?

Die meisten jüngeren Teenager haben das Bedürfnis, es ihren Gleichaltrigen gleichzutun, und sie wollen vor ihren Freunden nicht dadurch «das Gesicht verlieren», daß sie nicht genau dasselbe tun wie diese. So kommen sie häufig auf ihre männlichen Freunde zu sprechen, und jedes Mädchen wird dabei mit Fragen über die intimsten Aspekte der Beziehung konfrontiert, beispielsweise: «Wie weit seid ihr gegangen?» So manches Mädchen wird dann eine detailreiche Schilderung zum Besten geben, die oft nur ihrer Phantasie entspringt. Das wiederum führt dazu, daß ein etwas sensibleres Mädche in der Gruppe das Gefühl entwickelt, «etwas zu verpassen», um schließlich zu dem Schluß zu kommen, sie *müsse* einfach weitergehen, als es ihrem eigenen Empfinden eigentlich entspräche. Es leuchtet wohl ein, daß die Konsequenzen katastrophal sein können. Doch ist derlei Druck nicht nur unter Freundinnen zu beobachten. Jungen sind schließlich berüchtigt für die, keine Einzelheiten auslassenden, Schilderungen ihrer sexuellen Erfahrungen und auch sie können ihre Freundinnen unter Druck setzen, bis diese schließlich «nachgeben» (obwohl dies gelegentlich eher ungewollt geschieht). So sieht sich das Mädchen manchmal vor die Entscheidung gestellt, entweder ihre Jungfräulichkeit oder den Freund zu verlieren, und da in diesem Lebensalter das Herz unweigerlich über den Verstand siegt, gewinnt natürlich der Freund.

Doch selbst wenn das Mädchen über die Folgen des Geschlechtsverkehrs informiert ist und eine vernünftige Einstellung zu Verhütungsmitteln hat (vor allem angesichts der Gefahren einer AIDS-Ansteckung sowie anderer, durch Geschlechtsverkehr übertragener Krankheiten), gibt es immer noch genügend gesellschaftlichen Druck. So wird beispielsweise das Mitführen von Kondomen nicht immer akzeptiert, weil das ja nahelegt, daß das Mädchen mit Geschlechtsverkehr rechnet, was sie wiederum in eine ziemlich unangenehme Lage bringen kann, wenn es dann soweit ist. Eher wird sie so tun, als sei sie völlig unvorbereitet, als die Peinlichkeit zu riskieren, ihrem Freund ein Verhütungsmittel zu überreichen, und so verbleibt das Kondom ausgerechnet dort, wo es am wenigsten bewirken kann – in ihrer Tasche!

Gleich wie enttäuscht Eltern bei dem Gedanken sein mögen, daß ihre Tochter noch vor der Hochzeit Geschlechtsverkehr haben könnte, oder wie sehr sie sie möglicherweise vom Sex fernhalten wollen, ganz zu schweigen vom Safer Sex, bleibt es eine Tatsache, daß junge Leute nun einmal Sex haben, ob es den Eltern paßt oder nicht. Und wenn auch einige von ihnen mehr oder weniger durch äußeren Druck dazu bewegt werden, ist es doch nur normal, daß ein verliebtes Mädchen ihre Liebe auch auf körperliche Weise mitteilen möchte, was umgekehrt ja auch für ihren Freund gilt. Ein Teil der Sexualerziehung befaßt sich daher ausdrücklich mit sexuellen Sicherheitsvorkehrungen. Und obwohl viele Leute darin eine Ermunterung zur Promiskuität unter Teenagern sehen, ist es doch sicher besser, daß sich Heranwachsende schützen, wenn sie ohnehin schon Sex miteinander haben, anstatt zu Opfern ihrer eigenen Unwissenheit zu werden. Beratung in Sachen Verhütungsmittel bedeutet übrigens keineswegs zwangsläufig eine Aufforderung zum Sex – ganz im Gegenteil, wenn man dabei die Risiken nur plastisch genug schildert, wirkt sie eher abschreckend. Auf jeden Fall aber versorgt sie die Jugendlichen mit den Kenntnissen, die sie wirklich haben sollten.

Das «erste Mal» verläuft wahrscheinlich ziemlich unbeholfen, unangenehm und aufwendig und wird, selbst wenn es in der Behaglichkeit eines Schlafzimmers stattfinden sollte, höchstwahrscheinlich von Spannungen überschattet sein, weil beide befürchten, dabei gestört zu werden. Aus diesem Grund war es für die allermeisten doch wohl eher eine hastige, würdelose, tolpatschige und unangenehme Erfahrung, die eine Vielzahl emotionaler Unwuchten auslöste, welche das ganze nur noch schlimmer machten. Schuldgefühle und Scham (*Pine*), Selbstekel und Verlegenheit (*Crab Apple*), Enttäuschung darüber, daß man unfähig war, nein zu sagen (*Centaury*), oder daß man mühelos verführt wurde (*Cerato* und *Walnut*), sowie die daraus erwachsende Niedergeschlagenheit (*Gentian*), das Erfülltsein von Reue und das Bedauern eines jeden Augenblicks (*Honeysuckle*) – all dies können Folgen sein. Muß ein Mädchen feststellen, daß es zu allem Überfluß auch noch schwanger geworden ist, wirkt das wie die bittere Glasur auf einem ohnehin schon schalen, abgeschmackten Kuchen, und es bedarf wohl keiner weiteren Erklärung, welche unsägliche Qual und schreckliche Verzweiflung daraus entstehen können.

Möglicherweise befindet sich das Mädchen in den ersten paar Wochen nach dem Ereignis in Dauerpanik und erwartet voller Bangigkeit die nächste Periode. Hat die Menstruation überhaupt erst vor kurzem eingesetzt, ist der Zyklus möglicherweise noch nicht sehr regelmäßig, was den Streß nur noch verschlimmert. Ein weniger gut informiertes Mädchen oder eines, dessen Periode noch gar nicht eingesetzt hat, obwohl dies kurz bevorsteht, begreift vielleicht nicht einmal, was da vorgefallen ist, und es kann durchaus vorkommen, daß die Schwangerschaft solange unbemerkt bleibt, bis sie nicht mehr zu übersehen ist.

Die Angst vor der Schwangerschaft kann so groß sein, daß sie manchmal mit der ziemlich naiven Selbstversicherung «wenn ich gar nicht darüber nachdenke, wird es schon wieder weggehen» verdrängt wird. In vielen Fällen wird das Mädchen viel zu verängstigt sein, um sich um Hilfe zu bemühen (*Mimulus*), es fürchtet sich vor der Reaktion seiner Eltern oder des Arztes – was natürlich katastrophal ist. Die meisten Eltern reagieren nach dem Anfangsschock (*Star of Bethlehem*) durchaus verständnisvoll und machen sich selbst genausoviel Sorgen, weshalb sie sich auch unverzüglich um Hilfe für ihre Tochter bemühen dürften. Aber solange sie überhaupt nichts davon wissen, können sie natürlich auch keine Hilfe leisten. Traurigerweise gibt es auch Eltern, die ihre Tochter in einer solchen Lage verstoßen. Wenn sie Glück hat, ist ihr Freund ihr eine gewisse Stütze, aber manche Jungen werden durch die ganze Situation auch nur abgeschreckt und drücken sich vor ihrer Verantwortung, indem sie die Schuld an der Panne abwälzen oder den ganzen Vorfall schlichtweg leugnen. Dann steht das junge Mädchen mit seinem Problem völlig allein da.

Ob die Eltern sie nun unterstützen mögen oder nicht, muß sie sich nun zwischen drei gleichermaßen harten Auswahlmöglichkeiten entscheiden, nämlich: 1) die Schwangerschaft fortzusetzen und das Kind zu behalten; 2) die Schwangerschaft fortzusetzen und das Kind adoptieren zu lassen; 3) die Schwangerschaft abzubrechen.

Wenn sie sich für Schwangerschaft *und* Kind entscheiden sollte, wird sie enorm viel Unterstützung und die Hilfe ihrer Umwelt brauchen, vor allem, wenn sie noch sehr jung ist. Zwar können eine Sechzehnjährige und ihr Freund sich auch zur Heirat entscheiden, aber das trägt dem jungen Paar oft nur noch mehr Streß und Belastung ein. Selbst wenn beide noch so verantwortungsbewußt sind und ihre Beziehung noch so stabil sein mag, ist es wahrscheinlich, daß sich mit der Zeit Unzufriedenheit (*Gentian, Wild Oat*) und Groll (*Willow, Holly*) entwickeln. Mit 16 ist man schließlich noch sehr jung, und wenn man in diesem Alter schon mit der gewaltigen Verantwortung belastet wird, die eine Familie eben mit sich bringt, schleichen sich möglicherweise schon bald Zweifel und Bedauern ein, während den beiden ihre Jugend zwischen den Fingern zerrinnt. Dann müssen sie mitansehen, wie ihre Altersgenossen ausgehen und jede Menge unbeschwerten Spaß ohne Bindungen genießen, was sehr unglücklich und einsam machen kann. Natürlich gibt es auch junge Leute, die hervorragend damit zurechtkommen, und sicherlich kann es auch sehr viel Vergnügen bereiten, *zusammen mit seinen Kindern* aufzuwachsen.

Wenn ein Schwangerschaftsabbruch nicht in Frage kommt, könnte es eine einigermaßen zufriedenstellende Lösung sein, das Kind auszutragen und später adoptieren zu lassen. Aber auch diese Möglichkeit hat ihre Tücken. Die Leistungen in der Schule leiden darunter, das Mädchen muß in schwangerem Zustand seinen Freundinnen unter die Augen treten, was in der Schule zu gehässigen Bemerkungen Anlaß geben kann, ganz zu schweigen von den körperlichen Belastungen, die die Schwangerschaft mit sich bringt, und am Ende steht dann auch noch die seelische Qual, das Kind wegzugeben (*Star of Bethlehem, Sweet Chestnut*).

So mag denn der Abbruch der Schwangerschaft die einzige Lösung sein, doch auch die ist nicht frei von Problemen. Denn es handelt sich dabei immerhin um eine sehr traumatische Erfahrung, die bei dem Mädchen emotionale Wirbelstürme auslösen kann, auf die es einfach nicht vorbereitet ist: Schuldgefühle (*Pine*), Scham und Ekel (*Crab Apple*), Schock und das Gefühl des Verlusts (*Star of Bethlehem*), Alpträume, Entsetzen und Panik (*Rock Rose* und *Cherry Plum*), tiefe Reue (*Honeysuckle*), Furcht (*Mimulus*), Verbitterung (*Willow*), Argwohn (*Holly*). Es kann durchaus vorkommen, daß das Mädchen auf dieses traumatische Ereignis verstört (*Clematis*), niedergeschlagen (*Sweet Chestnut*) und emotional verwundet reagiert. Aus diesem Grund können die bei Bedarf verabreichten entsprechenden Essenzen dem Mädchen in seiner Not eine große Hilfe sein, und indem sie es darin unterstützen, die in diesem Zusammenhang aufwallenden Emotionen zu bemeistern, helfen sie auch dabei, mögliche Spätfolgen zu vermindern.

Der junge Vater

Obwohl es durchaus vorkommt, daß der junge Vater sich drückt und schlichtweg leugnet, etwas mit der Sache zu tun zu haben, gibt es auch Jungen, die ihre Verantwortung übernehmen und an allem aktiv teilnehmen möchten.

Viele müssen ihre Vaterschaft erst anerkennen lassen, was ihnen Gelegenheit gibt, über ihre Gefühle zu sprechen. Die Rolle, die der junge Vater bei dem ganzen Vorgang spielen kann, wird oft sowohl durch seine Unreife als auch gelegentlich durch seine Unwilligkeit oder Unfähigkeit eingeschränkt, die damit verbundene finanzielle Verantwortung zu tragen. Außerdem muß er sich mit anderen Schwierigkeiten und Beschränkungen herumplagen, etwa mit dem Druck der Eltern, mit den Meinungen anderer, mit widersprüchlichen Ratschlägen, Mißbilligung, Schulverweis sowie, sollte seine Freundin noch minderjährig sein, mit der Furcht vor einer strafrechtlichen Verfolgung. Am Anfang mag der Junge einfach nur nicht den Mut finden, seine Vaterschaft anzuerkennen, was zur Folge hat, daß er vor der Situation davonläuft, weil er sich schuldig und hilflos fühlt. Wenn er seine Beteiligung dann schließlich doch noch akzeptiert und sich um Hilfe bemüht, macht er möglicherweise die Feststellung, daß alle Welt voll und ganz mit dem geschwängerten Mädchen und seinen Problemen beschäftigt ist und niemand mehr Zeit hat, sich den Sorgen des jungen Vaters zu widmen, dessen Gefühle schließlich auch in Aufruhr sind.

Auch ihm können die Blütenessenzen helfen, darunter vor allem: *Mimulus,* um ihm Mut zu machen; *Pine,* falls er sich schuldig fühlen sollte; *Elm* gegen das bedrückende Gefühl der Verantwortung; *Centaury,* um sich erhobenen Hauptes seiner Verantwortung zu stellen und gleichzeitig dafür Sorge zu tragen, daß auch seine eigenen Bedürfnisse Beachtung finden, wie auch *Walnut,* um ihm die gewaltige Umstellung zu erleichtern, die ihm nun bevorsteht.

Kapitel 9

DAS SOZIALVERHALTEN VON HERANWACHSENDEN

Die beste Herangehensweise, um Teenager zu verstehen, dürfte der Rückblick auf unsere eigene Jugend sein. Denken wir doch einmal darüber nach, wie wir uns damals verhalten haben und welche emotionalen Kämpfe wir durchstehen mußten. Die allermeisten von uns werden sich an eine Zeit gespannter Elternbeziehungen erinnern, da wir uns frech verhielten, rebellisch waren und so weiter. Zu diesen Erinnerungen gehört vielleicht auch jene, wegen irgendeines Fehlverhaltens zurechtgewiesen worden zu sein, ohne einsehen zu können, was daran eigentlich falsch gewesen sein soll. Dieser Konflikt kann daraus entstehen, daß man uns als Kinder glauben macht, wir seien immer im Unrecht, sobald man uns dies sagt, so daß wir es fraglos hinnehmen. Doch je älter wir werden, um so mehr beginnen wir dies in Frage zu stellen, und so kehrt sich der kindliche Glauben des «Ich bin *immer* im Unrecht» in sein Gegenteil um, nämlich in «Ich bin *nie* im Unrecht».

Der Heranwachsende lebt in einem Zwischenzustand – er ist kein Kind mehr, aber auch noch kein Erwachsener, und so ist er allen Einflüssen um sich herum fast völlig wehrlos ausgeliefert. Es gibt kaum etwas, das ihn nicht verwirrt; vor allem seine persönliche Identität wird ständig in Frage gestellt, und weil sein Bedürfnis nach Unabhängigkeit ebenso wächst, wie seine Individualität immer breiterem Raum einnimmt, kommt es häufig zu einer Ablehnung all jener Lebensaspekte, die in der Vergangenheit als Bremse wirkten, der Aspekte jener Kindheit also, von der er sich ja gerade zu befreien bemüht. So entwickelt sich Widerstand gegen elterliche Bevormundung oder Beeinflussung, ja sogar gegen sanften elterlichen Rat, so daß der

Heranwachsende sich gar nicht mehr um die Billigung seiner Eltern bemüht und auch nicht ihre Gesellschaft sucht. Statt dessen paßt er sich der Kultur seiner Altersgenossen an und reagiert auf diese – ein Prozeß, der in der Sozialisation des Heranwachsenden eine wichtige Rolle spielt. Aufgrund ihrer Verletzlichkeit und ihres Ausgeliefertseins an eine neue Welt, die sie noch nicht kennen oder verstehen, mangelt es Heranwachsenden jedoch an Sicherheit, und so suchen sie oft Trost in der Masse, der sie sich dann willig anpassen. Das kann zu reichlich exzentrischem Verhalten führen: zum Tragen der gleichen Mode, des gleichen Haarschnitts, zur Übernahme derselben Ausdrucksweise, zum Hören derselben Musik und so weiter. Und so kommt es zu der ironischen Situation, daß der Heranwachsende in seinem Streben nach Unabhängigkeit und Befreiung vom Konformismus in Wirklichkeit nur den einen Satz Regeln gegen den nächsten austauscht.

Einer der bekanntesten Autoren auf dem Gebiet der Jugendpsychologie ist Erik Erikson, der den Prozeß der Selbstfindung in diesem Lebensalter einmal als «Identitätskrise» bezeichnet hat. Dieser Begriff hat inzwischen die Runde gemacht, so daß dergleichen von Heranwachsenden schon geradezu *erwartet* wird. Oft soll damit ein bestimmtes Verhalten erklärt werden, das sich in dieser Zeit manifestiert. Weil er mehr oder weniger unreflektiert als ganz normale Begleiterscheinung des Erwachsenwerdens hingenommen wird, hat dieser Begriff sich möglicherweise selbst überholt und ist nun *seinerseits* für die sogenannte Identitätskrise verantwortlich geworden. Selbst Erikson hat sich darüber Gedanken gemacht, ob tatsächlich so viele junge Menschen eine Identitätskrise durchmachen würden, wenn sie nicht glaubten, daß man dies von ihnen geradezu erwartet! Könnte es also nicht auch sein, daß Heranwachsende sich einfach nur deshalb so verhalten, weil es eben von ihnen erwartet wird? Das führt uns zu einer weiteren, grundlegenderen Frage: Muß die Phase des Heranwachsens denn tatsächlich zwingend eine problembeladene Zeit sein? Sieht sich der Heranwachsende selbst denn wirklich als in einer Krise befindlich, oder könnte es nicht auch sein, daß dies allein die Sicht der Erwachsenen ist, die von einer Problemzeit sprechem, nur weil das Verhalten des Heranwachsenden anders ist als das der Erwachsenen? Ganz bestimmt handelt es sich um eine Zeit des Erwachens, des Forschens und der Selbstsuche. Es ist die Übergangszeit zwischen der in vielerlei Hinsicht beschränkten Kindheit und dem Erwachsenenalter, da das Verhalten wiederum durch die konservative Einstellung der Gesamtgesellschaft eingeschränkt wird.

Es wird immer eine Schule des Denkens geben, die sich allein auf den Extremfall stürzt – Drogensucht, Jugendkriminalität, Entfremdung und Frühschwangerschaft –, um daraus den Schluß zu ziehen, daß *alle* Heranwachsenden diese Probleme haben, daß sie eben ganz einfach lästig sind und eine Bedrohung für die «ruhige, von Erwachsenen beherrschte» Gesellschaft darstellen. So wird aus diesem Lebensabschnitt selbst ein «Problem», doch ist diese Schlußfolgerung nicht ganz fair, denn viele der sogenannten Pubertätsprobleme sind schließlich nicht allein auf Jugendliche beschränkt. Auch zahlreiche Erwachsene machen Drogenabhängigkeit, Alkoholismus und ungewollte voreheliche Schwangerschaft (oder zumindest eine vor dem Eingehen einer festen Beziehung) durch. Aber sieht man vielleicht in einem Erwachsenen, der sich von seinem Partner getrennt hat, gleich eine Bedrohung des Gemeinwohls? Ist es nicht vielmehr so, daß man ihm mit Sympathie begegnet, während man den Heranwachsenden als belastend, störrisch und als Schande für die ganze Familie betrachtet? Wieso wird Sex vor der Ehe bei Erwachsenen (heute) im allgemeinen akzeptiert, während man ihn dem Teenager mißgönnt? Junge Leute werden heute nun einmal um einiges früher reif als in vergangenen Generationen, und so ist es auch nicht weiter verwunderlich, daß sie frustriert reagieren, wenn man sie immer noch behandelt wie Kinder.

In der Zeit des Heranwachsens kann man das Leben erforschen und seine eigenen Ausdrucksmöglichkeiten entwickeln, doch gerade diese Ausdrucksform wird von der Gesamtgesellschaft oft als reine Verirrung betrachtet. In ihrer Abenteuerlust denken Heranwachsende oft gar nicht an die möglichen Folgen ihres Tuns – wenn es Spaß macht, soll es auch so sein! Diese Begeisterung läßt den Heranwachsenden oft gedankenlos, selbstsüchtig, unvorsichtig und störrisch erscheinen, doch stellt dies in der Regel höchstens ein Problem für die den Prozeß beobachtenden Eltern dar, die sich nämlich nicht mehr imstande sehen, ihren scheinbar unbeherrschbaren Teenager zu zügeln. Es ist nur natürlich, daß Heranwachsende mit dem Leben und mit sich selbst experimentieren, indem sie neue Moden ausprobieren, neue Frisuren und so weiter. Einige werden auch Experimente mit Alkohol, Drogen und Sex wagen, und das alles im Zuge ihrer Selbstsuche. Manche möchten nur mal einen Vorgeschmack auf das Erwachsenenleben bekommen, um zu erfahren, was ihnen da eigentlich bevorsteht. Andere wiederum sind abenteuerlustig, sie möchten neue Dinge ausprobieren und selbst erfahren, was geboten wird – und wie sollten wir schließlich lernen, was gut und was schlecht ist, angenehm und unangenehm, was schmerzt und was tröstet, wenn wir es nicht selbst ausprobiert haben? Wie alles andere im Leben, lernen wir auch das nur durch Erfahrung.

Manche Heranwachsende widmen sich gegen ihren eigenen Willen bestimmten Aktivitäten, nur um nicht ausgeschlossen zu werden oder in den Ruf zu geraten, «furchtbar lieb» zu sein. Dann gehen sie mit der Menge mit, um zu beweisen, daß sie keine Schwächlinge sind. Doch ironischerweise ist das eher ein Beweis für das Gegenteil. Wirklich stark sind nämlich die, die dazu neinsagen und damit riskieren, aus der Gemeinschaft ausgestoßen zu werden.

Heranwachsende die leicht beeinflußbar oder leicht zu verführen sind, können vor allem von drei Blütenessenzen profitieren: *Walnut* als Schutz gegen Einflüsse von außen, um sich selbst treu zu bleiben; *Cerato*, damit der Jugendliche sich mehr auf seine eigene Überzeugung verläßt, ohne ständig auf die Bestätigung anderer zurückgreifen zu müssen, was zu größerer Unabhängigkeit und zu der Gewißheit führt, daß das eigene Urteil auch das richtige ist; und schließlich *Centaury,* wenn der

Jugendliche sich allzu leicht von anderen beherrschen läßt und ihm die erforderliche Stärke fehlt, um nein zu sagen und seinen eigenen Weg zu gehen.

Was die Jugendlichen betrifft, die das andere Extrem des Spektrums besetzen, nämlich die Rädelsführer der Gruppe, so ist hier die Blütenessenz *Vine* angezeigt, weil sie für Menschen geeignet ist, die einen starken Willen haben und dazu neigen, andere zu dominieren und das Ruder an sich zu reißen. Auch *Beech* mag hier hilfreich sein, ist es doch bei jenen angezeigt, die andere stets nur kritisch sehen und sie nicht so akzeptieren können, wie sie sind, um statt dessen ärgerlich auf ihre Fehler und Mängel zu reagieren oder sich über ihre Schwächen lustig zu machen.

Schwänzen, Lügen und Stehlen

Für dieses Verhalten wird meist ein Gefühlsaufruhr oder ein problembeladenes Familienleben verantwortlich gemacht. Das mag auf viele Heranwachsende zutreffen, ist aber keineswegs immer der Fall. Manche Kinder schwänzen die Schule, weil sie dort getriezt oder malträtiert werden, vielleicht auch, weil ihre Hausaufgaben zu schwierig waren und sie sich nicht mit dem geforderten Thema auseinandersetzen mögen. Oft stellt das Schwänzen auch nur die aufregendere Wahl dar – der Jugendliche hat einfach keine Lust, in die Schule zu gehen, und so verbringt er seinen Tag lieber woanders.

Wir sollten uns mit den Gründen befassen, weshalb manche jungen Leute sich in der Schule langweilen und einfach nicht in den Unterricht gehen möchten. Langeweile ist ein weitverbreitetes Problem unter Heranwachsenden. Sie sind gerade dabei, zahlreiche künstlerische Fertigkeiten und eine Menge an Kreativität zu entwickeln, und neigen daher zu Tagträumereien, in denen sie sich gern ein anderes Leben auszumalen. Das ist auch der Grund, warum viele Teenager in Streßsituationen überreagieren und ihre Gefühle vor ihren Eltern mächtig übertreiben.

In gewissem Sinne handelt es sich hier um den Versuch, Aufmerksamkeit zu erregen, weshalb *Chicory* angebracht sein kann, doch am hilfreichsten gegen die Langeweile und das Desinteresse am aktuellen Tagesgeschehen wäre *Clematis*. *Wild Rose* und *Wild Oat* können ebenfalls nützlich sein – *Wild Rose* gegen die Apathie und das begeisterungslose Sichtreibenlassen; *Wild Oat* für Jugendliche, die noch keine klare Richtung gefunden haben und deshalb desillusioniert und gelangweilt reagieren.

Manche Heranwachsenden schwänzen die Schule allerdings auch als Akt der Rebellion, als Mitteilung an die Gesellschaft, daß sie nicht bereit sind, sich ihren Erwartungen und Einschränkungen zu fügen. Hier ist oft eine Menge Groll gegen das Leben, die Lehrer, die Eltern und andere Autoritätspersonen zu beobachten. *Willow* ist die Essenz für Jugendliche, die sich ungerecht behandelt fühlen und sich nicht vorschreiben lassen mögen, was sie zu tun und zu lassen haben. *Holly* ist die Blütenessenz gegen Haß, die jenen Jugendlichen zu helfen vermag, die leicht in Rage geraten, bösartig werden und absichtlich versuchen, anderen wehzutun – meistens ihren Eltern! *Vine* hilft jenen, die einen starken Willen haben und aggressiv sind, die alles besser «wissen» und jede Autoritätsperson ablehnen, die auf sie Einfluß zu nehmen versucht.

Lügen und Stehlen sind ebenfalls Verhaltensweisen, mit denen der Jugendliche es der Gesellschaft heimzahlen will, obwohl das manchmal auch unterbewußt geschieht, so daß der Heranwachsende «gar nichts dafür kann» oder selbst überhaupt nicht merkt, was er da tut. Lügen oder Flunkern kann der Versuch sein, Aufmerksamkeit zu erregen, vor allem dann, wenn man mit erfundenen Geschichten die entsprechende Wirkung erzielt, doch auch hier sollte stets die eigentliche *Ursache* im Vordergrund der Betrachtung stehen. Resultiert das Verhalten aus einem Mangel an Aufmerksamkeit, könnte *Chicory* hilfreich sein, aber auch *Heather* wäre möglicherweise angezeigt, nämlich für jene, die sich an ihren eigenen Lügengeschichten berauschen und andere miteinbeziehen, um ihre Freundschaft zu gewinnen. *Cherry Plum* ist eine Hilfe für Jugendliche, die *zwanghaft* lügen, ohne es abstellen zu können, so als wären sie das Opfer einer treibenden Kraft; und *Crab Apple* unterstützt das Verlangen, sich aus diesem Zwang zu befreien. Auch das Stehlen kann zu einer zwanghaften Gewohnheit werden, und sehr oft weiß der Betroffene überhaupt nicht, weshalb er es tut. Unterbewußt ist es oft ein Hilfeschrei, ein Ausdruck des Bedürfnisses, beachtet zu werden. Auch hier kann *Chicory* hilfreich sein, während *Walnut* hilft, die Macht der Gewohnheit zu durchbrechen.

Jugendliche fühlen sich oft unter Druck gesetzt und versuchen dem gegenzusteuern, indem sie sich anders verhalten, als man es normaler- und vernüftigerweise erwarten würde. Für Heranwachsende, denen es schwerfällt, dem Druck von außen standzuhalten, kann *Elm* geeignet sein, weil es für mehr Selbstbeherrschung sorgt. Manche Jugendliche sind auch sehr pessimistisch und geben das Lernen oder gleich die ganze Schule auf, wenn sie darin keine Zukunft mehr sehen. Ihnen könnte *Gorse* helfen, weil dieses Mittel die Hoffnung wiederherstellt. Auch Verwirrtheit gehört zu den möglichen Ursachen eines solchen Verhaltens – die Verwirrung darüber, was eigentlich richtig und falsch ist –, und für einen solchen Gemütszustand wäre *Scleranthus* angezeigt, während *Wild Oat* für jene geeignet ist, die einfach nur irgend etwas zu tun haben wollen, weil sie sonst keine Ziele haben. *Wild Oat* verhilft zu größerer Zielgerichtetheit, damit der Ehrgeiz auch eine Richtung bekommt.

Rauchen, Alkohol und andere Drogen

Das Rauchen von Zigaretten beginnt oft als harmloses Experiment. Weil Erwachsene es sich genehmigen, ist es nur natürlich, daß auch Jugendliche es versuchen möchten. Und sehen ihre Freunde das genauso, gibt ihnen das moralische Unterstützung. Es gab eine Zeit, in der das Rauchen als kultiviert und als Ausdruck der Reife galt, ja sogar als etwas, das Wirkung auf das andere Geschlecht ausübte. So wurde es jedenfalls in der

Werbung gern dargestellt. Inzwischen ist allerdings viel über die schädlichen und antisozialen Aspekte des Rauchens geschrieben worden, und das hat sicherlich eine ganze Reihe durchaus beeinflußbarer Teenager von Anfang an davon abgehalten.

In diesem Zusammenhang spielt auch die Erziehung eine entscheidende Rolle. Abgesehen von dem Beispiel, das die Eltern ihren Kindern geben, indem sie selbst nicht rauchen, sollten sie sie auch in aller Deutlichkeit über die schädlichen Folgen des Rauchens informieren. Wenn der Teenager es danach vorzieht, die Fakten, die man ihm vorgesetzt hat, zu ignorieren, geschieht es wenigstens nicht mehr aus Unwissenheit. Manchmal folgt dem anfänglichen Experimentieren aber auch eine regelrechte Sucht. Zwar mag der Jugendliche die Gefahren des Rauchens kennen und sogar selbst entdeckt haben, daß es Husten erzeugt, die Kondition vermindert und Atem sowie Kleidung schlecht riechen läßt, aber dennoch ist er unfähig, einfach damit aufzuhören. Wenn sich eine Sucht bereits etabliert hat und man sie beenden möchte, kann *Walnut* hilfreich sein, weil es die Umstellung und Anpassung während des Entzugs erleichtert. *Crab Apple* kann zusätzlich zur Reinigung eingesetzt werden.

Ganz ähnliches gilt auch für Alkohol. Es ist das Experimentieren mit einer Erwachsenenaktivität, die Erfahrung der Trunkenheit und das Verlangen, selbst zu probieren, wie manche Getränke und Cocktails tatsächlich schmecken, was das Trinken so anziehend macht. Auch dies kann in einigen Fällen zu Abhängigkeit führen, obwohl ein Vollrausch gefolgt von einem vierundzwanzig- bis achtundvierzigstündigen Kater durchaus genügt, um die allermeisten abzuschrecken!

Natürlich birgt auch der Alkohol seine gesundheitlichen Risiken – am schlimmsten dürfte dabei wohl die Leberzirrhose sein –, und so tut auch hier Aufklärung um die Gefahren des Alkoholkonsums not, obwohl die Medien im allgemeinen eher das mit dem Trinken einhergehende Vergnügen hervorheben als das Elend.

Manche Jugendlichen probieren nach Zigaretten und Alkohol vielleicht Drogen wie Haschisch, das eine beruhigend-entspannende Wirkung hat und die Gefühle lockert, so daß der Haschischraucher entweder sehr albern, glücklich oder geschwätzig wird oder im Gegenteil sehr deprimiert, denn der Entspannungseffekt übertreibt auch die Depression und das Unglück, sollten diese gerade vorherrschend sein. Obwohl das Rauchen von Haschisch keineswegs automatisch zum Gebrauch härterer Drogen oder gar zur Sucht führt, ist oft die Versuchung groß, es nun auch mit weiteren Drogen zu probieren, etwa mit harten Drogen wie Kokain, Heroin, Crack und so weiter.

In letzter Zeit ist es fast schon Mode geworden, psychoaktive Amphetamine einzunehmen – «Designerdrogen» wie beispielsweise Ecstasy –, die einen hypnotischen und zugleich belebend-energetisierenden Effekt haben, weshalb sie das Erlebnis bestimmter Formen von Musik – vor allem schneller, rhythmischer Klänge – steigern. Diese Musik kann selbst schon hypnotisch wirken, und daher überrascht es nicht, daß Teenager sich davon hinreißen lassen und eine Droge akzeptieren, die verspricht, alles noch schöner zu machen.

Eine Droge ist sehr leicht zu beschaffen, billig, legal und wirkungsvoll, nämlich Klebstoff. Lösungsmittel sind extrem gefährlich und suchterzeugend, aber ihr Mißbrauch findet leider nur zu häufig im Geheimen statt, so daß die Eltern nicht einmal etwas davon erfahren. Wenn sie es dann doch merken, ist es schon oft zu spät.

Manchen Teenagern gibt der Konsum von Drogen und Alkohol ein falsches Gefühl der Glückseligkeit, das sie ihr Unglück vergessen läßt. Leider wird dadurch nichts wirklich bewältigt, aber der beruhigende und entspannende Effekt der Droge kann zu einer emotionalen Abhängigkeit führen, die später zu einer regelrechten Sucht wird. Wenn es darum geht, passende Blütenessenzen für diejenigen Teenager zu finden, die sich in einer solchen Situation befinden, ist es unverzichtbar, die Ursache für dieses Verhalten auszumachen.

Sehr häufig erweist sich *Agrimony* als hilfreich, weil es für Menschen gedacht ist, die ihre Sorgen, ihr Unglück und ihre Ängste hinter einer fröhlichen Fassade verbergen; wenn solche Menschen durch Drogen- oder Alkoholkonsum tatsächlich dafür sorgen, daß sie nach außen hin immer eine gute Miene zum bösen Spiel machen können, wäre *Agrimony* angezeigt. Die Essenz hilft ihnen, mit ihren Gefühlen klarzukommen und zu begreifen, daß es bessere Möglichkeiten gibt, ihr Problem anzugehen, als die Gefühle mit Hilfe von Drogen zu unterdrücken. *Sweet Chestnut* könnte ebenfalls nützlich sein, denn häufig leiden *Agrimony*-Typen, die ihren emotionalen Aufruhr für sich behalten, unter düsterer Verzweiflung, bis sie an einen Punkt gelangen, wo es keinen Ausweg mehr zu geben scheint. *Sweet Chestnut,* die Blütenessenz für diesen Gemütszustand, hilft dem Leidenden, das Licht am Ende des Tunnels zu sehen und erneut den Wunsch zu entwickeln, tatsächlich darauf zuzugehen. Scheint es jedoch keinen erkennbaren Grund für diese Depression zu geben, wäre *Mustard* geeignet, um die schwarze Wolke zu vertreiben, die das Gemüt verhüllt.

Bei manchen Teenagern ist es der Druck der schulischen Anforderungen oder der Erwartungen, die an sie gestellt werden und denen sie sich nicht gewachsen fühlen, der dazu führt, daß sie sich unfähig und niedergeschlagen fühlen und deshalb zum Alkohol oder zur Droge greifen. *Elm* ist die Essenz für Jugendliche, die sich überwältigt fühlen, weil sie unter einem Druck stehen, dem sie sich nicht gewachsen fühlen. *Larch* kann den Teenager helfen, dem es ganz allgemein an Selbstvertrauen mangelt. Jugendliche, die im Alkohol oder in den Drogen eine Stütze suchen, die ihnen scheinbar hilft, selbstsicherer aufzutreten und zu handeln, werden eine Mischung aus *Agrimony* und *Larch* als hilfreich empfinden. *Walnut* ist ein wertvolles Mittel, wenn jemand gerade versucht, eine Abhängigkeit oder Sucht abzuschütteln. Es schützt aber auch vor äußeren Einflüssen, die den Betreffenden davon abhalten, seinen eigenen Weg im Leben zu gehen. In dieser Hinsicht könnte auch *Cerato* helfen, vor allen jenen Jugendlichen, die unsicher sind und der Bestätigung bedürfen, daß sie ebenso wichtig sind wie alle anderen – kurz, jenen, die «immer dem Führer nachlaufen», um wenigstens das Gefühl zu haben, irgendwo dazugehören. *Cerato* ist die Essenz, die die Wolken des Selbstzweifels vertreiben hilft.

Es kann natürlich noch eine Menge anderer Gründe für den Drogenkonsum geben: eine unglückliche Kindheit, das Gefühl, abgelehnt oder ignoriert zu werden, ein Versager zu sein, ständig kritisiert zu werden, an allem möglichen schuld zu sein, um nur ein paar zu nennen. Für all diese gibt es die passenden Blütenessenzen. So kann *Willow* beispielsweise den Groll und die Verbitterung gegenüber der Familie lindern; *Holly* wirkt gegen den argwöhnischen, haßerfüllten oder rachsüchtigen Zorn, der sich dann oft artikuliert und gegen jedwede Autorität richtet, die Eltern eingeschlossen; *Beech* ist bei Intoleranz und Kritiksucht angezeigt, ebenso bei dem Ärger, der oft empfunden wird, wenn alles nicht so läuft, wie der Jugendliche sich das wünscht; *Star of Bethlehem* ist im Falle eines Verlustempfindens oder des Gefühls, abgelehnt zu werden, nützlich. Es ist die tröstende Blütenessenz, die Gefühlsnarben abheilen läßt, die der Betreffende sich im Laufe einer schweren Kindheit oder einer unangenehmen Pubertät zugezogen haben mag. *Cherry Plum* wäre bei geistigem Kontrollverlust nützlich, beispielweise wenn es zu heftigen Wutausbrüchen und ähnlichem kommt, während *Chestnut Bud* dem Jugendlichen hilft, aus seiner Erfahrung zu lernen.

Widerworte, Launen und Aufsässigkeit

Weil die Phase des Heranwachsens eine Übergangzeit ist, in der sich noch dazu die Vorstellungskraft und die Unabhängigkeit ständig weiterentwickeln, findet oft ein gewaltiger geistiger Konflikt im Innern statt, der sich äußerlich in Auseinandersetzungen mit der Familie artikulieren kann. Jugendliche fühlen sich als Erwachsene. Sie wissen, was sie wollen, werden aber von Eltern eingeschränkt, die immer noch darüber bestimmen, um wieviel Uhr sie zu Hause zu sein haben und ob sie überhaupt irgendwo hingehen dürfen oder nicht. So baut sich schnell eine Menge Frustration und Groll auf, weil der Heranwachsende einerseits dafür getadelt wird, wenn er sich benimmt wie ein Kind, um auf der anderen Seite wie ein Kind *behandelt* zu werden, wenn er versucht, sein Leben selbst in die Hand zu nehmen. Das führt dazu, daß sich Jugendliche oft mißverstanden fühlen und ein mürrisches Verhalten an den Tag legen, wenn sie nicht sogar aus schierer Boshaftigkeit ungehorsam werden. Sagt man ihnen, sie sollen um 22 Uhr zu Hause sein, kommen sie erst um Mitternacht. Verbietet man ihnen den Besuch eines Konzerts oder einer Party, gehen sie erst recht hin. Dazu kommt bei jeder Gelegenheit noch die verbale Form dieser Rebellion: freche Antworten und unhöfliche Bemerkungen. In Wirklichkeit ist das zwar eine Ausdrucksform von Unabhängigkeit und Entschlossenheit, die aber dennoch zu großen Spannungen innerhalb der Familie führen kann. Dann reagieren die Gemüter erregt, und schon beginnt der Krach. Frustrierte Eltern sehen sich versucht, ihrem frechen Teenager eine Ohrfeige zu verpassen, doch damit gießt man nur Öl ins Feuer und macht alles noch schlimmer. Geschieht so etwas gar in der Öffentlichkeit, kann es als furchtbare Demütigung empfunden werden! So entsteht eine Menge Zorn, der zum vollständigen Kontrollverlust und zu hysterischem Verhalten führen kann. *Cherry Plum* ist die Blütenessenz, die einen etwas gelasseneren Gemütszustand herbeiführen hilft. *Holly* wirkt ebenfalls dem explosiven Zorn und entsprechenden Ausfällen entgegen, während *Vervain* den Streß und die Verspannung lindert, die mit der Frustration über die Ungerechtigkeit der Eltern einhergehen.

Wenn wir mal an unsere eigene Jugend denken, werden wir uns sicherlich erinnern, wie launisch und reizbar wir gelegentlich waren. Vielleicht schließt unsere Erinnerung auch noch die Erfahrung ein, daß wir ständig angeschrien wurden, weil wir faul, stur, respektlos waren ... und daß uns unsere Eltern nie richtig verstanden haben, sondern immer nur unsere Freiheit beschneiden wollten ... daß wir vielleicht die Tür krachend zugeschlagen haben, mit den Fäusten aufs Bett eindroschen, davonliefen, die Nahrung verweigerten ... Die Liste ist endlos, aber es ist äußerst wahrscheinlich, daß jeder von uns so gut wie jede dieser negativen Empfindungen irgendwann am eigenen Leib erfahren hat! Es gibt zahlreiche Bachblütenessenzen, die Jugendlichen (und ihren Eltern) über diese launischen Jahre hinweghelfen können.

Das klassische «Stimmungsmittel» ist *Willow*, weil es dem negativistischen Strudel entgegenwirkt, der den Menschen ins Selbstmitleid hinunterzieht. Diese Essenz wird bei Groll verabreicht, welcher ein Resultat der Schwierigkeit ist, das zu akzeptieren, was einem das Leben zugedacht hat. So stehen denn Fragen wie «Warum ich?» und «Was habe ich nur getan, um so etwas zu verdienen?» im Vordergrund. In der Pubertät ist dieses Gefühl weit verbreitet, weil dies der Lebensabschnitt ist, in dem sich für die Jugendlichen alles um sie selbst dreht, weshalb sie auch oft das Gefühl entwickeln, ein Opfer der Umstände zu sein, denen sie dann auch alle Schuld in die Schuhe schieben. Diese Stimmung hält nicht immer allzu lange vor, meistens ist es eher eine Kommen und Gehen, doch ist sie praktisch unvermeidlich. Ein Jugendlicher im *Willow*-Zustand wird eine Schnute ziehen, vielleicht die Schultern hängen lassen, sich mit verschränkten Armen lautstark in einen Sessel werfen, das Kinn gegen die Brust gepreßt, und jegliche Kommunikation verweigern. Dabei hängt er schwärenden, wütenden Gedanken nach, um die sein ganzer Geist immer wieder kreist, und so kommt es zu einer gedanklichen Spiralbewegung in die Tiefe, je mehr negative Erinnerungen, Ablehnung und Selbstmitleid dadurch wachgerufen werden. *Willow* ist die Blütenessenz, die dem Menschen hilft, dieser düsteren Stimmung zu entkommen und alles wieder positiver, optimistischer und glücklicher zu sehen.

Vine-Menschen werden höchstwahrscheinlich nicht ständig schmollen. Werden sie zurückgewiesen oder fühlen sie sich gedemütigt, sind sie selbstsicher genug, um sich zu wehren, zu widersprechen und für ihre Interessen einzutreten. Sie verabscheuen es, wenn man ihnen sagt, was sie zu tun haben, oder wenn sie das Gefühl haben, ein anderer sei ihnen überlegen, und sie tun alles, um ihre dominierende Stellung zurückzuerobern. Das kann dazu führen, daß sie sich sehr aggressiv und herrisch verhalten, obwohl sie andererseits extrem gute Führer abgeben, wenn ihr Selbstbehauptungswille und ihre Charakterstärke positiv kanalisiert werden. Diese Jugendlichen verabscheuen Unterwürfigkeit, müssen aber akzeptieren, daß sie sich selbst in einer untergeordneten Position befinden, weil Schule, Heim und Gesellschaft nun einmal den Ton angeben. Die Essenz *Vine* verhilft ihnen zu mehr Geduld und macht es ihnen möglich, die Schulzeit zu nutzen, um soviel zu lernen, wie sie können, und um das ganze Wissen, das ihnen in der Zeit des Heranwachsens vermittelt wird, zu speichern, damit sie es später nutzen können, um ihren Ehrgeiz zu verwirklichen und eine Führungsposition einzunehmen.

Frustration entsteht oft dadurch, daß ein Mensch nicht richtig verstanden wird; er hat das Gefühl, den Hühnern zu predigen, weil ihm ja doch niemand zuhört. *Vervain* ist das geeignete Mittel gegen diese Art von Frustration. Jugendliche erforschen das Leben sowohl ganz allgemein als auch im Hinblick auf ihre persönlichen Interessen, und so bilden sie sich Meinungen über viele Dinge, die ihnen wichtig sind; *Vervain*-Menschen sind jedoch *äußerst* unbeugsam, was diese Themen angeht. Die Blütenessenz hilft ihnen, sich zu entspannen, damit sie die Probleme gelassener und vernunftbetonter angehen können.

Bei Menschen, die reizbar sind, die schnell die Geduld verlieren und dann aufbrausen, ist *Impatiens* angezeigt. Es ist die Blütenessenz, die sich jener annimmt, welche frustriert reagieren, wenn die Dinge nicht schnell genug gehen, und die versucht sind, ihrem Greifreflex nachzugeben oder einem Gespräch durch Drängen zu einem schnelleren Tempo zu verhelfen, wenn es ihrem schnellen, beweglichen Geist zu langsam geht. Die Blütenessenz *Impatiens* hat eine beruhigende Wirkung, die es dem Verstand ermöglicht, in einem etwas weniger verkrampften Tempo zu arbeiten – nach wie vor scharfsinnig, aber nicht mehr so überstürzt, damit auch noch genug Zeit bleibt, um den

Augenblick zu genießen. Die Essenz hilft , das aufbrausende Temperament zu zügeln, das sich sonst schon bei der leisesten Irritation entflammt.

Beech ist für den «gereizten» Teenager geeignet. Es wirkt gegen die Intoleranz, die sich gegen Eltern, Brüder, Schwestern, die Gesellschaft oder das Leben im allgemeinen richtet. Alles geht dem Teenager auf die Nerven. Die Angewohnheiten der Leute empören und irritieren ihn. Der Jugendliche sieht an seiner Mutter oder seinem Vater nur die Fehler und vergißt dabei sämtliche guten Seiten; er kritisiert sie dafür, daß sie ihren Tee schlürfen, oder nörgelt an ihrer Art sich zu kleiden herum. Nichts kann dem *Beech*-Typ eine Freude machen. Er hat keinerlei Verständnis und Mitgefühl für Dinge, die sich nicht mit seinen eigenen Vorstellungen decken. *Beech* hilft ihm, andere mehr zu würdigen, zu verstehen, daß wir schließlich *alle* Fehler machen, daß jeder Mensch anders ist, einzigartig und auf seine Weise etwas ganz Besonderes, und daß auch jeder ganz individuell etwas zu bieten hat.

Viele Teenager haben sehr viel Liebe zu geben, doch kehrt sich diese Liebe manchmal nach innen und wird zu einer ichbezogenen, besitzergreifenden Selbstsucht, die wiederum in dem Verlangen mündet, Aufmerksamkeit zu erregen und beachtet zu werden. *Chicory* hilft jenen Gemütern, die nicht gern loslassen, die sich an Freunde anklammern und Beziehungen in den Würgegriff nehmen und sie auspressen, bis keinerlei Liebe mehr übrig ist. *Chicory*-Typen leben von der Liebe, und diese Blütenessenz hilft ihnen zu begreifen, daß andere Menschen nicht manipuliert und beherrscht werden dürfen wie Marionetten. Sie hilft, die Unabhängigkeit anderer zu respektieren und das Loslassen zu lernen, um eine liebevolle Beziehung zu bejahen, anderen aber auch die Freiheit zu lassen, ihr eigenes Leben zu führen.

Manche Heranwachsende haben eine sehr starre Weltsicht, die zu einer Menge Verspannungen und unbeugsamer Vorsätze führt. So entwickeln sie zum Beispiel ein übertriebenes Wettbewerbsdenken und die Entschlossenheit, unbedingt der Klassenbeste zu werden, der schnellste Läufer der ganzen Schule und so weiter. Dieser Gemütszustand steht auch hinter fortgesetztem Schweigen und der sturen Weigerung, sich nach einem Streit wieder mit dem anderen zu versöhnen. *Rock Water* hilft diesen Naturen, sich ausreichend zu entspannen, um nicht nur die Herausforderungen, sondern auch die Annehmlichkeiten des Lebens zu genießen.

Selbstmord

Für manche Jungen und Mädchen kann es äußerst anstrengend sein, mit dem Leben, mit ihren Altersgenossen und mit den Erwartungen der Gesellschaft zurechtzukommen. Sie fühlen sich von der Verantwortung, die das Leben bedeutet, unter Druck gesetzt, sei es ganz allgemein oder auch nur von einem bestimmten Aspekt. Vielleicht wahren sie in Gesellschaft ihrer Freunde die Form und machen gute Miene zum bösen Spiel, um nicht ausgeschlossen zu werden, doch verbirgt sich dahinter nur eine immer stärker werdende Depression.

Manche setzen eine derart überzeugende Maske auf, daß niemand auf den Gedanken käme, es könne sich um eine bloße Fassade handeln. Das ist auch ein Grund, weshalb viele dieser nur scheinbar glücklichen Menschen von einer furchtbaren Verzweiflung erfüllt sind, die im Einzelfall sogar bis zum Selbstmordversuch gehen kann. Oft ist die treibende Kraft hinter einem solchen Suizidversuch nicht etwa der Wunsch zu sterben, sondern der Wunsch nach Hilfe, aber es gibt auch Jugendliche, denen das Leben so leer und sinnentleert erscheint, daß sie keinen Grund mehr sehen es fortzusetzen.

Die Blütenessenzen, die jemandem in einem derart unglücklichen Zustand helfen sollen, müssen die individuelle Ausdrucksform der Depression berücksichtigen: *Agrimony* für die wahren Gefühle, die geschickt verborgen werden, wenn der Betreffende *scheinbar* glücklich und zufrieden wirkt; *Sweet Chestnut* gegen die schreckliche Verzweiflung und Qual; *Cherry Plum* gegen unwiderstehliche Selbstmordtendenzen;

Willow bei ausgeprägtem Selbstmitleid und dem Glauben, daß das Leben nicht mehr lebenswert sei; *Gorse* für jene Jugendlichen, die so hoffnungslos niedergeschlagen sind, daß sie einfach keinen Lebenswillen mehr haben.

Es kann viele Gründe geben, weshalb ein Teenager sich so fühlt – gescheiterte Beziehungen, Verlust eines Freundes, Mangel an Freundschaft, Überforderung in der Schule, das Gefühl zu versagen und vieles, vieles mehr. Was einen Menschen auch veranlassen mag, seinem Leben ein Ende setzen zu wollen, es ist immer eine Tragödie, wenn er so unglücklich ist, daß er darin den einzigen Ausweg sieht. Leider wissen wir selten, wie sich ein anderer Mensch fühlt, wenn er es uns nicht verrät, und ein aufgesetztes, falsches Lächeln kann so überzeugend wirken, daß die strömenden Tränen dahinter niemandem auffallen. Wenn wir die Maske allerdings durchschauen, können die entsprechenden Bachblütenessenzen den Gemütszustand dieser Jungen und Mädchen entkrampfen, damit sie noch rechtzeitig begreifen, daß das Leben durchaus lebenswert sein kann.

Die beste Freundin und der beste Freund

Die meisten Kinder haben einen besonders engen Freund oder eine besonders vertraute Freundin. Sie tun sich mit einem anderen Kind zusammen, mit dem sie sich gut vertragen, und beide werden schließlich unzertrennlich. Doch beste Freunde kommen und gehen: Schnell werden sie durch neue ersetzt, wenn es zum Krach kommt oder man sich aus irgendeinem Grund auseinanderdividiert. In der Pubertät scheinen beste Freunde/ Freundinnen den Mädchen um einiges wichtiger zu sein als den Jungen, weil Mädchen dem Leben oft so distanzlos und subjektiv gegenübertreten, daß es für sie einen hohen Stellenwert bekommt, jemanden zu haben, mit dem sie sich austauschen können und der sie unterstützt. Zwar haben auch Jungen ihre besten Freunde, doch stellen sie ihre enge Verbundenheit meistens nicht so offen zur Schau.

Beste Freunde und Freundinnen sind Seelengefährten, ein Ersatz für Schwestern oder Brüder, und zwischen ihnen entwickelt sich eine ganz besondere, alles andere ausschließende Intimität. Mädchen (oder Jungen), die bei ihren Altersgenossen sehr beliebt sind, sind oft auch als «Freundesmaterial» sehr begehrt, und wer immer von ihnen auserkoren wird, kann zum Opfer großer Eifersucht werden, vor allem seitens der letzten, geschaßten besten Freundin oder des besten Freundes! Sollte ein solches Problem vorliegen, ist *Holly* die geeignete Blütenessenz. *Chicory* kann jenen Mädchen helfen, denen das Loslassen schwerfällt und die sich an alles klammern, was einen Restkontakt zu der alten Freundin aufrechthalten könnte. Eine Mischung dieser beiden Bachblütenessenzen kann dem Mädchen helfen, das verletzt, eifersüchtig und rachsüchtig reagiert. *Willow* wäre die Blütenessenz für das Mädchen, das nun verbittert schmollt und von Selbstmitleid erfüllt ist.

Eine enge Freundschaft bietet einen gewissen moralischen Rückhalt, und wenn einer der beiden Freunde plötzlich allein dasteht, weil der (die) andere vielleicht erkrankt oder in Urlaub gefahren ist, kann er (sie) furchtbar vereinsamen und das Gefühl entwickeln, nicht mehr dasselbe Selbstvertrauen oder dieselbe Kraft zu haben wie vorher, als der Gefährte oder die Gefährtin noch als Stütze in Anspruch genommen werden konnte. Das ist auch der Augenblick, da Selbstzweifel, Verlegenheit und Verletzlichkeit sich einschleichen, da sich ein Teenager beispielsweise um alles auf der Welt wünscht, er hätte doch einen größeren Freundeskreis. Das gilt besonders für den ruhigeren Partner von beiden, da dieser seine Kraft von seinem extrovertierten und selbstsicheren Gegenstück bezieht.

Handelt es sich um eine dauerhafte Trennung, dann kann diese wie der Tod eines lieben Angehörigen empfunden werden, und sich das zurückgebliebene Mädchen ohne ihre Freundin völlig verloren vorkommt. *Star of Bethlehem* kann helfen, diese Trauer zu überwinden, während *Walnut* helfen kann, sich auf die neue Situation einzustellen und noch einmal von vorn anzufangen. Verliert sich das Mädchen allzu sehr in der Vergangenheit, wäre

Honeysuckle hilfreich; vielleicht auch *Willow,* wenn dabei Selbstmitleid, Schmollen und ein «langes Gesicht» im Spiel sind. *Larch* kann zu einem größerem Selbstvertrauen verhelfen; *Cerato* zum Glauben an sich selbst; *Gentian* vermittelt ein positiveres Bild von der Zukunft; und *Mimulus* hilft, die eigene Schüchternheit zu überwinden.

Die Pubertät ist eine ganz normale Entwicklungsphase. Jeder von uns durchläuft sie auf eigene Weise und erfährt dabei die verschiedensten Emotionen in unterschiedlichem Ausmaß. Und doch gibt es ein gemeinsames, allgemeingültiges Muster, das von Generation zu Generation gleich bleibt. Für alle Beteiligten ist es eine Zeit des Lernens, für die Teenager, ihre Eltern und für alle, die mit Jugendlichen zu tun haben, und auch wenn sie uns vor gewisse Schwierigkeiten stellen kann, braucht die Pubertät keineswegs immer nur eine Phase der Stürme und des Stresses zu sein. Ebensogut kann dies nämlich eine Zeit sein, in der Verbindungen gefestigt werden und Jugendliche und Erwachsene einander besser kennenlernen, um sich schließlich von einem Erwachsenen zum anderen zu akzeptieren. Wenn beide Seiten es zulassen, daß sich die Kluft zwischen den Generationen schließt, die ohnehin oft die Hauptursache für das «Problem» ist, können Eltern und ihre heranwachsenden Söhne und Töchter durchaus Freunde werden anstatt sich zu verfeinden.

Kapitel 10

Abschlußprüfungen

Wenn die Pflichtschulzeit sich ihrem Ende zuneigt, stehen die Abschlußprüfungen bevor. Gleich, was ein Mädchen oder Junge danach tun möchte – weiterhin auf die Schule und später auf die Universität gehen, eine Lehre anfangen oder sich auch einfach nur um einen Job bemühen, um etwas Geld zu verdienen –, zunächst gilt es, die Prüfungen zu bestehen. Und was immer die Zukunft für den betreffenden Jugendlichen bereithalten mag, das Bestehen der Prüfungen wird ihm bei seiner Suche nach einem erfüllenden Beruf förderlich sein.

Leider ist die Zeit, in der diese wichtigen Prüfungen stattfinden, ausgerechnet auch die Phase, in der Jugendliche den Wert von Prüfungen am allerwenigsten begreifen – alles andere scheint unendlich interessanter zu sein! Demnach sind sie nicht so ohne weiteres dazu zu bewegen, jeden Abend zu lernen, wenn sie statt dessen ausgehen und sich vergnügen könnten. Manche werden sich zwar eifrig dahinterklemmen, weil sie gut abschneiden möchten, und sind sogar bereit, auf ein paar Vergnügungen zu verzichten, um am Schluß eine gute Zensur zu erzielen. Andere wiederum schlagen einen gänzlich anderen Weg ein und verwerfen das Lernen zugunsten des Vergnügens und der Freizeitgestaltung. In beiden Fällen wird es allerdings auch Jugendliche geben, die durchaus gern lernen möchten, möglicherweise aber ihre liebe Not damit haben, während andere, die durchaus gut abschneiden *könnten*, vielleicht nicht das Selbstvertrauen haben, um an ihren eigenen Erfolg zu glauben. In diesen Prüfungszeiten können die Bachblütenessenzen eine große Hilfe sein, und dabei spielt es keine Rolle, um welche

Prüfung es im einzelnen geht, denn die damit zusammenhängenden Emotionen sind stets dieselben.

Hornbeam ist die Blütenessenz für Jugendliche, die ständig alles verschieben und sich immer zu müde fühlen, um endlich mit dem Lernen Ernst zu machen; denen ständig irgend etwas Interessanteres einfällt, was sie jetzt tun könnten oder sollten. *Hornbeam* hilft ihnen, dieses Gefühl der Mattigkeit zu überwinden und sich ihrer Arbeit mit größerer Freude zu widmen.

Larch hilft jenen, denen das Zutrauen in die eigenen Fähigkeiten fehlt, die einfach nicht daran glauben, daß sie die Prüfung schaffen. Wenn sie zu sehr an sich selbst zweifeln, empfinden sie das ganze vielleicht als nicht mehr lohnend und vergeben leichtfertig ihre Chance.

Gentian wirkt bei Enttäuschung, Entmutigung und Depressionen, die auf einen Rückschlag folgen. Wenn ein Mensch, der gerade versucht, eine Prüfung zu bestehen, irgendein bestimmtes Thema nicht begreift oder eine schlechte Zensur bekommt, kann *Gentian* ihm den neuen Mut geben, den er braucht, um es noch einmal zu versuchen.

Wild Rose ist die Essenz für jene, denen es am Motivation und Begeisterung für alles fehlt, was sie nicht ohnehin bereits haben oder können. Der *Wild Rose*-Typ ist mit dem Leben, wie es ist, völlig zufrieden und hegt auch nicht den Wunsch, irgend etwas Herausragendes zu tun, um das zu ändern. Gelegentlich empfinden sich *Wild Rose*-Menschen aber auch selbst als zu apathisch und haben das Gefühl, etwas im Leben zu verpassen – beispielsweise irgendwelche Chancen und günstige Gelegenheiten, die sie erst zu spät als solche erkennen. Die Essenz hilft solchen Leuten, Lebensbilanz zu ziehen und ihr Schicksal selbst in die Hand zu nehmen, um eben *nicht* zurückzubleiben.

Rescue Remedy kann außerordentlich hilfreich sein kann, wenn die Prüfung kurz bevorsteht, um die sogenannte Prüfungsangst zu lindern – die wohlvertrauten «Schmetterlinge im Bauch», Panik in der letzten Minute und so weiter. Panik zu einer Zeit, da eigentlich ein klarer Kopf und stabiles Denken gefordert sind, kann katastrophale Folgen haben, und daher sollte *Rescue Remedy* vor der Prüfung in kürzeren Abständen verabreicht werden – in den Tagen davor und falls erforderlich auch am Morgen der Prüfung selbst –, da es in dieser streßreichen Zeit außerordentlich beruhigend und förderlich wirken kann.

Aspen ist hilfreich, wenn Panik, Angst und Kontrollverlust von Bangigkeit begleitet werden, was häufig vorkommt. Es kann daher hilfreich sein, diese Blütenessenz zusätzlich zu *Rescue Remedy* einzunehmen. Sie richtet sich gegen Angst und Sorge aus undefinierbarem Grund, und selbst wenn die konkrete Ursache der Angst bekannt ist – in diesem Fall natürlich die Prüfung selbst –, ist manchmal noch eine weitere, undefinierbare Angst im Spiel. Beispielsweise kann ein Prüfling durchaus zuversichtlich sein und wissen, daß er gut abschneiden könnte, und trotzdem ein merkwürdiges Gefühl der Unruhe und der Furcht vor einer bevorstehenden Katastrophe hegen. *Aspen* hilft, diese unbehagliche Angst zu bewältigen.

Zeiten ausgedehnten und anstrengendem Studiums können geistig auslaugen, vor allem, wenn gleich eine ganze Reihe von Prüfungen bevorsteht und man zwischendurch ständig weiterlernen muß. *Olive* ist die Blütenessenz gegen Erschöpfung, und in diesem Zusammenhang kann sie helfen, das Gefühl, geistig wie gelähmt zu sein, zu bewältigen und verlorengegangene Energie zurückzugewinnen. Ruhe und Erholung sind unverzichtbar, wenn man mit einem klaren Kopf in die Prüfung gehen will. Manchmal kann die Übermüdung jedoch verhindern, daß der Schlaf als erfrischend empfunden wird, ja sie kann sogar selbst zu Schlaflosigkeit führen. *White Chestnut* kann helfen, nagende Sorgen und den stummen inneren Zwist aufzulösen, die oft mit der Schlaflosigkeit einhergehen, doch genügt es manchmal auch schon, nur die Erschöpfung (*Olive*) zu behandeln, damit der Betroffene sich hinreichend entspannen kann, um unbeschwert in den Schlaf zu gleiten und sich danach wieder erfrischt zu fühlen, so daß er die nächsten Arbeitsphase mit wiederhergestellter Vitalität angehen kann. Übrigens kann es nützlich sein, *Olive* auch nach der Prüfung zur Hand zu haben, weil viele Schüler völlig ausgelaugt daraus hervorgehen.

Sind die Prüfungen erst einmal vorbei, wird man die Blütenessenzen nicht mehr benötigen – bis die Zeit gekommen ist, da die Ergebnisse bekanntgegeben werden! Auch hier können wieder Gefühle der Panik aufkommen, wogegen *Rescue Remedy* hilft. Das Ergebnis wird hoffentlich ein positives sein, was zu Freude und Feier Anlaß gibt, doch bedauerlicherweise werden einige der Prüflinge eine schlechte Nachricht erhalten. Hier vermögen die Bachblütenessenzen Trost zu spenden. *Gentian* ist das naheliegendste Mittel bei Enttäuschung; macht sich jedoch allgemeine Hoffnungslosigkeit breit und Pessimismus, was eine Wiederholung der Prüfung angeht, wäre *Gorse* wohl angezeigter. *Larch* kann helfen, das beschädigte Selbstvertrauen wiederherzustellen, und *Willow* unterstützt jene, die nun mit Schmollen und Groll reagieren, die sich selbst bemitleiden und Verbitterung über ihr «Scheitern» ausdrücken.

Sowohl *Rock Water*- als auch *Vervain*-Menschen sind Perfektionisten, die sich selbst zu härtester Arbeit antreiben können. *Vervain*-Typen beziehen ihre Kraft aus ihrer Begeisterungsfähigkeit und genießen in der Regel, was sie da lernen; sie beteiligen sich, weil sie ein aufrichtiges Interesse entwickeln. Allerdings können sie sich dabei auch überarbeiten und dementsprechend verspannen. *Rock Water*-Menschen streben die Perfektion im Innern an, aber nicht unbedingt, weil sie von dem begeistert sind, was sie sich vorgenommen haben, sondern weil es ihnen als Prüfstein ihrer Stärke und ihres Durchhaltevermögens dient. Sie setzen sich selbst ein Ziel und unternehmen große Anstrengungen, um es auch zu erreichen. Auch sie laufen Gefahr, sich dabei zu überarbeiten, gleichzeitig genießen sie aber auch die damit verbundene Selbstaufopferung und das Gefühl der Herausforderung. Beide Blütenessenzen helfen den Vertretern ihres jeweiligen Typs, sich zu entspannen, was sie wiederum gelassener und weniger fordernd an die Sache herangehen läßt. Sollten sie dabei scheitern (was bei Menschen dieses Typs ausgesprochen selten vorkommt), reagieren sie darauf verständlicherweise ziemlich heftig. Der *Vervain*-Typ neigt dann zu bohrenden Fragen, um zu ermitteln, *weshalb* er versagt hat, und ist auch ernsthaft an einer Antwort interessiert, um das Problem erneut anzgehen zu können (obwohl es auch sein kann, daß er *Larch* und *Gentian* braucht, um sein angeknacktes Selbstvertrauen wiederherzustellen und seine Selbstzweifel zu überwinden). *Rock Water*-Menschen dagegen neigen zur Selbstbestrafung und ärgern sich über sich selbst, wenn sie «gescheitert» zu sein meinen, weil sie beispielsweise nur ein zweitklassiges Ergebnis erzielt haben, was anderen vielleicht immer noch hervorragend genug vorkommt. Doch der *Rock Water*-Typ gibt sich eben nicht mit dem Zweitbesten zufrieden, und so setzt er sich noch strengere Ziele und unterwirft sich noch härteren Regeln in seinem Versuch, die absolute Perfektion zu erreichen.

Teenager fühlen sich manchmal extrem unter Druck gesetzt. Dafür sind ihrer Meinung nach die Erwartungshaltungen von Lehrern, Freunden oder Eltern verantwortlich. So haben sie beispielsweise das Gefühl, daß sie ebensogut abschneiden müssen wie der Bruder oder die Schwester, und daß nichts Geringeres genügen kann. Erreichen sie ihr Ziel nicht, empfinden sie sich als Versager und meinen, sie hätten alle und jeden – sich selbst eingeschlossen – im Stich gelassen. *Rock Water* hilft Menschen, die sich selbst unrealistische Ziele setzen. *Olive* kann die Mattigkeit bekämpfen, die mit einem solchen Arbeitspensum einhergeht. *Gentian* wirkt gegen die Enttäuschung, und *Elm* hilft bei dem schier überwältigenden Gefühl, unter Druck zu stehen und unter der Last der Verantwortung zusammenzubrechen, die das Verlangen, es besonders gut zu machen, so oft hervorbringt. *Cerato* wäre eine nützliche Essenz für jene, die ständig bei allem, was sie tun, Anerkennung und Unterstützung von außen brauchen. Diese Blütenessenz verhilft ihnen zu größerem Selbstvertrauen zu einem festeren Glauben an sich selbst und unterstützt sie, wenn es darum geht, das Gefühl, dumm oder töricht zu sein, zu überwinden.

Auf dem Weg zur Arbeit ...

Manche Jugendliche haben sehr genaue Vorstellungen davon, was sie im Leben tun wollen. Andere wiederum machen sich darüber überhaupt keine Gedanken, und planen allenfalls bis ans Ende der Schulzeit, aber keinen Augenblick weiter. Einigen ist es auch einfach nur gleichgültig. Welche Gefühle sie in diesem Zusammenhang auch hegen mögen, soviel ist sicher: Eines Tages wird die Zukunft zur Gegenwart, und dann müssen sie sich nach einer Arbeitsstelle umsehen, um sich ihren Lebensunterhalt selbst zu verdienen.

Wenn man bedenkt, daß wir den allergrößten Teil unseres Wachzustands mit Arbeit zubringen, scheint es nur vernünftig, sich um einen Beruf zu bemühen, der sowohl Freude macht als auch Erfüllung bietet. In einer idealen Welt würden wir alle nur unserer Berufung folgen und uns auf die Arbeit freuen, weil das für uns etwas wäre, was dem Leben einem Sinn gibt und mit Freude und Vergnügen verbunden ist. Aber leider leben wir nicht in einer idealen Welt, und selbst wenn dem so wäre, gäbe es wohl immer noch eintönige, langweilige und seelenvernichtende Jobs.

In gewissem Umfang liegt es an uns, zu entscheiden, was wir mit unserem Leben anfangen möchten, aber das Thema der Arbeit ist sehr vielschichtig, und es besteht kein Zweifel, daß wir keineswegs immer bekommen, was wir anstreben. Zu Anfang haben wir vielleicht noch die Wahl, unsere Schulausbildung fortzusetzen und weiterführende Prüfungen abzulegen, um danach vielleicht auf die Universität oder auf die Fachhochschule zu gehen, falls wir nach dem Schulabgang nicht gleich ins Berufsleben einsteigen möchten. Eine solche Entscheidung zu fällen, kann recht schwierig sein, weil zwischen dem, was das Herz möchte, und dem, was der Kopf für richtig hält, oft ein regelrechtes Tauziehen herrscht.

Bis eine solche Entscheidung schließlich definitiv getroffen wird, sind eine Menge innerseelischer Konflikte zu bewältigen, in deren Verlauf die Vor- und Nachteile gegeneinander abgewogen werden. Die Blütenessenz, die dem Menschen hilft, seinen Lebensweg klarer zu erkennen und somit leichter zu einer Entscheidung zu finden, ist *Scleranthus.* Ist die Entscheidung aber erst einmal getroffen, und regen sich nun die Zweifel, ob es auch wirklich die richtige war, gefolgt von endlosen Diskussionen zwischen *sämtlichen* Beteiligten, dann könnte die Blütenessenz *Cerato* angezeigt sein.

Für Menschen, die zwar etwas Sinnvolles und Wertvolles tun möchten, oder für solche, die zwar durchaus über den nötigen Ehrgeiz verfügen, sich aber nicht entscheiden können, welchen Weg sie einschlagen sollen, um die Erfüllung zu erlangen, die sie anstreben, ist *Wild Oat* die geeignete Blütenessenz. Sie hilft diesen Menschen, den vor ihnen liegenden Weg deutlicher zu erkennen und ganz allgemein, die Lebensrichtung zu bestimmen, weshalb sie auch an jedem Wendepunkt des Lebens nützlich sein kann.

Der Arbeitsmarkt ist äußerst vielseitig, und eine Menge hängt von der geographischen Lage, der vorherrschenden Politik, der Wirtschaftslage und dem aktuellen Bedarf ab. In manchen Jahren erleben Handel und Industrie eine Hochkonjunktur, so daß es jede Menge Arbeitsmöglichkeiten gibt, in anderen dagegen herrscht Rezession und verstärkte Arbeitslosigkeit. Die Suche nach einem Arbeitsplatz kann daher extrem deprimierend sein, selbst wenn man noch so optimistisch an die Sache herangeht. Erfolglose Bewerbungen, ein vergebliches Vorstellungsgespräch nach dem anderen – all das ist verständlicherweise ziemlich demoralisierend. Die Blütenessenz *Gentian* kann zwar auch keinen vielbegehrten Arbeitsplatz beschaffen, aber sie kann wenigstens Glauben und Zuversicht wiederherstellen und neuen Mut geben, um es noch einmal zu versuchen. Gründet die

Mutlosigkeit tiefer, ist vielleicht eher *Gorse* angezeigt, weil es die Blütenessenz für jene ist, die *alle* Hoffnung haben fahrenlassen und inzwischen so pessimistisch geworden sind, daß sie am liebsten ganz aufgeben würden. *Wild Oat* kann in diesen Zusammenhang ebenfalls hilfreich sein, nämlich für jene Menschen, die das Gefühl haben, auf der Stelle zu treten, die sich in Vorstellungsgesprächen um Jobs bemühen, an denen sie eigentlich gar nicht wirklich interessiert sind, um sich schließlich zu fragen, wozu sie das alles überhaupt tun, jedoch ohne daß ihnen eine Alternative dazu einfiele.

Wild Rose hilft jenen, die sich, anders als die *Wild Oat*-Typen, nicht hinreichend genug motiviert fühlen, um sich auch nur Gedanken darüber zu machen, was sie wirklich gern täten, sondern statt dessen alles hinnehmen, was ihnen geboten wird, sei es ein interessanter, ein langweiliger oder auch überhaupt kein Job. *Wild Rose* hilft solchen Menschen, mehr Interesse an ihrem Leben zu entwickeln, damit sie ihre Talente nicht vergeuden.

Die Vorstellung, 24 Stunden am Tag frei zu haben, mag zu Anfang noch ihren Reiz haben, in Wirklichkeit jedoch ist Arbeitslosigkeit sehr öde und langweilig. Denn obwohl es jede Menge Dinge gäbe, die man nun durchaus tun *könnte*, wird dies durch die finanziellen Beschränkungen unmöglich gemacht. Ein Arbeitsplatz bedeutet Geld, und Geld bedeutet, tun zu können, was man gern möchte. Daher kann das Leben ohne einen Job furchtbar monoton werden.

Viele junge Menschen reagieren frustriert auf diese Langeweile und versuchen sich abzulenken, indem sie irgendein Unheil anrichten. Das kann zu Anfang durchaus unbeabsichtigt geschehen und mit einer harmlosen Idee oder einem Experiment beginnen, das schließlich aus dem Ruder läuft, und so bekommen junge Leute aus schierer Langeweile plötzlich Ärger mit der Polizei, weil sie vielleicht die öffentliche Ordnung gestört oder Geld gestohlen haben, beim Ladendiebstahl erwischt wurden ... Die Auswahl der Bachblütenessenzen, die in einer solchen Situation hilfreich sein können, hängt von der

Persönlichkeit des Betroffenen und von seinen individuellen Reaktionen ab. *Holly* und *Vine* können jenen helfen, die von Rachegefühlen erfüllt sind, die es der Gesellschaft heimzahlen wollen, indem sie gegen ihre Moralvorstellungen rebellieren. Beide Essenzen können dafür Sorge tragen, daß solche Menschen ihre Energien konstruktiv und nicht mehr destruktiv nutzen. Doch noch wichtiger als Heilen ist Vorbeugen, und so sollte man das Problem der Langeweile oder Frustration lieber gleich an der Wurzel packen, etwa mit den folgenden Blütenessenzen:

Clematis ist für jene, die nur wenig Interesse an der Gegenwart zeigen und sich allein auf die Zukunft konzentrieren – auf das, was vielleicht geschehen *könnte*, was *möglicherweise* auf sie wartet. *Clematis*-Typen langweilen sich schnell in der Gegenwart, weil sie nämlich auf die Zukunft fixiert sind. Diese Langeweile kann soweit gehen, daß sie ständig müde sind, sehr viel schlafen, gähnen und ganz allgemein schläfrig bleiben. Das kann auch eine Form geistiger Flucht sein, bei der die profanen Ereignisse des Alltags zugunsten einer phantasierten Zukunft aus dem Bewußtsein gelöscht werden. *Clematis* beraubt solche Menschen nicht etwa ihrer einzigartigen Vorstellungskraft, aber es hilft ihnen, sich der Gegenwart bewußt zu werden, ihr Leben auf eine geerdete Weise anzugehen und keine der sich bietenden Gelegenheiten mehr zu verpassen.

Vervain ist für Menschen geeignet, die dem Leben zwar eigentlich mit Begeisterung gegenübertreten, aber frustriert reagieren, wenn sie darin gebremst werden. Es sind Menschen, die Herausforderungen durchaus schätzen und die auch ihren Ehrgeiz haben, die aber verspannt und wütend reagieren, wenn sie dabei nicht so recht zum Zuge kommen. Die Blütenessenz *Vervain* hilft, die Verspannung und Frustration zu lindern, damit sie die Suche nach einem Arbeitsplatz – wie das Leben überhaupt – gelassener und vernunftbetonter angehen können.

Willow ist hilfreich für Menschen, die der Gesellschaft die Schuld an der Arbeitslosigkeit geben, wie auch an ihrem persönlichen Scheitern, und die dem Glauben frönen, daß alles einfach nur verkehrt sei. Die Essenz ist bei Selbstmitleid und Verbitterung angezeigt. Sie verhilft diesen Menschen zu einer etwas optimistischeren Sicht des Lebens. Dann erkennen sie nämlich, daß man keiner einzelnen Person oder Handlung die Schuld zuweisen kann, was es ihnen wiederum ermöglicht, über den eigenen Tellerrand hinauszublicken und zu erkennen, daß die Welt, in der sie leben, keineswegs ein einziges Jammertal ist.

Mimulus kann die Furcht vor Langzeitarbeitslosigkeit lindern, die Angst vor Armut, vor Enteignung, davor, von anderen zum Faulpelz erklärt zu werden, und so weiter. Jede bekannte, klar definierte Angst verlangt nach der Blütenessenz *Mimulus,* die dabei hilft, Mut und Zuversicht an die Stelle von Nervosität zu setzen.

Larch – Selbst der zuversichtlichste Mensch kann einen moralischen Knacks bekommen, wenn er sich immer wieder vergeblich um eine Arbeitsstelle bemüht. *Larch* ist die Blütenessenz, die jedem hilft, dessen Selbstvertrauen der Reparatur bedarf, vor allem dann, wenn er schon zu Beginn nicht über allzu viel davon verfügte und nun die Feststellung machen muß, daß überhaupt nichts mehr davon übrig ist. *Larch* wirkt beruhigend und unterstützend, und weil dadurch Zuversicht und Vertrauen gestärkt werden, fördert die Essenz bei dem Betreffenden auch eine Rückbesinnung auf seine wahren Werte und Talente.

Oak ist für jene Menschen angezeigt, die nie den Mut verlieren oder aufgeben, gleich welche Hindernisse sich ihnen in den Weg stellen. Sie mühen sich immer weiter ab und werden deswegen als wahre Bollwerke der Kraft bezeichnet. Daran ist eigentlich nichts Negatives, und so bedürfte es an sich auch noch keiner Blütenessenzen. Doch neigen solche Menschen andererseits auch dazu, sich *allzu sehr* anzustrengen, was sie übermüdet und dazu führt, daß sie ihrer ursprünglichen Kräfte verlustig gehen. Dieser Kraftverlust kann starke Unzufriedenheit und Frustration bewirken, und das ist dann auch der Augenblick, in dem die Blütenessenz *Oak* gebraucht wird. Sie hilft den Betroffenen, sich zu erholen und ihr Durchstehvermögen zu stabilisieren.

White Chestnut lindert sowohl die Sorgen wegen etwaiger Arbeitslosigkeit als auch solche, die sich um den Job selbst ranken. Dabei handelt es sich um die Art von Sorgen, die dazu führen, daß der Betroffene nachts schlaflos daliegt und einfach nicht «abschalten» kann, während sein Geist überaktiv ist. *White Chestnut* sorgt für Seelenfrieden, beruhigt und tröstet und verhilft dazu, die Sache mit Objektivität und einem klaren Kopf anzugehen.

Pine kann jenen Menschen helfen, die Schuldgefühle entwickeln, weil sie irgendwelchen Erwartungen nicht gerecht geworden sind oder andere im Stich gelassen haben. Viele Teenager, die die Unterstützung ihrer Eltern während ihrer Ausbildung durchaus zu würdigen wissen und sich auf einen Job gefreut haben, damit ihre Eltern stolz auf sie sind, können ganz verzweifelte Schuldgefühle entwickeln, wenn es ihnen nicht gelingt, eine Arbeitsstelle zu finden. Dann fühlen sie sich vielleicht nutzlos und unbrauchbar und verurteilen sich selbst als Schmarotzer. Möglicherweise hegen sie auch Schuldgefühle, weil ihre Examensnoten nicht so gut ausgefallen sind, wie es hätte sein sollen, und machen sich nun Vorwürfe, weil sie sich nicht mehr angestrengt haben. Mag ja sogar sein, daß sie sich *tatsächlich* mehr hätten anstrengen können, aber das spielt jetzt keine Rolle mehr. *Pine* hilft diesen Menschen, ihre Gefühle in eine etwas realistischere Perspektive zu rücken, damit sie begreifen, daß Vergangenes nun einmal vergangen ist und daß es jetzt gilt, den Blick nach vorn zu richten. Auch *Honeysuckle* kann hier hilfreich sein.

Hornbeam hilft Menschen, die ihrem Gefühl nach nicht über die erforderliche Kraft verfügen, um den vor ihnen liegenden Tag zu meistern; die morgens aufwachen, die Bettdecke wieder über den Kopf ziehen und sich wünschten, sie könnten den Tag gleich ganz aus dem Kalender streichen. Wer sich erfolglos um eine Anstellung bemüht, kann sehr schnell in diesen lethargischen Zustand verfallen, aber das kann auch Menschen mit einer Arbeit passieren – wenn sie sich dieser nämlich nicht gewachsen fühlen und schon am Morgen den Feierabend herbeiwünschen... Das *Hornbeam*-Gefühl verschwindet zwar meistens, wenn der Tag oder die Arbeit endlich in Angriff genommen wurden, doch kann die Essenz für jenen Gemütszustand sorgen, der das Aufstehen ebenso erleichtert wie den Gang zur Arbeit oder auch das Bemühen um eine neue Stelle.

Walnut hilft, den jungen Menschen auf sein Leben als Erwachsener und Arbeitnehmer vorzubereiten, indem es die Umstellung erleichtert, die zwangsläufig damit einhergeht. Da gibt es eine Menge, an das es sich zu gewöhnen gilt – die Auffassungen und Meinungen anderer; das Arbeiten für andere, um diese zufriedenzustellen, anstatt sich allein um die eigene Entwicklung zu kümmern; der Umgang mit Geld und so weiter. All dies sind neue Herausforderungen, die durchaus desorientierend, wenn nicht sogar angsteinflößend wirken können. *Walnut* hilft dem jungen Menschen, sich leichter anzupassen. Sollte er sich von der Verantwortung, die dieses neue Leben mit sich bringt, überfordert fühlen, kann auch die Blütenessenz *Elm* hilfreich sein.

Ein eigenes Leben

Eltern fragen an sich oft sorgenvoll, ob ihre Söhne oder Töchter es eigentlich mit Bedacht darauf abgesehen haben, ihr Leben zu verpfuschen, indem sie nach etwas streben, was ihnen, den Eltern, bestenfalls als brotlose Kunst vorkommt: die Beschäftigung mit

Kunst in dem Verlangen, ein berühmter Maler zu werden; mit Mode, um als begehrter Designer oder als Model zu reüssieren; mit Musik, um eine Musikerkarriere einzuschlagen, in einen Orchester zu spielen oder eine eigene Band zu gründen; mit Sport, um sich als Fußballer oder olympischer Athlet durchzusetzen ... Viele Eltern halten solche Aktivitäten für reine Phantasterei und tun sie als bloße Hobbys ab, die jedenfalls keine vernünftige Existenzgrundlage und Arbeitsperspektive darstellen. Sicherlich mögen solche Ambitionen häufig auf eingebildeten Hoffnungen und naiven Träumereien basieren, die nicht die geringste Erfolgschance haben. Aber dennoch kann man einem Menschen nicht das Verlangen absprechen, mehr zu wollen als einen profanen Alltagsjob, der ihm, so sicher er auch materiell sein mag, kaum Spielraum für Kreativität läßt. Wenn ein junger Mensch den Wunsch hat, auf dem Gebiet, auf dem er gut ist und das ihm Freude bereitet, Herausragendes zu leisten, dann kommt es weniger darauf an, ob er wirklich den Gipfel all seiner Ambitionen zu stürmen vermag oder nicht – wenigstens folgt er damit seiner inneren Stimme, und das ist von größter Wichtigkeit, wenn es darum geht, ein solides Fundament zu schaffen, auf dem das Glück, die Erfüllung und die Befriedigung eines ganzen Menschenlebens stehen soll. Mit entsprechender Unterstützung, Ermutigung und den passenden Gelegenheiten können solche Gaben durchaus in die richtige Richtung gelenkt werden, so daß sich alle erdenklichen Möglichkeiten auftun, die einen Erfolg wahrscheinlich machen.

Das ganze Leben besteht aus einer Serie von Veränderungen und neuen Herausforderungen, und sowohl die Kindheit als auch die Pubertät sind randvoll mit Veränderungen ausgefüllt. Die Bachblütenessenzen helfen uns allen, mit den Problemen zurechtzukommen, die das Leben uns in den Weg stellt, und sie sind ganz besonders für den Teenager wichtig, der gerade die vielleicht aufregendsten Jahre seines Lebens durchmacht. Es wäre ein wahrer Jammer, diese Zeit nicht zu genießen, und indem Sie die Blütenessenzen einsetzen, um Ihren Teenagern über die Traumata hinwegzuhelfen, denen sie zwangsläufig begegnen werden, bieten Sie ihnen alle Möglichkeiten, um glücklich zu werden und sich auf dieser Grundlage eine hoffnungsvolle Zukunft zu eröffnen.

Und schließlich ...

Ein Kind aufzuziehen ist harte Arbeit, aber es kann auch sehr viel Freude bereiten. Jeder Mensch hat seine eigenen Vorstellungen davon, wie das Leben auszusehen hat, wenn das Kind erst einmal da ist – doch das deckt sich nur sehr selten mit der Wirklichkeit: schlaflose Nächte, unterbrochene Abende, ständige Forderungen nach Zuwendung und Unterhaltung ... und dann, wenn das Kind größer geworden ist, die Launen und Aufsässigkeiten der Pubertät.

Viele Eltern erwachsener Kinder fragen sich, was um alles in der Welt sie falsch gemacht haben, und sind überzeugt, daß sie irgendwo unterwegs furchtbar gestrauchelt sein müssen. Sie hegen Schuldgefühle, sobald das Kind vor irgendwelchen Problemen steht, und machen sich Selbstvorwürfe, weil sie in der Pubertät angeblich irgendwelche Fehlentscheidungen getroffen haben. Doch so sehr Sie sich selbst auch dafür verdammen mögen, daß Sie eine «Rabenmutter» oder ein «Rabenvater» gewesen sind, normalerweise gibt es überhaupt keinen Grund, sich schuldig zu fühlen, denn diese negativen Phasen werden von *allen* Kindern durchgemacht, wenn auch vielleicht in unterschiedlicher Heftigkeit; und wenn es auch eine Reihe äußerer Einflüsse gibt, die zu dem aufsässigen Verhalten beitragen, machen die allermeisten jungen Leute doch nur etwas durch, was ganz normal und natürlich ist.

Die Bachblütenessenzen sind da, um die Traumata des Aufwachsens zu lindern und damit nicht nur das Leben des Kindes und des Heranwachsenden glücklicher und friedvoller zu machen, sondern auch das Leben der Eltern. Denn wenn die Kinder glücklich sind, ist sehr wahrscheinlich, daß das gesamte Familienleben glücklich verläuft.

Eltern vergessen oft ihre eigenen Bedürfnisse, weil sie sich viel zu sehr um ihre Kinder kümmern und zu wenig um sich selbst. Doch es wird im Leben aller Eltern Zeiten geben, in denen sie eine helfende Hand dringend brauchen können. Die Blütenessenzen werden zwar keinen Zauberstab schwingen und alle ihre Probleme mit einem Schlag lösen, doch können sie auch Eltern helfen, mit Belastungen besser zurechtzukommen und die Dinge im Griff zu behalten. Das Kind durchläuft eine rasche Abfolge von Veränderungen, aber auch die Eltern müssen sich an vieles gewöhnen, allem voran an die Tatsache, daß das Kind immer größer und schließlich erwachsen wird. Das kleine Kind, das sie während all dieser Jahre gepflegt und versorgt haben, ist plötzlich ein unabhängiges Individuum, das die Eltern möglicherweise ablehnt, das ihren Rat ausschlägt, ihre redlichen Absichten in Frage stellt und sie behandelt, als hätten sie ihr ganzes Leben nur dahingedämmert und hätten von nichts eine Ahnung!

So belastend eine solche Erfahrung gelegentlich auch sein mag, es bleibt immerhin der kleine Trost, daß es Tausende und Abertausende anderer Eltern gibt, die genau dieselben Traumata durchmachen, wie es auch Tausende und Abertausende anderer Kinder und Teenager gibt, die ganz ähnliche Höhen und Tiefen durchlaufen. Aber alles im Leben hat auch seine positive Seite, und insgesamt betrachtet ist das Leben einer Familie sehr viel mehr von positiven, hellen und glücklichen Perioden gekennzeichnet als von jenen, in denen Tränen und Disharmonie vorherrschen.

Ein Kind in die Welt zu setzen und mitanzusehen, wie es aufwächst, ist ein Geschenk des Lebens, etwas, das man achten und für das man dankbar sein sollte. Es bietet Ihnen auch die wunderbare Gelegenheit, ein neues Kapitel in Ihrem eigenen Leben aufzuschlagen, die Chance, sich einer Vielzahl aufregender neuer Herausforderungen zu stellen. Es ist eine Periode des Wachstums, der Entwicklung und des Lernens für alle Beteiligten, und wenn Sie sich selbst gestatten, *zusammen* mit Ihrem Kind weiterzuwachsen, wird die Belohnung eine von menschlicher Wärme erfüllte und beglückende Beziehung sein.

«Gesundheit ist unser wahres Erbe, auf das wir ein Anrecht haben. Sie entspricht dem Zustand der vollständigen Einheit von Seele, Geist und Körper. Und dieser Zustand ist nicht etwa ein fernes, kaum je zu erreichendes Ideal, sondern er liegt vielmehr zum Greifen nah und wird genau aus diesem Grund so häufig übersehen.

Unsere Seele bedient sich unseres Geistes und unseres Körpers, um dieser Aufgabe gerecht zu werden. Wenn alle drei Aspekte unseres Wesens in Einklang miteinander arbeiten, so sind vollkommene Gesundheit und ungetrübtes Glück die Folge.

Dieser göttliche Auftrag verlangt von uns nicht einmal ein Opfer, also keinen Rückzug aus der Welt, keine Zurückweisung der Freuden und der Schönheit der Natur. Ganz im Gegenteil, dieser Auftrag erst macht es möglich, daß wir uns aller Dinge uneingeschränkt erfreuen können. Er verlangt von uns, das Haus in Ordnung zu halten, die Felder zu bewirtschaften, zu malen und zu musizieren und unseren Mitmenschen im Geschäftsleben und überall sonst zu Diensten zu sein. Und wenn wir diese Aufgabe – worin sie auch bestehen mag – von ganzem Herzen lieben, so erweist sie sich als höchstes Gebot unserer Seele, als jenes Werk, das wir in dieser Welt zu verrichten haben und in dem allein wir unser wahres Selbst zum Vorschein bringen können.

Wir können deshalb an unserem Gesundheitszustand und an dem Grad unserer Zufriedenheit ablesen, wie gut wir diese Botschaft verstanden haben.

Falls wir nur genau hinhören, so wird unsere Seele uns in jeder Situation und in allen Schwierigkeiten den Weg weisen. Und ein Körper und ein Geist, die unter solcher Führung stehen, verströmen reinstes Glück und vollkommenste Gesundheit und erscheinen so sorglos wie ein vertrauensvolles kleines Kind.»

Edward Bach.
Die nachgelassenen Originalschriften, Seite 70–71

Literatur

Die folgende Liste enthält eine Auswahl von Büchern zum Thema Bachblüten. Sie erhebt nicht den Anspruch auf Vollständigkeit.

Bach, Dr. Edward: *Die nachgelassenen Originalschriften* (Hg. Howard, Judy und Ramsell, John), Hugendubel, München 1991

Bach, Dr. Edward: *Blumen, die durch die Seele heilen,* Hugendubel, München 1978

Bach, Dr. Edward: *Blüten, die heilen,* Heyne, München 1990

Bach, Dr. Edward: *Die heilende Natur,* Heyne, München 1990

Bach, Dr.E./Petersen, Jens-Erik: *Heile dich selbst mit den Bachblüten,* Knaur, München 1988

Blome, Dr. Götz: *Mit Blumen heilen,* Bauer, Freiburg 1985

Blome, Dr. Götz: *Das neue Bach-Blüten-Buch,* Bauer, Freiburg 1993

Chancellor, Philipp M.: *Handbuch der Bach-Blüten,* Aquamarin, Grafing 1988

Evans, Jane: *Einführende Gedanken über die Heilweise der Bach-Blüten,* Sonnentau, München o.J.

Howard, Judy: *Bachblüten für Frauen,* Aurum, Braunschweig, 4. Aufl. 1996

Howard, Judy/Ramsell, John: *Die Bach-Blüten – Fragen und Antworten,* Hugendubel, München, 2. Aufl. 1992

Jones, TW: *Kleines Bach-Blüten-Lexikon,* Sonnntau, München 1990

Müller, Beatrice C./Köpfer, Siegfried: *Blütenbilder – Seelenbilder,* Aurum, Braunschweig, 7. Aufl. 1995

Scheffer, Mechthild: *Bach-Blütentherapie,* Hugendubel, München 1981

Scheffer, Mechthild: *Erfahrungen mit der Bach-Blütentherapie,* Hugendubel, München 1984

Scheffer, Mechthild: *Selbsthilfe durch Bach-Blütentherapie,* Heyne, München 1988

Scheffer, Mechthild: *Lehrbuch der Original Bach-Blütentherapie,* Jungjohann, Neckarsulm 1990

Scheffer, Mechthild/Storl, Wolf D.: *Die Seelenpflanzen des Edward Bach,* Hugendubel, München, 2. Aufl. 1992

Scheffer, Mechthild: *Die praktische Anwendung der Original Bach-Blütentherapie in Fragen und Antworten,* Goldmann, München 1993

Vlamis, Gregory: *Die heilenden Energien der Bach-Blüten,* Aquamarin, Grafing 1987

Weeks, Nora: *Edward Bach, Entdecker der Blütentherapie,* Hugendubel, München 1988

Weeks, Nora/Bullen, Victor: *38 Bach Original Blütenkonzentrate,* Jungjohann, Neckarsulm 1991

Nützliche Adressen

The Dr. Edward Bach Centre
Mount Vernon
Sotwell, Wallingford
Oxon OX10 OPZ
England

Institut für Bach-Blüten-
therapie, Forschung und
Lehre, Mechthild Scheffer

Deutschland:
Dr. Edward Bach Centre,
German Office
Eppendorfer Landstraße 32
20249 Hamburg
Tel. 040/46 10 41
Fax 040/47 02 61

Österreich:
Dr. Edward Bach Centre,
Austrian Office
Seidengasse 32
A-1070 Wien
Tel. 01/5 26 56 51
Fax 01/5 26 56 52

Schweiz:
Dr. Edward Bach Centre,
Swiss Office
Mainaustraße 15
CH-8034 Zürich 8
Tel. 01/3 82 33 11
Fax 01/3 82 33 19

Arbeitskreis
Partnerschaftskrise
Rotlintstraße 92
60389 Frankfurt
Tel. 069/62 06 04

Psychosoziale
Beratungsstelle
in Familienkrisen
Günterstalstraße 41
79102 Freiburg
Tel. 0761/7 87 61

Verband alleinstehender
Mütter und Väter
Van-Groote-Platz 20
53173 Bonn
Tel. 0228/35 29 95

Zusammenwirken im
Familienkonflikt
Wilhelmsaue 13
10715 Berlin
Tel. 030/8 61 01 95

Beratungsstelle für
natürliche Geburt
und Eltern-Sein
Häberlstraße 10
80337 München
Tel. 089/53 20 76